U0289172

齐鲁名医经验传承丛书

临证随笔

◎ 周继友　于丽丽　李秀丽　著

山东科学技术出版社

图书在版编目（CIP）数据

临证随笔/周继友,于丽丽,李秀丽著. —济南:山东科学技术出版社,2017.4（2021.1重印）

ISBN 978-7-5331-8864-1

Ⅰ.①临… Ⅱ.①周… ②于… ③李… Ⅲ.①中医临床—经验—中国—现代 Ⅳ.①R249.7

中国版本图书馆 CIP 数据核字(2017)第 048175 号

临证随笔
LINZHENG SUIBI

责任编辑：崔丽君

主管单位：山东出版传媒股份有限公司
出 版 者：山东科学技术出版社
　　　　　地址：济南市市中区英雄山路 189 号
　　　　　邮编：250002　电话：(0531) 82098088
　　　　　网址：www.lkj.com.cn
　　　　　电子邮件：sdkj@sdcbcm.com
发 行 者：山东科学技术出版社
　　　　　地址：济南市市中区英雄山路 189 号
　　　　　邮编：250002　电话：(0531) 82098071
印 刷 者：北京时尚印佳彩色印刷有限公司
　　　　　地址：北京市丰台区杨树庄103号乙
　　　　　邮编：100070　电话：(010) 68812775

规格：16 开 (710mm×1000mm)
印张：14　彩页:8　字数：300 千
版次：2021 年 1 月第 1 版 第 2 次印刷
定价：56.00 元

周继友（1946—），大学学历，山东中医药大学附属济南市中医医院医务科主任，主任医师，教授，医院首席专家，济南市名老中医，中华中医药学会会员，山东中医药学会肝胆病专业委员会副主任委员，山东省五级中医药师承导师，济南市中医学会理事、内科专业委员会主任委员，为全国著名中医学家陈伯咸教授入门弟子，施今墨先生第三代传人。行医五十多年来一直从事临 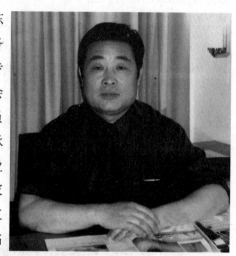 床教学、科研工作，尤对肝胆病、脾胃病、心脑血管病及内科疑难杂症有着精深的造诣和独到的治疗经验。主持完成省、市科研项目4项，并获省、市科技进步二、三等奖。主编著作6部，参编3部，发表学术论文30余篇，其学术思想被载入《当代中华名人大辞典》。

于丽丽,于2003年毕业于山东中医药大学中医临床专业,医学硕士,济南市中医医院消化科主治医师,从事临床教学、科研工作十余载。为近代著名中医学家、北京四大名医之一施今墨先生第四代传人,济南市名老中医周继友教授亲传弟子,山东省医学会脾胃病专业委员会委员,参研课题3项,并均获济南市科技进步奖,参与编写《实用肝胆脾胃病论治》,发表核心期刊论文2篇。

李秀丽,女,中共党员,山东中医药大学中医学硕士,济南市中医医院消化内科主治医师。2006年曾在济南军区总医院研修内镜诊断及镜下治疗。济南市名老中医周继友教授亲传弟子,山东省医学会脾胃病专业委员会委员,济南市内窥镜专业委员会委员。参研课题《清脂颗粒干预酒精性脂肪肝形成的相关性研究》,并获山东中医药科学技术奖二等奖。参编著作2部,发表核心期刊论文3篇。

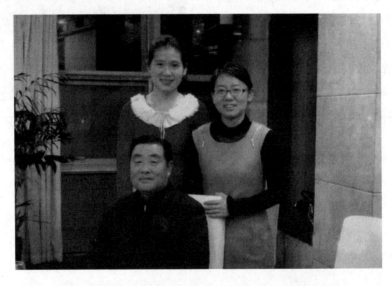

周继友、于丽丽、李秀丽师生合影照

陈伯咸（1918—1998），北京人，山东中医药大学第二附属医院主任医师，教授，济南市第五、六、七届政协委员，济南市中医学会理事长，《山东医药》杂志编委，济南市科协委员，山东省暨济南市医药科技委员会委员，国家级名老中医，享受国务院政府特

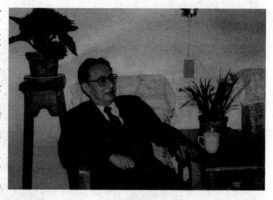

殊津贴，为500名全国首批带徒名老中医之一。1938年毕业于近代中医领袖、临床家、教育家，北京四大名医之一施今墨创办的华北国医学院。施今墨、朱壶山教授（朱氏系晚清名医唐容川之嫡传弟子）亲自授课并带教实习，经学湛深，医理透彻，受益匪浅。陈老经师垂青收为入室弟子，在施、朱二师之谆谆教诲下，经学九载，为后来的行医之路奠定了基础，指明了方向。随师期间协助施师创办《文医半月刊》，畅销韩国、日本、泰国、马来西亚等，影响广深。

陈师行医一甲子，后研究各家方书、医案，兼收并蓄，博采众长，脉法、医理熟稔于胸，处方严谨，极尽其妙。陈师不仅擅长内科诸病的治疗，举妇、儿、外科及杂症皆得心应手，着手成春。其治病之效，适用之机，自成家法，不同凡响。陈师以救死扶伤、济世活人为怀，自悬壶应诊以来，患者慕名争先，门庭若市，老幼盈门，均热忱精心诊治，有口皆碑。陈师谦抑卑逊，不自矜伐，然伟绩远扬，德医益彰，被国务院评为全国有突出贡献的中医药专家，予以特殊津贴。被国家人事部、卫生部、国家中医药管理局确定为全国首批中医带徒导师，实至名归，良有以也。谚云"桃李不言，下自成蹊"，信不诬矣。

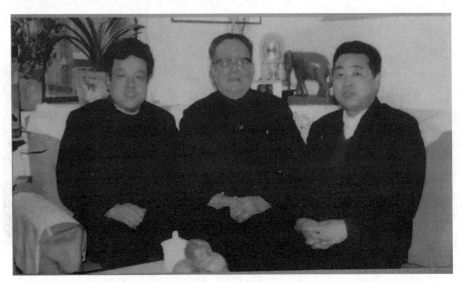

陈伯咸(中)、周继友(右)、李汉文(左)师生合影照

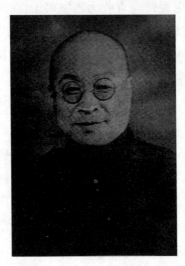

近代中医领袖、临床家、教育家,北京四大名医之一施今墨大师像

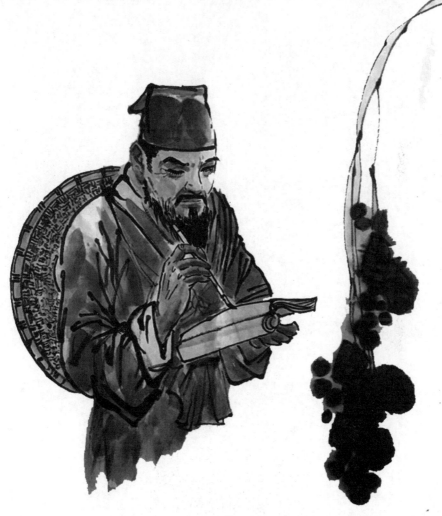

岐黄之术 其道多端

悠悠千载 历久弥香

精研传承 发扬光大

有感临证随笔出版

丙申夏月杨承岐书

言簡旨奧

弘揚仁術

結友道兄撰句臨証隨筆之

拜讀有感　時丙申春月耿林

自　序

余幼时家境贫寒，适于灾荒之年，兵荒马乱，举家非月并离乡漂泊，流离颠沛，寒来暑往，露宿饥寒⋯⋯

饥饿度日如年，解放后赵少青时抵犯年方九岁时，在倾复彼之灾身染炊症高热与寒战交替数作与⋯⋯

余屡夜着亲难守何谈寻医问药困境中的褒挨生活的苦涩与艰辛远是深处的忧伤与梦想兴生遂萌

发立志行医之念而深染黎民百姓之体康故于成年後毅然从戎悉巡倾听而感悟着时代的召唤肩负着人

民的重托而忠于职守余心余意援效祖国天道酬勤辛愿考入医校深造梦想如夏受业三载故医理硕丰

在长期践行於临床一线学以致用又不断求新知矢志不渝的为病枕百姓之疾苦而东来蒙时代遥化光後

未谈於中医班经典班和研究班之系统理论学习大为丰富了中医之学术水平奠炊了通例岐黄医术之不凡高

雅殿堂纳径临证中医治则寒中参而尤多获效于临床亡获良多令恍然回顾尤不得安于众病家在求治

中年窃于余之医理计较于诊治之医技拓宽了行医之思路提高了诊疗水平尽心诊治故无愧于病人而起况病者

众多病家自有公允而影响颇远看春风秋雨杏林碧茸国强民安正值一九九年欣逢国家启沙杏林繁

崖升划余终回家人事部又尖部国家中医药管理局遴选审批有幸成为中医五代领袖临床家教育家

北京四大名医之二施今墨嫡系传人余回五司名老中医之一德高望重的著名中医学家陈伯咸教授之学术

思想继承人经临炉多年传诊左右谋学荣问亲受薪传大为积逆义厚基在余暇之羽夜挑灯继晷整理

医果攻读方书领悟其言意得真谛终日心倾手追潜学未息以求溯妄获取新知如此以来从未敢逸豫之教

孜以来博极医源在实践中不断地积累总结故获益尽在其中才谓实践出真知光阴荏苒日月如梭至历经五十余年

本杏林生涯不过瞬刻惟坚韧不拔之志未遂离临床教学科研毕步如芒乘车亲郑州永记铭心立志未泯大师

先辈劳苦奔波无处仍虑心勤至於学则利成学素思用则无成始终诚实破人心怀作慈行医济人为怀

慈心倾力护饰苍宗义安康为天职惟念病人心悦诚服余则为下心安乐半人多亚纪以来忍笋没有章幸

负党的培养和厚爱而继续前行中医药学是一个伟大的宝库初终数千年漫长实践和总结随

着科学技术的发展对中医药学这个宝库必将有所新的发现和从知千百年来以师承传授为主的

中医教育方式开创了新的历史篇章继传统的师传授受带徒方式必将使现代中医教育体系更趋觉

善使继承却不泯发扬不离宗传承是历史赋予我们这代人的责任继承的内容是中医药学深厚之理论

与思维和独特的治疗手段及令人信服的确切疗效其目的是为了发展提高这就是继承的价值之所在

为更好地传承弘扬博大精深的中医药文化现遵稿人类山东省遵府启动名医传承工程余被选为导师

之列自感任重而荣光承前启后时不我待为培养后学治义不容辞恕欣然受命愿尽心塌底把肤浅之识倾和

传授教学共勉供此提携高年徒们高学华爱中医高等学府医理般厚天赋聪资勤奋好学谦逊自律医用

正派遵师敬业苗学双忱又功绩数载焗床磨踪已成为后起之中坚可谓前途无量余倍感欣慰此三载时

光先徒们夜以继日伏案疾笔尽心倾力将城心悟所得细核整理归纳汇集付择面世以供同道鉴此减利

助後学者参考惜鉴

二0一六年丙申夏月于泉城

山东中医药大学附属济南市中医医院

周继友

序

　　中医师承者,中医学术经验与技能的传授与继承者也,是谓授受有源而学有所出也。回望中医学两千年之发展历史,追溯历代医家成才之路,莫不依赖于师承与临证二途,任何一位卓有成就的中医大家,无不是在师门业已建构的学术基石上探赜阐微,求真创新,最终建立起自己的学术体系,将学术精魂发扬光大;更由于思想源于实践,经验来自临证,故临证者乃师承之根基,师承者为临证之路径也。

　　济南市名老中医药专家、济南市中医医院主任医师周继友先生长期工作在中医临床第一线,至今已经五十年矣!他勤勉敬业,默默耕耘,刻苦钻研,精于临证,在内科疾病特别是肝胆胃肠疾病的中医诊治方面理论造诣深厚,临床经验丰富。尤为难能可贵的是周继友先生经历了我国新形势下师承教育的完整过程。先是1991年经国家人事部、卫生部、中医药管理局批准成为全国著名中医学家陈伯咸教授学术经验继承人,为徒三年,他侍诊左右,勤学善悟,尽得真传,被山东省卫生厅评为"名老中医优秀继承人";继而又于2014年遴选为山东省第二批五级师承指导老师,收徒二人,他以良好的医德师德,宽广的学术视野,精湛的专业技能,丰富的临床经验,精心带教,倾囊相授,启迪后学,取得优异的带教成果。周继友先生既是仁爱精诚、扶困济危之名医大家,亦堪称甘为人梯、乐育英才之师教楷模。

　　在繁忙的诊务带教之余,师徒教学相长,相互切磋,笔耕不辍,将先生几十年临证之经验与心得,跟师与带教之体会感悟,一一录述,娓娓道来,撰为《临证随笔》一书,解读前辈经验,介绍治学心得,详论临证感悟,而尤以疾病论治内容更为详尽。所论每病必详查脉证,细审其因,深究其理,而施标本之治,缓急之法;或投攻补之剂,或用温凉之药,或施导引之术,或用轻宣之味,缓急有序,主次分明,在纷繁中昭示其清晰之脉络,体现其独到之经验。而每一病症所论,必有所始,必有所终,如实相陈,不做泛泛空谈,读来真实可信,且说理透彻,议论精辟,非精于医理、富于临床者所莫能为。

本书必将为广大中医临床工作者和师承教育提供有益的借鉴。

展读之余,受益良多,夜来挑灯,欣然命笔,是为之序。

尹常健

2016 年 6 月 8 日

前　言

中医药学是先祖留给我们的宝贵遗产,历经几千年的坎坷磨砺,渊源发展,凝聚与积淀,反映了中华民族的精魂,蕴积了至高无上、博大精深的国医哲学底蕴,留给人类的不仅仅是一碗汤药,更是看得见、摸得着的临床疗效。筑就了中华民族防病治病、保健养生、繁衍昌盛的万里长堤,无不令人震撼、敬仰并崇拜。

传承弘扬中医学术,可谓任重路漫,其道远兮。在跨越历史的长河中,中医药以其深奥、系统的辨证哲理和不凡的疗效护佑众生,历经数千年而不衰,深得世人的崇赖,在时代浩荡的东风中扬帆奋进,在人类社会文明的繁荣昌盛中功不可没。

时下国家强盛,时政昌明,发掘、继承、创新岐黄之术得天独厚,薪火相传,匹夫有责。临证数十年,弹指一瞬间,铁肩担道,俯首众生。作为山东省名医传承工程的践行者,为不负众望,师生立足于临床、教学一线,治学严谨而自律,悉心倾力传授,励志兼学相共勉,锲而不舍,教学相长,践行得失日多,取舍之中浅有管窥,终有获益。诊暇之余,未敢逸豫,夜以继日,挑灯疾笔,历经三载有余,数易其稿,谨不揣简陋,终将临证肤浅一得汇撰成册,奉献于世,惠正于同仁,嘉惠于医林。

该书从内伤杂病谈起,既有病证论述、案例治验、选方施药治则,又有治学心悟阐述、有效验方简介、师辈学术经验、养生保健方法等,内容丰富翔实。本着一切从实际出发,注重理论联系实际的原则,发皇古义,宗古开今,突出中医药特色,中西沟通,辨病与辨证相结合,力求做到立论有据,尊经方而不泥,崇时方而创新,深入浅出,融会贯通,意在抛砖引玉,愿众同仁学者之巨著新作面世而光耀杏林,助益后学。

承蒙济南大学教授、著名书画家云门子先生在百忙中为之作画；中国书法家协会会员、山东省书法家协会理事、海峡两岸关系协会书画交流会理事、山东书画院副院长、济南市书法家协会副主席、山东中医药大学第二附属医院主任医师耿彬教授亲笔题词；山东省书法家协会理事、中国孔子书画院副院长、名士书画院副院长、山东技师学院赵前程教授题词祝贺；山东中医药大学附属医院主任医师、山东省名中医药专家、中华中医药学会理事、山东中医药学会副会长、山东中医药学会肝病专业委员会主任委员、享受国务院政府特殊津贴的博士生导师尹长健教授在繁务中予以拨冗赐序；山东中医药大学第二附属医院主任医师李焕臣教授题写书名，在此一并深表谢忱。

由于我们学识寸浅，水平有限，加之时间仓促，虽数易其稿，不当之处在所难免，恳请医界高朋校正。

泱泱中华，盛世华章，流淌着民族的骄傲，映现着祖国的繁荣，中医药事业后继有人，人才辈出，前程似锦。

著者

2016 年 6 月

目　录

第一章　治学经验概要

周师是我国著名中医学家陈伯咸教授的关门弟子,近代北京四大名医之一施今墨第三代传人,中华中医药学会会员,山东中医药学会肝胆病专业委员会副主任委员,济南市中医学会理事、内科专业委员会主任委员,现为济南市中医医院首席专家主任医师、教授,济南市名老中医,其学术思想被载入《中华当代名人大辞典》。

周师倾心立志怀着对中医事业弘扬传承的无限愿景,默默耕耘杏林五十余春秋,利世济人,以护佑众生为使命而无私奉献。半个多世纪以来,历数风雨寒暑,忠于职守,临床、教学、科研并举,砥力践行,雷打不动。他各科皆通,精于内科,尤对肝胆脾胃病、心脑血管病深有造诣,活人无数。而今仍锲而不舍,谦学致用,著书立说,笔耕不辍,为弘扬中医学术而尽瘁。

作为后学,与师相处多年,平日随师查房,言传身教,受益良多,自拜师以来,侍诊左右,亲聆教诲,耳濡目染,更如久旱逢甘霖,获益匪浅。感悟其治学严谨,学验俱丰,深受启迪,大有裨益于后学之鉴,随学之余,兹就心悟周师治学经验特色,梳理归整,率撰成《临证随笔》一书,谨为继承之汇报,毕业之答卷,奉献于同仁,由此可窥见周师学术思想之一斑。

一、传承弘扬国粹,为中医增色生辉

师出名门的周师,对传承工作感悟笃深。他坦言,博大精深的中医药学是先人留下的祖业,中医之道,奥妙无穷。博大精深的系统论,无与伦比的唯物辩证观,疗病防病之术灵验效彰,为世人瞩目而信仰。数千年前,圣贤创用草药、针灸等自然绿色疗法防治百病,祛病延年。由此,中药不再仅仅是一类植物,更是中华民族优秀文化的结晶,与天地共存,与日月同辉,历经沧桑与时代共荣,与人民相伴而绽放绚丽夺目的光芒,被载入世界非物质文化遗产名录,这就是继承弘扬的价值所在。

承前启后、继往开来是历史的召唤,继承与弘扬并驾齐驱,为中医事业增色生辉,既是责任,更是担当。如果说中医药学是一个伟大宝库,是一门实践医学,是经验医学之结晶的话,自古至今名师传授就是培养中医学科人才的最佳捷径,是功在当代、利在千秋的伟业工程。千百年来,以师传授受为主的中医学教育翻开了崭新的历史篇章。

以史为镜,纵观历代名医大家求学之路,不外师承、家传、私塾等门径。如金元四大家中的张子和、朱丹溪均与河间学派开山代表刘河间有某种程度上的师承关系;李东垣、张景岳、薛己等为易水学派创始人张洁古之继承者。他们既有深厚宏博的理论著述,又有匠心独具、疗效卓著的丰富经验,不愧为中医史上独树一帜、至今仍难以超越的宗匠代表,可谓青出于蓝而胜于蓝,实至名归也。

周师认为,时代昂步新世纪,得天独厚的师承机遇来之不易,作为中医人,在行医的道路上必当坚定信念,敬重自己的职业,虔诚于中医事业。对许多学医者年日碌碌无为、甚感前途渺茫便弃医改行,倍感痛惜。他说:"传承的过程是一个再学习、重提高的过程。要有黄牛奋蹄不惜力的精神,执着地学,博学广记,用心钻研,随师临诊与自学相结合,循序渐进,筑牢基础,聚沙成塔。临证中,切莫忽视老师的只言片语,或许含有零金碎玉,所以不仅耳濡目染,重在靠个人灵犀体会,细悟揣摩其中真谛,并消化吸收。虚心以求,不解则问,问答则师生双赢。"

同时,周师认为随师学习并非一劳永逸,要把老师有效的个案病例、验方或擅长运用的药对逐一记录在案,余间精心归整,从中找出个性与共性、微观与宏观之变化以及稳中有变、变中求真之规律性精华为我所取,便于在实践中学用交融贯通,凭借天赋和智慧,悟性和灵感,有所发扬光大,必将宏图大展。可谓一心向往方能成为中医宝库中的栋梁之材,无愧于党的培养,人民的期托,导师的辛勤传授,以高尚的医德,不凡的医术,在全心全意为人民服务中回馈患者,反哺社会。

二、强德厚术,精益求精

周师常说,行医先做人,德艺双馨是中医人的传统美德,缺一则跛行。医者虽无掌人事大权,但临证一方一法、一招一式无不事关病家病愈康健,是生死攸关的大事。医德为纲,医术为本,纲举目张,救人以危,德高术精贯始终。

几十年来,周师以大医精诚为怀,以孙思邈"博极医源,精勤不倦"自勉,躬身临床一线,谦学以求,以拳拳之心诚慈厚意,倾尽所能疗祛患者痛苦,以济世活人为己任。面对疾病谱纷杂变化和门庭若市的求治者,他总以患者至上,一视同仁,静心恭听病家的陈述,悉心诊治,从不怠慢。为求得第一手资料,从详询病史、切脉查体、书写病历,到测量血压都亲自完成,旨在全面掌握疾病诊治全过程的每一个环节,具体分析,去伪存真,处方用药几经斟酌,一丝不苟,以期辨证遣方,药矢效彰,不折不扣地履行治病救人之责。对患者的诸多疑虑困惑,周师总是以亲善祥蔼之态,百问不厌其烦,逐一解疑答惑,并将饮食起居、煎药服法等注意事项一一交代,病者及随诊家人无不满怀谢意高兴而归。尤对因病致精神抑郁者更是深入浅出,循循善诱予以因势开导,使其从病楚的逆境中豁然解脱,续用方药以顾善后,病家无不心悦诚服。周师就是这样牢遵医德为纲、医术为本、纲举目张的理念不懈地工作着,在为患者的诊疗中体现人生价值。在追求人格的自我完善中,以"仁"为道德的崇高志向。总之,在周师看来,厚德强术,自强不息,疗除病家沉疴痼疾,还黎民百姓以健康幸福是医生最大的财富。

自踏入行医之门,周师向来以严谨的行医风格为准则,虚怀若谷,俭朴谦逊,严己宽人,从不高谈阔论。周师教诲,尊重患者就是尊重自己神圣的职业,要中规中矩做人,戒骄戒躁而自律,不为名利所障目,殚精竭虑为病家所想、所求、所盼而为,解除病家疾苦。他历来主张临证不以开贵重药物取悦患者,或增加患者负担,更不得以奇缺怪药故弄玄虚,对习用贵重药品以抬高医者身份之风不屑一顾。他认为,辨证准确,药证相符,效如桴鼓,是患者对医者最好的认可,社会的公允度是最大的褒奖。

周师昼日门诊,诊暇探究重点病例之得失,反复查阅各家医案,尽通古人之旨,对比求索,取长补遗,开阔视野。曾治高某便秘案,患者年逾八旬,形瘦,脘堵腹满,便结 4~5 日,努挣不下,非果品、开塞露莫通,舌苔黄厚燥,脉弦有力。初按阳明燥结证投大承气汤,如获斩关夺将之效,后守方自服,诸证非减愈著。温《内经》"大实有羸状,至虚有盛候",就本案而言,单从症状与舌苔脉象,貌似阳明实证,何以屡用不效则反,细思恐缘高年病久,脾虚气弱,传导运迟,复因习嗜烟酒,湿热内生格拒于中,真阴亏虚,久之元阳亦虚,津涸肠燥于下,本虚标实也。施以急下乃权宜之计,治标之策,屡通必耗气败津,诸变蜂现,冒犯虚虚之戒也。后改用健脾益肾、滋阴润肠、宣肺通调之法,近远期疗效彰显。他总结说,临证治病如同绣花雕刻,要专心致志,精益求精,不得有丝毫粗心大意,稍有不慎则南辕北辙,瑕疵百出,甚酿大错。胆大心细,行圆智方,德高医精,方为上工。

周师虽已年逾七旬,仍未敢虚度年华,孜孜以求,从未敢逸豫。夜深人静繁星满空之时,周师依然挑灯伏案,凝神贯注,落笔成章,默默耕耘。先后出版专著6部,参编3部,主研省、市科研课题4项,并获科研进步成果二、三等奖。在国家、省、市级报纸杂志发表学术论文30余篇,多次应邀在省、市电视台参与学术节目,反响广远。可谓部部著作论文荟萃着医术的华章,项项科研凝聚着实践经验的结晶,透晰着学无止境、为医而博的人生格言。由于成绩斐然,多次获得"科技兴医""廉洁行医""模范党员""先进工作者""先进带教"等荣誉称号,足以资证周师为人师表的医德风范,矢志不渝地履行着医务工作者的职责,赢得患者的信赖及同行的敬佩。

三、实践出真知,勤奋出才能

周师砺力50余年医学生涯,无愧名师传导和潜移默化的影响,深得陈师教益。凭发奋努力,潜心钻研岐黄医籍和名家方术,撷其所长,融古今于一炉,创新而不离经旨,不断丰富新知。积淀厚础,学以致用,一步一个脚印地为中医这座高雅的学术殿堂添砖加瓦。他的出师论文获国家中医药管理局优秀论文二等奖,由于继承工作成绩突出,被山东省卫生厅授予"全国名老中医学术思想优秀继承人"称号。

周师认为,勤奋、苦学、钻研与实践是收获的阶梯。学无尽头,术无实满,只有在应用中索取充电,才能在处理复杂病症时镇定自若,应手取效。谈到学以致用,他尤其崇尚孙思邈"博极医源,精勤不倦"的精神,以程国彭的"思贵专一,不容浅尝者问津,学贵沉潜,不容浮躁者涉猎"为名训,他认为,勤奋学习是丰富临证知识结构的要素,读书最忌讳敷衍了事,世上就怕认真二字,有一分学习就有一分所得,有一分付出就有一分收获,学用则精,不用则畏缩不前。他举例说,一个人是难以用跑百米的速度完成数十公里的马拉松式长途跋涉的,只有立足绳锯木断、水滴穿石的韧劲,用心笃诚,从不懈怠,才能勇往直前,成就功业,登达医术的巅峰。

周师深佩《医学心悟》《脾胃论》《医宗必读》《本草纲目》《临证指南医案》《傅青主女科》等经典著作,喻为医者之氧气,是汲之不尽、用之不竭的源泉。

倡导逐一涉猎,重点获取,以资深研借鉴,他以娴熟于心的中医理论有效地指导临床诊治肝胆脾胃病及内科常见病,思路清晰,胸有成竹;选药组方主次分明,效如桴鼓。如治张某,男性,29岁,脘中胀满,纳食一般,口苦黏腻,体倦乏力,汗出漉漉,性欲低下,便溏量少,欲解不尽,日2~3次不等。翻阅前奏,予健脾止泻敛汗,半月效迟。观舌苔黄厚腻,脉细滑,断为湿热蕴中,枢机困滞,脘中胀满不休,纳食乏味不进;湿热交合,热迫蒸汗,出则质黏;湿热下注于肠腑,故便溏不爽,欲解不尽。拟清上畅中、通腑泄浊,方选芩连二陈汤加枳实、焦槟榔、熟大黄、炒谷麦芽等,服药7剂,诸证悉安,守方再进,电告安然无恙。周师说,处方用药如量体裁衣,锁匙匹配,贵在谨守病机,细心体察,精思熟虑,洞察病机因果,辨证透彻,施药精当,环环相扣,应手而效,病家自有公论。

周师告诫,学无捷径可走,只有勤求古训、持之以恒方为良策。深信《黄帝内经》《难经》《金匮要略》《伤寒论》《温病条辨》医理丰奥肯綮,一脉相承,凝聚着先哲们极尽其妙的高超医术智慧,是中医学的精华核心,实为万世医门之规矩准绳也。如"病机十九条",条条阐尽病因病机与症候之渊源,并有效指导临床。求"诸痛痒疮皆属于心"之旨,临证施治痤疮、湿疹、银屑病等无不获佳效。

目前,我国已进入老龄化社会递增期,高血压、糖尿病、神经衰弱等患者甚为多见,为求得远期疗效,患者多求助于中医中药。临证遵王冰"益火之源,以消阴翳,壮水之主,以制阳光"之旨,对阳虚与阴虚之病变采用"益火"与"壮水"不同的治法,在防治中老年慢性疾病中确有较高的临床价值。诚如朱丹溪"阴常不足,阳常有余"之本意是指若性欲妄纵,极易导致相火亢动,易使阴精溃竭,倡宜抑制相火,保护阴精,以求阴平阳秘,方用左归丸、右归饮等传世名方,围绕阴阳消长盛衰以纠偏扶正,颇具深意,耐人寻味。再如李东垣善用参、芪、术补脾,非以防风、白芷以引之,则补药之力不能到,此发散之品能运补药之力于周身,又能开通三焦与经络之滞气也。此外,尚有香附、郁金、秦艽、降香、檀香、川芎等可供选用,皆有芳香通气之功也。其中防风、秦艽尤为散中之润药。若非经验宏丰,岂有如此高深之见。鉴于古人的谆谆教诲,唯有在不断的实践中认真印证,才能将高屋建瓴的卓识渗透于心,烙印于脑,践行于临床。"故步自封,闭关自守是学术萎缩的潜在危机",他以自身出师的体会如是说。宋代诗人戴复古说过,"须教自我胸中出,切忌随人脚后行"。表明决不能始终顺旧,要发皇古义,勇于创新,才能在临证中游刃有余,左右逢源,无愧病家之求望。人生的坦途在于进取奉献,言简意赅,极富哲理。

周师坦言,学术无藩墙之隔,取长补短,谦抑卑逊,不自矜伐,学虽有专长,术有专攻,但随着时代的发展,物质文化生活的不断提升,疾病谱衍代纷呈,一体多病者不足为奇。医者不仅要善于内科,还要通晓妇、外、儿科,各尽神、圣、工、巧之能为趋向,可谓治病救人之所需。周师早期专注心脑血管病的研究,独有见解地提出了肺气通于心,心血达于肺,气血交汇贯通于胸,如环无端循行灌注于脏腑经脉、四肢百骸,构成了气为血帅,血为气母,气鼓血行,血濡气壮的论点,用以辨证治疗冠状动脉粥样硬化性心脏病(冠心病)、心肌病、慢性肺源性心脏病(肺心病)等事半功倍。

周师认为各地弃治但怀有求愈之望而慕名来诊的患者对他而言既是压力更是动力,尽心诊治。如牛皮癣被公认为极难愈且易复发的皮肤顽症之一,经多年探索周师提出,该病早期多毒邪盛于内而攻透于外,癣块色红高起皮肤,法当内清外剿,内外夹攻,双管齐下,疗程大为缩短。若病延日久,以癣屑层层剥脱为主,宜扶正祛邪,缓图收功。

为求学术上的拓展,他览涉众籍,透彻领悟其要。诸如医圣仲景师之"见肝之病,知肝传脾,当先实脾",颇有见地地阐明治中寓防的精辟高论。凭着多年施治肝胆脾胃病的经验,周师提出"见肝休治肝,健脾即保肝,治胃当先疏肝"的观点,临证指导治疗慢性乙型肝炎(慢乙肝)、肝硬化、慢性胃炎、十二指肠球炎、反流性食管炎等消化系统疾病效如桴鼓。周师总把繁忙的诊务劳倦视为责任和荣光,从中获得欣慰、愉悦和舒畅,这便是良医所具备的心态。

四、熟谙药性,贵在配伍实效

辨证论治,理、法、方、药是传统中医所遵循的治病法宝。看似简单的方式,却蕴含着极其复杂的思维方法和深奥的逻辑哲理。通过四诊所得,缜密辨明脏腑虚实情况,气血亏损程度。做到择药组方配伍,紧扣病机,前后关联,系统印证整体观,方能药到病除,妙手回春。医者不仅要具有精湛的医学素养,且要娴熟药性,"用药如用兵",知能善任,贵在智取。徐大椿《用药如用兵》通篇计谋深远,不失为临床治病遣方用药之大全,若能活学活用,必有大获。

临床上顽固性失眠而经中西药叠进不效者不乏其例,周师认为此病不外乎内外诸因相激,谋虑过度,肝郁失疏,郁久化火,母病及子,心神失宿。肝为将军之官,其性刚强,宁折不弯。若按常规一味投龙骨、牡蛎、磁石重镇,往往压而不服,难收久效。周师常以白芍、当归、合欢花、合欢皮、酸枣仁、香附、郁金、玫瑰花、丹皮、丹参为伍,养血柔肝、解郁化滞、清心安神,药简效佳。

临证重点观察从慢性乙肝演变为肝硬化过程的基本病机,认为从无形到有形可征,大致经历了从量变到质变的过程,以虚为本,虚中挟实乃是趋势而为共识。问题在于如何掌握活血化瘀法,若一味追求破瘀散结,泛投三棱、莪术、水蛭等,猛浪强攻,往往使病情变得更加复杂难治。以周师的观点应遵"化瘀软坚当先扶正"的原则,选取党参、黄芪、当归、丹参、菟丝子、鳖甲、灵芝、泽兰、芡实、三七、白芍、香附、郁金、鸡内金等药为妥,以缓图收功为上策。对于肝气虚损至极,患者周身疲乏无力尤甚时,重用黄芪 90～120 g,配用当归、红景天为好。黄芪一药,益气升阳,通里达外,补而不滞,为补肝之良药,对改善肝功能、恢复体力大有裨益。

人之司命,如有误治之失,轻者致重,重者致命,成功与败局,就在顷刻之间。中医不能治急症的观点由来已久,周师不仅善于对慢性疑难病症的治疗,且对危重病症的抢救性治疗更是独有经验。针对重型肝炎肤色如金橘,身热躁动,中满尤甚,呕恶交加,腹胀便结,溲赤短少,舌苔黄厚腻或黄褐,脉弦滑数等患者,此为一派热毒炽盛肆虐,熏蒸肝胆,盘踞脾胃,充斥三焦上下内外,不得宣通,升降反作,传变迅速,危在旦夕。参仲师"下不厌迟",王孟英"邪有下行之路,腑气通则五脏安也"之见,急投茵陈蒿汤配枳实、紫草、败酱草、芒硝煎服并保留灌肠,立收通腑泄浊、釜底抽薪、急下存阴之捷功,同时补足体液,力求全胜。临证同样采取上病治下、通腑泄热法,去菀陈莝,激浊扬清,使陈莝去而肠胃洁,癥瘕尽而营卫昌,以治疗急性中风中脏腑者,速稳病势,转危为安,使致残率和死亡率大为降低。

关于守方治病的问题,周师十分赞同朱丹溪"今集前人已效之方,应今人无限之病,何异于刻舟求剑,按图索骥,冀其偶然中,难矣"的说法。古人之验方确系实践经验的结晶,应加以开发利用。但若临证不加辨证而拘泥固守,有悖于中医辨证论治之理,其责任在于人而不在于方。疾病是动态发展的,辨析疾病的内在规律,不同阶段的病机演变,症状与体征的出现是随病机而变的,从总体动态上把握治疗,治随证转,方随病变,药中矢的方为良医。鉴于以上之见,他反对持一方而治百病的医疗作风。认为绝不能把审证求因,辨证施治的过程过于简单化,要以不同的方药促进病体从无序向有序的方向转化,随时把握疾病的演变过程,要把规律性和偶然性截然分清。疾病往往异中有同,同中有异,应始终围绕使机体内环境处于阴平阳秘状态而努力。周师告诫生徒,清代名医程国彭创立治病八法,虽示人以规矩,确难示人以巧,不能予以方圆。只有在临证中由浅入深,由博返约,有所发现,推陈致新,方不辜负先人之厚望。

关于用药剂量轻重,周师认为当视病情而定。如病轻药重,超越病所,则伤阴败阳;如病重药轻,如蜻蜓点水,隔靴搔痒,必延误病机。刘渡舟老中医说过,"方易知而加减难明,药易知而分量难衡,疗效之不同,常在一药之加减,数克之斟酌"。细嚼品位,很有道理。

关于祛邪与补虚,周师认为有邪必清,祛邪务尽,中病即止,祛邪与扶正相辅相成,不能顾此失彼。病虚当补,用药贵在补而不滞,若一味强补,甚至欲益反损,将适得其反不能见效。以方药而言,针对某一"证型"有的放矢,已不再是若干药物的堆砌,而将疾病所表现的症状体征、舌苔、脉象的变化,在思维逻辑推理中有目的有程序地加以辨证施药,成为中医的 X 线检查仪,这就是中医提高疗效的独特优势。

周师感言:"从事任何一门科学研究都必须遵循唯物辩证的思维方法,以此去发现问题、分析问题、处理问题,才能事半功倍。"温习"痰饮者,当以温药和之"及"痰为阴邪,非温不化"等治疗大法,其中心含意在于"温",但临证恐只适用于因阳气虚弱而致痰饮留伏等疾病,尚难作为治疗广义疾病的普遍原则,而一成不变。根由应审察病程长短、痰浊聚集的部位,更需分清痰之寒、热、虚、实,方可立法用药,给予清热化痰、行气化痰、燥湿化痰、润肺化痰、温化痰浊等不同治法。周师广开思路,采用疏肝利胆、净化脂浊、健脾助运、清脂化痰、行气通络化痰等法,治疗高脂血症、脂肪肝等,实为治本之策。

中医治病的基本原则就是根据药物的寒、热、温、凉和酸、苦、甘、辛、咸之不同性味以偏纠偏,促使人体各种功能关系恢复到应有的平衡状态。"寒者热之,热者寒之,虚则补之,实则泻之"的治疗大纲,就是这样形成的。不同的药物只要具有相似的性味,便可以在同一病症中应用。如肉桂、干姜、附子都可以缓解虚寒性胃痛。

周师认为,中药功效最大的奥妙是在配伍中相互化生而疗效倍增。如生脉散中的人参、麦冬、五味子,组方精炼而实用。三药阴阳相配,动静结合,酸甘合化,临证治疗脉微欲绝、心悸怔忡、肺虚伤阴、久咳汗出等症每收良效。又如辨治肝阳上亢证，不以重镇潜阳为能事，善以壮水之主——肾为本，以制阳之亢盛。药选桑叶、沙苑子、牛膝、杜仲、枸杞子、夏枯草、天麻、菊花、钩藤、白蒺藜等，舌苔黄腻者加黄芩、菖蒲、郁金，荡涤湿热痰垢，以免助煽肝火。周师喜用桑叶、菊花两药，性味微苦寒，专入肝肺经，卓有甘寒清润之效，轻清发散，轻可去实，清肝明目，以防内障。然最大的药效特点在于佐金以制木，旁敲侧推，以驯服肝阳之亢也。

周师指出，在临床实践中运用现代检查手段之结果可作为治疗前后对比参考，切莫沦为现代设备的奴隶，而走上中医西化的歧途。如一见感冒发烧，白细胞升高就滥用抗生素加激素之乱象，其导致的结果是烧退却干咳不止，胃纳呆滞，口中乏味。缘由抗生素药性苦寒，不问青红皂白概用之，大有迫邪入里，重撞肺金，败伐胃气之弊，此乃急功近利，招致闭门留寇，后患无穷。正如李东垣"脾气一虚，肺气先绝""脾胃虚弱，九窍不通"之论。

周师倡言，从整体观和辨证论治出发，无论调治时令病，还是内伤杂病，处方用药都要处处以顾护胃气为要。治其当前，必须顾及未来，战守具备，以防不测，方可战无不胜，攻无不克，是中医治病救人的杀手锏。周师总是以探究经旨的求真精神，精勤不倦的治学作风，修身立德的人格志向，学以致用的务实思想而为人师表，义无反顾地为病家除疾康健而奉献。

第二章　解读前辈经验

第一节　陈伯咸学术思想特点

陈师是全国名老中医，业医一甲子，毕生嗜研岐黄医术，躬身于临床实践，学验俱丰。先生擅治内伤杂病，尤精于肝胆病的研究，造诣精深，经验宏富，逐渐形成了自己独特的风格。兹将其主要学术思想特色概述如下，以飨同道。

一、博览深究，贵于实践

理论指导实践，实践又不断充实和完善理论，这便是理论与实践相结合的辩证统一观。陈老自步入医苑殿堂之日起，其成功的秘诀除了医德高尚、立志高远、锲而不舍的精神外，还得益于施今墨大师的真传，此外，与他独具特色的治学方法也是分不开的。他尤衷于对《黄帝内经》《伤寒论》《金匮要略》《温病条辨》《脾胃论》等名著孜孜攻研外，凡有益古今之书无不索取涉猎，经典名言论点无不熟背铭记。因此，深有体会地悟出"术出于学，学以致用，用则精，不用则废"的观点。并强调"读书学习最忌讳的是敷衍马虎，贵在'认真'二字上做文章，方能功成业就"。对于医道不能用一知半解来装饰自己，要勤奋学习，身励实践，两者不能脱节。在学习方法上，他倡导"精功于勤，学敏于思，得闻其详，贵在自得其要上下功夫"。区区之语，体现了陈老理论与实践融会贯通的治学思想。临证遵《内经》之旨，法仲景之教，融金元四大家之说，荟萃诸家之创，谦虞当今之医学，参悟通彻，颇多独到见解。如据《内经》"胆移热于脑，则辛颏鼻渊，鼻渊者浊涕下不止也"之训，临证治鼻渊不囿于宣肺通窍、清热解毒，而创立清胆开窍法，每获效验。如治男孩李某，方年11岁，患鼻窦炎近6个月，头痛鼻塞，浓涕不止，口干涩苦，舌红苔黄腻，脉弦滑数。前医投药数剂，收效甚微。窃思脉症，缘由胆经湿热蕴蒸上扰清窍之故，方宗龙胆泻肝汤加桑叶、石菖蒲,仅服药 6 剂而病遂霍然。

陈老治学的另一个特点是对人们易于忽略的证候和治法,总是不厌其详地加以分析斟酌,并参阅古籍寻求答案,然后慎思构方而验证。如常法治疗痹证,多注重祛风利湿、温经通络。而陈老循"诸筋百节皆属于肝"之旨,方中巧配诸如柴胡、木蝴蝶、杭白芍等疏肝柔肝之品,收效倍增。陈老临证既抓主要矛盾,又不放过每一个次要症状,总是从整体观出发遣方用药一丝不苟。曾治一王姓患者,患肾炎 3 载,面浮胫肿,蛋白尿不消,多次常规检验其尿蛋白(＋＋)、潜血(＋),辗转四方求治未效。陈老诊后认为,病久虚损,责在肺、脾、肾三脏通调失司,故在大队健益三脏方药中增益桔梗、桑叶二味药,意在轻宣与拨通水之上源,通调水道,顿起画龙点睛之妙,投药四帖而肿症悉消。若非学验双丰,岂有桴鼓之效,可谓法出于古而活学巧用于今也。

二、潜心探索,章法毕俱

随着时代的发展,疾病谱的变化,如没有多学科的知识结构,就难能开阔眼界,也很难应对一体多病的复杂病理变化局面。陈老虽年逾古稀,仍唯日孜孜,不敢逸豫。为了中医学术的发展,总是温故而知新,执着地探索。他常说:"中西医理论虽不同,但目标只有一个,就是治病救人。"他对现代医学知识总是渴以求之,拾遗补阙,充之未备,在临证中随时参阅检查结果以取长补短,为我所用,融古今于一炉,犹如能工巧匠,如虎添翼,运用自如,疗效甚高。1993 年曾治一 9 岁男童,因先天性尿道狭窄于 2 年前施行手术治疗,然术后尿频、尿道隐痛持续不消,做尿液化验检查显示脓细胞(＋＋~＋＋＋),尿培养有绿脓杆菌生长,并对多种抗生素已产生耐药性,家长实在无奈,抱着试试看的心情来诊。脉症合参,参阅检验结果,断为湿浊下注,蕴热损伤膀胱之腑,遂立方以导赤散、二至丸含方化裁,投药 6 剂效不彰显。再诊时,结合中医理论和现代药理研究,在方中加入清热凉血,具有消炎抗菌作用的地榆、黄柏和泻下药大黄(上述药经药理证实,具有较强的消炎、抗绿脓杆菌作用),取其泻热解毒化瘀之功,服药 4 剂后症状大减,后经随证调治,3 次留晨尿做细菌培养,结果显示绿脓杆菌竟奇迹般消失,临床症状荡然无存,尿常规(－)。这就是陈师在传统辨证施治、选方遣药的基础上,寻求辨病择药相结合在实践中的具体体现。再如辨治泌尿系统结石时,常在化石通淋的方药中加入三七粉、琥珀粉随药冲服,往往收到四两拨千斤之效果。问及缘中之妙,陈老解释道:"人体内由于水液代谢迟缓,沉渣蕴集,日积月累,熬煎凝聚成石,石随体动而动,症以腰痛和血尿为主,病机乃'虚''瘀'是主要矛盾。"用此二药利尿通淋,化瘀不伤正,止血不留瘀,取其多向调节作用。此乃用药之妙,章法毕俱,耐人寻味。在治疗内伤杂病方面,陈老用药也十分讲究策略,颇具法度。如甘草一药,历来被医家视为清热解毒、补虚益脉、调和诸药之精品圣药,而方方顺手必用,然陈老在药物的配伍运用时却颇具远见。例从十八反"藻戟遂芫俱战草"加以分析,为什么克惧,因为甘草性味甘缓,正因其具有较强的"甘缓"作用而牵制了甘遂、芫花等峻下逐饮之效,故被视为禁忌。再如大黄、芒硝被视为泻药之王,观三承气汤中唯独加入了甘草一味则谓之调胃承气汤,然其泻下作用也就大为降低。经陈老多年的实践探研主张,凡利水消肿或泻下的方药中,抑或治疗中焦痞满时,甘草应慎用或不用。即如二陈汤、平胃散等名方,有时也应剔除甘草,取甘草既能和药,但亦能满中的道理。陈老认为,治疗普通的感冒,看似简单,但并非如此。凡感冒多自表而受,或从口鼻而入,当自表而解,则为之正治,不几日可愈。然临证则确有一见发热便盲投地骨皮者,殊不知此药甘寒,乃为肺、肝、肾经之药,善入骨清营,主治阴虚生热、劳热骨蒸,如若初感发热用之,必然引邪入里,使感冒缠绵而愈迟。再如一见感冒、咳嗽便用桑白皮者,不知此药专入肺经而走气分,性寒而善降,专治肺热咳嗽、气壅实满,若感冒伊始之咳症用之,必招致引邪深入,使小恙而渐延为痼疾,久咳不已是也。

病态窦房结综合征(病窦综合征)是临床常见的一种心脏疾患,治疗较为棘手,对此,陈老不局限于温阳法,而在温振心阳、益养心阴药中常常加入远志、丹参、石菖蒲,启达心窍,振奋机能,再配以沙参、白芍续养心肌,大大提高疗效。治胸痹善用桔梗、杏仁,当问其缘由时,陈老谓:"桔梗为肺经气分药,辛苦性平,既升且降,不仅能宣通肺气之壅滞,且宣胸畅膈,祛化痰浊;杏仁性味苦辛而温,善入肺经,功擅辛宣润降,滋润通便,两药辛开苦降,能使肺气清肃宣降,心气相继,气贯血行,胸闷可除,心痛自消。"杏仁宣上通下,又防因便秘而诱发真心痛,可谓防寓治中,一举两全。如此创见不胜枚举,足可窥其治学经验之一斑。陈老就是这样融古今科学哲理于一炉,行圆智方,既有深度又有广度,治病左右逢源。先生始终不渝地对门下诸生殚精竭虑,循循善诱,满腔热忱地把宝贵的学术经验倾囊传授,使随学者受益匪浅。

三、辨证守方,机圆法活

陈老认为,人处在天地气交之中,无时不受四时气运变化的影响,人之阴阳也各有常变,邪入机体各有定位,此盈彼虚,此虚彼盈,虚实互为转化,故治病要察色切脉,先别阴阳,因人因时因地制宜,这就是陈老"天地人合一"的治病观。

王清任谓"治病不明脏腑,何异于盲子夜行。"陈师惯以脏腑辨证确定病位,以辨清寒热虚实确定病性,再权衡标本缓急,然后决定治疗的主次,这就是辨治内伤杂病遵循的三步骤。如治刘某,男性,年方 74 岁,行胰腺癌切除术后大汗淋漓,湿衣透褥,精神疲惫,经整日输液补充电解质、补入白蛋白、增加抗体而罔效,舌苔黄腻,脉虚大滑数。陈老认为,患者年事已高,术后元气大伤,湿热蒸腾肆虐则迫汗外出,汗为心之液,乃精血所化,若汗出不止,则气阴大伤。当下正虚而邪实,治当扶正祛邪,即拟方归脾汤加茵陈、生薏仁、黄芩正本清源,服药 4 剂,症状大减,续服 6 剂,汗止而诸证自安。临证若见汗止汗,单纯用诸如龙骨、牡蛎、五味子之类正面止汗,虽取效于一时,其后停药易出现反弹,治标之举实不可取。如此体现了陈师识病求辨,覃思熟虑,治病求本的整体观。陈师向来辨证细腻,理法清晰,守方严谨,疗效彰显而为人折服,病家受益众多。他常说:"用药如点兵用将,贵在知能善任,守方如守阵地,只要阵地固守,其邪焉有不败之理。"同时认为:"药达病所要有程序,病情恢复尚需过程,若处方用药朝更暮改,欲速则不达。"譬如治朱某,男性,65 岁患肝硬化 3 载有余,症见胁胀脘满,纳呆乏力,面浮肢肿,心烦寐差,便溏不爽,颜面晦滞,舌苔薄白,六脉弦细。验得血清总蛋白 63 g/L,白蛋白 32 g/L,球蛋白 31 g/L;B 超示肝硬化图像,脾大;胃钡餐透视诊为胃炎。治拟健脾和胃、疏柔肝木、化瘀软坚,方宗柴芍六君子汤加鳖甲、三七、大腹皮、水红花子、蝼蛄、冬瓜皮等,守方以恒,调治半年余,诸证悉除。血清总蛋白升至 69 g/L,白蛋白 43 g/L,球蛋白 26 g/L,脾大缩小。举此一例说明,大凡治疗慢性内伤杂病,只要辨证无误,不能应合患者之心理要求,务必守方为要,随证适作调整,定能出奇制胜,收到预期的治疗效果。

四、阴阳相配,善用药对

阴阳是宇宙间万物存在与变化的总纲,是中医学说用以诠释人的生命活动之规律,指导临床诊治疾病最基本的依据和手段。陈老深受先师施今墨善用药对的启示,并将《内经》"阴静阳燥"之学说适用于临床,遣方用药,动静结合,运用自如。如肾病及肝,不仅有肝阳上亢、虚阳上僭,更有肝失所养、疏泄太过之盗汗症。偏热者宜用知柏地黄丸加白芍、地骨皮;偏虚者宜用左归饮,当属"动者静之"之治。凡气虚倦怠者,肢冷身重则为静,治以补气振颓、温中救逆等,方用四君子、参附、四逆之辈,均属"静者动之"之法。由于病机千变万化,阴静阳燥在疾病发展过程中并非一成不变,陈老细究《内经》"动复则静,阳极反阴"的规律,在脏腑用药方面积累了丰富的经验。认为五脏属阴,宜藏不宜泄,用药以静为主;六腑属阳,宜泄不宜藏,用药以动为主。两者动静结合,以达到恢复脏腑生理功能的最佳效果,而总是加以剖析推敲。如补血代表方四物汤,本身属静,但其中地、芍性静,归、芎性动,实属动静结合。再如归脾汤中人参、白术、黄芪益气健脾,当归、枣仁、元肉补益阴血,从阳引阴,总属阴阳双理。陈老颇受先师施今墨擅用药对的影响,广为采撷,有所创新和发展。临证如治肝胆病、脾胃病,常用柴胡配白芍、丹参配香附、当归配川芎等动静药对,疗效十分满意。临证尤对药物的性味归经、生熟与偏性、升与降、补与通,都立足于动与静、阴阳互济的组方原则出发,严格掌握,丝丝入扣,熨帖巧妙而独获效验。因此,在医疗市场纷争,门诊量普遍下降的趋势下,唯独在陈老的门诊日求诊者踵趾相接。按规定每上午限 15～20 个号,然放宽至 30 个号仍满足不了患者求治的愿望。正如陈老所言:"中医的生存与发展关键在疗效。"这话无不孕育着科学的辩证哲理,透晰着患者对陈老的信赖之情。

五、重视肝脾,善调气机

肝脾同居中焦,在五行中对应土木关系,生理上"土得木而达",病理上"土虚木必摇",木与土秉济互依,司职气血化生、疏泄条达、气机升降、水液代谢、谋虑情志等多向功能,是维系人体生命活动的重要器官。若肝脾一有所伤,肝失疏泄,肝郁气结,中焦脾胃运纳失常,气机升降乖违,气血化生匮乏,则出现情郁少寐,机体代谢迟缓等,故在内伤杂病中,肝脾病居首位。陈老极为重视调肝脾以治五脏,治五脏勿忘肝脾的治疗原则。《内经》曰:"肝者,将军之官,谋虑出焉。"临床所见之神经衰弱症,多是由于情志不遂,长时间思虑过度,肝肾之阴暗耗,心火炽盛致寤寐失常。对此,陈老善用一贯煎、逍遥散随证加入生龙齿、酸枣仁、焦远志、知母等,以养肝体柔肝用,滋降心火,畅达情志,使水火交融而夜寐如酣。大凡肝硬化、心力衰竭、慢性肾病所导致的足胫水肿,在患者整体功能不足的情况下,从疏肝运脾入手,多能获得良好的效果。如治朱某,女,52岁,患心力衰竭一年余,诊见神疲倦怠,心慌胸闷,动则加重,喘息难以平卧,唇甲发绀,纳呆溲少,脘中作胀;肝右胁下 3 cm,质韧;常服强心利尿药维持,一旦停药症状如旧;舌苔薄白,舌质暗淡,脉细数。证属肝郁脾虚,心阳虚弱,心血瘀亏,水气凌心。拟疏柔肝木,健运脾胃,清心化瘀通脉,拨通三焦为大法。处方:柴胡 10 g、白芍 15 g、郁金 15 g、枳壳 15 g、茯苓 15 g、桂枝 15 g、白术 15 g、丹参 15 g、熟附片 9 g、西洋参 10 g、车前子 15 g、香附 15 g、酸枣仁 30 g、桔梗 10 g、焦远志 10 g。服药 10 剂,诸证递减,先后调治月余,病情稳定,操持家务无碍。

三叉神经痛是临床常见顽症,面痛如刀割,究其病机为肝阳上亢,颜面脉络痹阻,常因情志诱发加重,陈老每用天麻钩藤饮酌加全蝎、僵蚕、蜈蚣、水蛭、桃仁、红花等搜经通络之品,随证化裁,获效颇佳。根据急性菌痢之里急后重、频频如厕等症状,依陈老之见,其病机为湿热毒邪蕴滞大肠,扰乱传导,循经上扰,导致肝疏肺阻之故。治宜柔肝缓急,常用白芍,取其酸苦涌泻,柔肝缓急止痛;桔梗配枳实,白头翁配马齿苋,宣肺导滞,清肠祛邪;木香配当归、槟榔,调气和血其效最捷。以上例证,可谓调肝脾以治五脏的一部分,真乃匠心独运,足资后学效法。

陈老崇尚"脾胃学说",重视气机对人体的影响,常谓:"气贵乎流通,勿容丝毫壅滞,气滞则百病由生。"主张内伤杂病要立足从调中焦脾胃升降枢机为纲,而疏达肝气乃是调气机尤为重要的轴心环节。他的"治病务求一通"的观点有效地指导着临床,惯用柴胡疏肝散、柴芍六君子汤等名方加减出入,意在疏肝调脾,调护胃气,疏达气机,使脏腑协调,气血经络通畅,新陈代谢旺盛,促病向愈。妇女以肝为本,以血为体。在日常生活中,妇人常隐情曲意,怫郁不遂,易致肝郁化热伤阴,气滞血瘀而经少、经闭、痛经等,治疗总以逍遥、四物养血疏肝调经。这与《医学心悟》所云:"通之之法,各有不同,调气以和血,调血以和气,通也;上逆者使之下行,中结者使之旁达,亦通也;虚者助之使通,寒者温之使通,无非通之之法也。"之意极相吻合。

随着人们物质生活水平的不断提高,嗜酒肥甘,膏粱厚味,日积月累,损伤脏腑,导致代谢迟缓,体重超标、肥胖者大有人在,是导致高脂血症、糖尿病、高血压、动脉硬化、冠心病、脂肪肝发病率居高不下的基本因素。对此,陈老采用疏利肝胆使其条达,健脾助运,调畅气机促进运化的方法治疗,取得佳效。

六、辨证乙肝,稳中求胜

陈老认为,多数乙肝患者求胜心切,四处寻医求药,甚至中西药滥用,偏方泛试,滋补药屡用,日久病延,既没有所谓"转阴",反而肝功能持续异常,甚至各项指标居高不降,无疑给治疗带来一定的困难。当今治疗的方法不外清热解毒、扶正祛邪、活血化瘀等。究竟以何法为最佳方案,目前仁者见仁,智者见智,各有所长。陈老根据乙型肝炎潜伏期长,症状多隐匿,呈慢性化发展,进行性加重的病机特点,认为病邪深伏之时,正虚而邪恋,气血虚损,血瘀内结,正不胜邪,故肝功能损伤急切难复。实践证明,一味泛用苦寒清解之品,如栀子、虎杖、白花蛇舌草、重楼、田基黄、半枝莲、明矾等,尽管消杀病毒,但人为地伐伤肝体,制约肝用,败坏后天之根基,影响了命门之火,自体免疫系统功能日渐低下,内环境平衡失调,终究事与愿违。故临证不能以蛮清猛攻为能事,但这并不否认视病情需要而使用清热解毒之法。与通常清热解毒不同的是要求既能清血分之湿热,又能解血分之邪毒,常在扶正的方药如党参、黄芪、白术、菟丝子、女贞子、红景天、灵芝中,加入丹皮、茅根、连翘、金银花、茵陈等,更为稳妥。扶正祛邪用药之偏重要根据正邪力量的对比而确定,若肝功能损伤明显,湿热偏重,病毒复制活跃,说明病情在发展期,拟方应扶正祛邪并驾齐驱,俾病情在恢复期中偏胜之弊端。正如陈师所谓:"扶正祛邪,守方缓图,顺应病邪,因势利导,补勿恋邪,化瘀不伤正,调先后天之本,疏养肝体以助肝用,通利胆腑贯穿始终,慢中求快,稳操胜券。"

第二节　陈伯咸治疗乙型肝炎处方用药特点

先师陈伯咸早年受业于清末民初名医朱壶山门下,1938 年毕业于华北国医学院,随学于近代中医领袖、北京四大名医之一——施今墨,深得其学术精髓。随学期间协助施师创办《文医半月刊》,影响至深,并畅销于日本、韩国、马来西亚、泰国等。先生杏林历程一甲子,主操内科,广涉外、妇诸科,重潜肝胆脾胃病研究,颇有造诣。二十世纪六十年代初期正值甲肝流行,他主持组建肝炎病房,在长期的医疗实践中用传统中医药在疗治肝胆脾胃病方面学验宏丰,屡起沉疴,深得患者的信赖、社会的褒扬、同道的钦佩,是首批济南市政府认定的名老中医专家之一,是全国 500 名名老中医之一,并享受国家特殊津贴。作为陈师的学术继承人,谨此将其治疗慢性乙肝处方用药经验进行梳整,以窥见先生处方用药策略之一斑,以飨同仁参考。

一、苦寒清热,甘温反佐

陈师认为,湿热邪毒是乙型肝炎的一种特异性致病源,专以损伤肝脏为能事,导致脏腑功能失调,气血逆乱,正邪虚实关系十分复杂。因此,清热解毒法是治疗本病的基本法则。不仅急性期应重视解毒,即使延宕成慢肝,也应视为正虚邪恋,虚实共存,故适当在主方中配用清热解毒药,依次清除稽伏于肝胆脾胃以及肠腑中的邪毒,是必要可取的。清热解毒药味苦性寒,苦能燥湿,寒能清热。急性期正邪相争,僵持不下,采用清解法可立转病机,对截断传变大有裨益。临证中最令人棘手的是慢性肝炎的湿热现象往往存在于整个病程中,清易伤正,不清则邪毒留滞,如忽略了正虚邪恋这一基本矛盾,继用大量苦寒清热解毒之品,势必造成邪去正衰,招致病情迁延。陈老在实践中参阅《石室秘录》"肝为木脏,木生于水,其源从癸,火以木炽,其权挟丁,用热不得远寒,用寒不得废热"的论点,总结出了"苦寒清热,甘温反佐"的用药经验。即在大队清热解毒药如虎杖、山豆根、山栀、黄芩等方药中合入甘温类药物,如黄芪、党参、黄精、白术、砂仁等反佐,不仅中和了苦寒之偏性,又达到了邪去正安的目的,久用无偏差,确有画龙点睛之妙。笔者曾治一慢性活动性肝炎患者,症见胁痛脘胀、口黏纳少、身体倦乏、便稀不爽、恶心、溲黄有异味、舌苔白腻、转氨酶升高,一派湿热之象。拟予清热解毒利湿法调治无误,但几日后,患者恶心腹胀、纳食大减等消化道症状反重,究其因乃山栀、龙胆草、黄芩等大队苦寒药峻清而败伤根基之故。复诊时陈老在方中加入黄芪、白术、砂仁、薏米四味,应手取效。循此大法随调,共施治2个月余,肝功能逐渐趋于稳定,并恢复正常工作。黄芪这味药,性甘温灵动,力专善走,引里达外,补而不滞,独具补脾气、益肝气、养胃气之功,是气血化生之要药。

二、选药配伍,动静结合

陈老将中医学"阴静阳燥"的学说运用于临床,在对脏腑用药方面积累了丰富的经验。认为五脏属阴,宜藏不宜泄,用药当以静为主;六腑属阳,宜泄不宜藏,用药当以动为主;两者动静结合,总是剖析推敲。先生治疗慢性肝病的经验是紧扣肝与胆、脾与胃,或肝与脾、胆与胃互相影响的病机,药物配对有性味相近,功能相同,或取其偏长为用,总是根据动静结合这一原则,屡收捷效。如丹参配白芍,一阴一阳,阳开阴合,养血益阴,化瘀宣通是治疗肝血亏虚、血瘀痹阻的极佳药对。为增益疗效,疏肝解郁选柴胡、郁金、合欢花;行气止痛合川楝子、延胡索、香附；腹胀纳呆加枳壳、陈皮、白术、鸡内金、炒麦芽；气虚神疲加黄芪、党参；如此等等，应用范围甚广。再如柴胡与白芍、茵陈搭配，专于疏解肝郁之气，聚养肝木之本，清利肝胆湿热，集疏、养、清于一炉，久用对保肝降酶大有裨益。鳖甲与龟板、冬瓜皮、三七相伍可软坚散结消瘀积，滋阴利水不伤正；黄芪配枳实、沙苑子、山萸肉，益肝脾之气虚，畅中焦气机之壅滞，滋肾养肝；枳壳或枳实伍白术健脾益气，行气疏滞；黄芪配丹参益气活血并举；茵陈配紫河车、灵芝养肝降酶，增强免疫。以上仅举一二，足可窥其妙用药对之一斑。

三、疏寓养中，柴胡、当归、白芍最佳

依陈师之见，乙型肝炎潜伏期长，病症隐匿，呈慢性化发展，进行性加重，多病程久远，患者常以肝经气郁为主要病机而存在始终，以情志抑郁、肝区隐痛、胁肋作胀、乳房胀痛、月经不调为常见症状，疏肝开郁为正治之法。然对于慢乙肝之人效果并不理想，甚至越疏泄肝区越痛，胃脘饱胀越甚，尤其对于病程较长、体质较弱、年龄较大者更应慎用，缘"久病多虚"之故。虚郁并存，治疗既要注意疏条肝气，更需先养肝血，柔肝体以益其虚。叶天士谓："肝为刚脏，非柔润不能调和，养肝之体，即可柔肝之用。"张山雷谓："肝阴耗损之证，专事疏肝不独无效，及可增其燥伤阴血，柔可取之，尚可驯其横逆。"两者论述如出一辙，若非造诣精深难有如此高见。陈老认为，疏肝之药莫过于柴胡。此药长于疏达肝气，专于宣畅气血。《神农本草经》早有记载"柴胡苦平，主心腹，去肠胃中结气，饮食积聚，寒热邪气，推陈致新。久服，轻身明目益精"，并将其列为上品。肝主疏泄以血为物质基础，先生在用之疏肝的同时，尤注重配用当归、白芍为伍，意在养血活血，柔肝体、益肝用。三药协同疏寓补中，寓补于疏，宣畅气血，内外通调，使百脉流畅而相得益彰。只有紧扣肝郁必得舒养这个关键环节，其他问题便迎刃而解。如气血亏虚，神疲乏力明显者在加重当归、白芍用量的同时，加用黄芪、党参，力求阴中求阳，阴助血生，生化无穷。肝脾失调，中焦滞满者用枳壳、砂仁、鸡内金，畅达气机，以助纳运；气滞易致血瘀，这是一般规律，临证时不必悉俱典型的瘀血见证，均可选用延胡索、泽兰、丹参、丝瓜络等，尽早理顺气血关系，收到"疏其血气，令其条达"的效果。陈老在临床中常以此三味药为主，随证增益，用以治疗由肝气郁滞、气机失畅导致的月经不调、胃脘疼痛、冠心病等疾患，收效殊著，体现了陈老遣方用药犹如点将用兵，贵在知能善任，择药配伍无不建立在辨证斟酌基础上的学术思想。

四、辨证施药,数克酌衡

陈老诊治慢性肝病取效的关键在于恪守治病求本、辨证施药的原则,审度病史,辨清主证、次证与兼证之不同而寻求方药。他认为,人之体段不同,体质有别,病者一身之气有深浅,病日有久远,年岁有老幼,情志有苦乐,处方用药贵在平衡。临证方易背诵而加减难明,药易知而数量难衡,疗效之不同,应斟酌分明,常在数克之间。如实证便秘,投生大黄 3 g 即效,若选熟大黄 10 g 不一定能下。如慢乙肝患者病程绵长,多本虚标实、虚实兼存,若要扭转病势就需横贯治疗,常因方药有效,欲毕其功于一役而加大药量,其结果必使已虚之肝、脾、胃受伤,不但食欲减退,且加重肝脏负担反使症状加重。如湿热明显时,立法在重用清热解毒药的同时,务求健脾运湿,既可扶正固本,又使湿邪分化瓦解。并根据湿与热孰轻孰重之不同,治当有别。如在共有口苦咽干、溲黄有异味、舌苔白腻等症时,口干不欲饮为湿重于热,则以利湿为主,兼以清热,药用茵陈、薏米、茯苓、黄芩、藿香、连翘;口干渴欲饮者为热重于湿,则以清热为主,兼以化湿,药用金银花、知母、丹皮、黄芩、茵陈、茯苓、竹茹。

慢性肝炎的肝脾不和证最为突出,在整体辨证时要区别肝气犯脾与肝胃失和、脾虚肝乘之不同。在同时具有腹胀纳呆、胁肋胀痛存在时,便溏食少、四肢困倦、胁痛喜按、脉细者为土虚木克,首当注重调整脾胃,方用六君子汤加柴胡、白芍、鸡内金、丹参、延胡索。大便溏秘更替,量少不畅,两胁胀痛明显,胃中嘈杂,常因情志不悦而加重,尺脉左弦右弱者,为肝气横逆,治重在舒木调脾,以柴胡疏肝散、四君子汤化裁。

乙型肝炎的失眠症常是影响康复不可忽视的因素,多以虚烦不眠、腰酸耳鸣、心慌汗出为主诉,属于肝肾阴亏、心肾不交者方用一贯煎、六味地黄汤加减,药如枸杞子、沙参、生地、元肉、山萸肉、黄连、茯苓、酸枣仁、茯神、丹参、稽豆衣、沙苑子、合欢花、焦远志、麦冬、当归等;症见性情易怒、头脑昏沉、寐时易醒、腰胀胁痛,属肝胆积热、胆胃失和,"胃不和则卧不安",方用黄连温胆汤加茵陈、合欢花、生龙齿、节菖蒲、淡竹叶、焦远志、茯神。

五、药证不悖,守方取胜

陈老指出,治疗慢性肝病,不同于治伤风感冒,三、五剂药便可药到病除,治疗绝非旦夕收功,要立足于一个"稳"字。从先生所治疗的大量慢性肝炎和肝硬化腹水的验案中,并未见使用离奇古怪的药物而收效卓著者,其最大的特点是辨证精确,选药组方严谨,守方以恒。陈老常说,只要辨证无误,药证不悖,无须更方,即使初不显效,甚至连服 10 付、20 付而效不显著,也不必随意迎合患者的心愿改法更张。其由在于慢性肝病来渐去迟,更何况药在体内从吸收至到达脏腑病所而发挥效应,也要历经从量变到质变而显效。若药效刚刚萌生,便朝更暮改,必将前功尽弃。如 1971 年春曾治一王姓老妪,年逾 70,患肝硬化腹水三载,屡治乏效,经友人介绍于陈老。诉述胸闷脘痞,腹胀纳差,乏力少尿,夜难平卧,踝足浮肿,面色苍黄,眶圈黑晕,朱砂掌面,腹水盈盈,总蛋白 59 g/L,球蛋白 33 g/L,舌苔白腻,脉弦细沉。断为脾肾阳虚,血瘀肝脾,代谢失调,水湿内停。拟扶正祛邪,标本兼顾。处方:柴芍六君子汤加鳖甲、冬瓜皮、鸡内金、丹参、生黄芪、桂枝、灵芝、淫羊藿、水红花子、大腹皮、仙人头、防己、白术、茯苓、砂仁等,服药 19 剂,除尿量增多、足肿减轻外,余症如故。显然进展缓慢,患者多次建议变方或加大药量。窃思药证无不符之处,继守方续进 16 例,腹水消失殆尽,诸证减半。后守方以恒,随证调治一年余,其间虽有反复,终究诸证皆失,蛋白比例正常。11 年后,陈老以为患者已不在,岂料在 1983 年 5 月 18 日,患者因劳累生气后误以为旧病复发,独自乘车踏至家中求治。陈老见其年近 80,颜面润泽,既惊讶又高兴,经查无旧病复发之征象,为之诊病而去。

六、酸甘合化,相得益彰

陈老认为,在中医脏腑学说中,肝的生理特性与心主血脉、肺主宣降、脾主运化、肾主封藏而不同的是,肝既藏血,又主疏泄,以血为体,以气为用,藏泄并举而独树一帜。在阴阳互用的过程中始终处于升发、条达、通展、舒畅的生理状态。从而促进了饮食水谷的运化代谢,气机的升降出入有序,贮藏与调节分布全身的血流量,保证了人精神情志的舒畅,提高了机体的免疫机能。故清代名医周学海告诫:"肝者,贯阴阳,统气血,居真元之间,握升降之枢也。"气、血是维持人体脏腑功能活动的两大基本物质,任何疾病的发生发展都会导致不同程度的气血损伤,慢性乙肝也不例外。

肝藏血,肾藏精,精血互化互生,临床上肝病已久,无不出现"子盗母气"而形成肝肾精血耗损者。因此,肝肾亏损是临床常见的类型之一。表现为肝区疼痛悠悠不休,精神疲惫,劳累后加重,头晕腰板,目睛干涩,夜寐不宁,心绪易烦,口干身热,形羸面晦,便干溲黄,舌红苔少,脉弦细数等。肝肾阴亏虚损证的出现,表明病情在延伸,体况较差,值得重视。陈师认为应从益养肝肾入手,恢复肝的生理功能,确保肝之阴血不再遭受进一步损伤是重要治则。

宋代名医成无己在诠释《伤寒论》芍药甘草汤中芍药与甘草的配伍时指出:"酸以收之,甘以缓之。"陈老认为,酸甘化阴是由药物配伍协同而产生人体所需的津液、营血、阴精等物质以供脏腑摄取。在临证中应用白芍、山萸肉、木瓜、乌梅、酸枣仁等具有生津益阴作用的酸味药与具有滋阴、益精、补血作用的甘味药,如甘草、熟地、生地、沙参、当归、枸杞子等配伍协同,酸甘合化。通过特殊的配伍关系,达到化生阴津、滋养脏腑的效果,收敛浮阳扰动,以缓急迫,产生"酸甘化阴"的临床效应。在辨治慢性乙肝之肝阴不足、肝体失于濡养伴有阴虚证候时,遵《金匮要略》"肝之病,补用酸,助用焦苦,益用甘味药合之"之旨。选用山萸肉、木瓜、生地、熟地、当归、白芍、酸枣仁,使阴血得以补益,肝体得以濡养,浮阳得以收敛,标本兼顾。

临床所见慢肝患者因胃阴不足、胃体失于濡润所致的胃脘拘急灼痛、嘈杂不适、口咽干燥、口渴欲饮、大便干结、舌红苔少、脉细等,陈老遵吴鞠通"复胃阴者,莫若甘寒,复酸味者,酸甘化阴也"之旨。选用生地、沙参、玉竹、乌梅、佛手、砂仁加党参、麦芽、鸡内金、茯苓、香附等,在酸甘合化中加入健脾行气助化之品,益阴而不滞,补行齐备。可谓酸甘化阴药物既能生津止渴、开胃进食,又可避免纯用补阴药之滋腻滞胃。

乙型肝炎患者早期若肝区痛如抽掣,常因疏泄太过而寓有肝阴不足之嫌,可用白芍、延胡索、乌梅、香附、郁金、川楝子酸甘合化、柔肝缓急、育阴止痛,白芍尤为必用之品。正如王旭高所云:"川楝清肝,柔肝最好""清润和调柔以驭之,当可驯其横逆,此金铃子之柔肝,固非芳香诸物之可以一例也。"

肝病者常因病而心情压抑悲观,肝区作痛,缘阴虚阳浮不敛导致虚烦不眠、头晕健忘、神疲心慌、舌红苔少等,往往影响或加重病情的进展,当着眼于在滋养肝肾的方药如白芍、当归、山萸肉、延胡索、枸杞子、木瓜中,合酸枣仁、柏子仁、知母、合欢花等,益阴安神畅志,佐以佛手、玫瑰花、香附、郁金疏肝活络行气更为切当。总之,酸甘化阴作为治疗慢乙肝的一种具体治法,不仅拓展丰富了益阴治则的内容,充分体现了中医在选药组方及药物性味配伍相须相使的过程中疗效倍增的治病特色。

第三节　陈伯咸从虚、瘀论治早期肝硬化的经验

陈师在半个多世纪的医苑生涯中,以其高尚的医德,严谨的学风,精湛的医术,运筹帷幄地诊治着各种疑难杂症,从理论和实践的结合上逐渐形成了独特的风格。他如同历代名医大家一样,广泛精专,效验不凡,誉满遐迩而步入当代名家之列。他自六十年代初亲自倡导并创建济南市首家中医肝胆病房,犹潜心致力于肝胆系统病变的研究数十年,造诣精深,经验宏富,疗效卓著而赢得全社会赞同和推崇,为医界同仁名家所钦佩。兹将笔者随师启悟所得归纳整理于此,以助后学借鉴。

陈老认为,早期治疗肝硬化是防止其向肝硬化腹水发展的关键环节。经长期临床探索总结,本病的基本矛盾是"虚""瘀"并存为患,构成了本虚标实的病机。向以中医理论为主导,结合现代医学检查,临床识证求因,首辨虚实轻重,攻补兼备,独有经验。

一、鼻衄、龈衄乃虚瘀并存,注重益肝脾佐以化瘀

王某,男,40岁,1992年10月23日初诊。

3年前确诊为慢性活动性肝炎(慢活肝),因肝功能反复异常,曾先后住院3次,均以症状缓解出院。近一年来肝区胀痛,中脘痞满,小腿抽筋,乏力尤甚,纳食一般,晨起动辄鼻、龈衄血,时轻时重,前医屡投清热解毒、凉血止血方药未奏显效。症见面色苍黄,巩膜无黄染,神情较疲惫,未见肝掌、蜘蛛痣。肝上界第六肋下,右肋下1.5 cm,质韧,有轻度叩击痛,脾右侧卧位未及。舌苔白腻,舌底静脉紫暗,脉弦细涩。查肝功能显示:谷丙转氨酶85 U/L,谷草转氨酶78 U/L,碱性磷酸酶141 U/L,转肽酶138 U/L,总蛋白60 g/L,白蛋白29 g/L,球蛋白31 g/L,血小板50×10^9/L。B超诊断:1. 中度脂肪肝;2. 慢性肝损伤。四诊合参,证属肝脾两亏,藏统失司,湿热蕴伏,虚中挟瘀。治拟养肝血、补脾气、清化行瘀并举,方拟当归补血汤增益:当归10 g、生黄芪30 g、生白术10 g、云茯苓10 g、春砂仁6 g、广陈皮10 g、杭白芍15 g、生薏米30 g、川牛膝15 g、绵茵陈20 g、草决明30 g、败酱草10 g、泽兰10 g、丹参15 g、柴胡10 g、三七粉6 g(冲)、白茅根15 g。谨守上方13剂,衄血渐止,刷牙时已无大碍,胁痛脘胀俱瘥,仍疲乏懒动,纳少寝差。肝病已久,虚难速补,邪瘀非朝夕可清,尚须守法宗

方加酸枣仁 30 g、鸡内金 30 g、赤芍 15 g、山楂片 20 g。共调治 3 个月余,诸证递减,肝功能趋于稳定,脂肪肝减为轻度。

按:患者有吸烟、嗜酒之习,少则半斤,多则一斤,可谓以酒为浆,终致酒精性肝病为患。陈老认为,慢性肝病之出血证,是一个非常复杂的病理变化过程,虽有阴虚火旺、湿热动血的因素存在,但根本在于"病久必虚"或"病久入络"。虚缘于肝脾虚,实则咎于血瘀其中。肝藏血,主疏泄,久病肝血自然亏虚,疏泄无力,血瘀肝内,化火动血。脾既能生血又能统摄,今脾气已虚则运血乏力,失其统摄之权。两虚相加,脉络瘀阻,鼻衄、齿衄则为常见之症。这与现代医学之肝硬化后一则功能低下,凝血酶原减少;二则脾功能亢进,血小板减少,凝血机制障碍,从而导致出血的认识是相吻合的。如任凭病情发展加重,使门静脉压增高,累及食道与胃底静脉曲张时,就会造成大出血,是"虚""瘀"进一步加重的标志。这种出血是不能用虚火或湿热来加以解释的。基于以上认识,方中黄芪、白术、茯苓、砂仁、当归、白芍、牛膝补益肝脾,纠正本虚;牛膝不仅补益肝血,又可导血下行;配合丹参、泽兰、三七、白茅根活血养血,宁血行瘀,或使湿热余邪从小便化解;值得一提的是,三七苦微温,善走肝、胃二经,止血不留瘀,行瘀而不伤正,具有双向调节作用,且缓急止痛效果也十分明显。柴胡、茵陈、薏米、败酱草、鸡内金、草决明、陈皮等疏肝健脾,清利湿热。其中草决明主入肝、肾二经,专擅清化肝内脂质,益胃而通便,促进代谢。诸药共奏补虚化瘀、清浊保肝之效。祛瘀生新,使化中有生,生中有化,祛瘀在于扶正,扶正乃祛瘀之本,充分体现陈老辨证论治的整体观思想。

二、肝脾肿大为痰瘀互结,化痰行瘀须扶正为先

姚某,男,62 岁,1992 年 8 月 12 日初诊。

患慢乙肝 4 年余,症见目下青晕,胸脘闷胀,肝区胀痛,精神欠振,身倦而乏,纳差便稀,矢气较多。舌苔薄白,舌根白腻,尖边布瘀点,脉弦细有滑象。肝上界在第五、六肋间,剑下 2.5 cm,肋下 1.5 cm,质中等硬度,触压痛不明显,脾稍大。实验室检查:谷草转氨酶 59 U/L,血清总蛋白 71 g/L,白蛋白 40 g/L,球蛋白 31 g/L,胆红素 22 μmol/L,B 超诊断为早期肝硬化。察色按脉,症因相参,证属肝郁脾虚,痰瘀互结;治宜健脾益正,柔肝化瘀,软坚止痛。立方柴胡 10 g、当归 10 g、杭白芍 15 g、炙黄芪 30 g、党参 30 g、炒白术 15 g、丹参 20 g、延胡索 15 g、醋香附 15 g、广郁金 15 g、炮山甲 15 g、制鳖甲 15 g、茵陈 20 g、炒枳壳

15 g、桃仁10 g、虎杖15 g、炒川楝子10 g、炒麦芽30 g、鸡内金30 g、陈皮15 g。谨守上方随证调服至38剂,复查肝功能恢复正常,症状体征大减,继循此法不变,视病情损益调整。服药7个月时肝脾肿大基本回缩,至今安然无恙。

按:肝病久延,肝脾肿大质韧,在现代医学看来,归结于在慢性炎症浸润的基础上,肝的纤维组织过度增生。属中医痰浊、瘀血交阻之证,故名为"肥气""肝着"等,皆由于肝脾肿大是慢肝中早期肝硬化最常见、最突出的体征之一。从病机演变的规律来看,癥块癖积,多由渐而来,从无形到有形,从量变到质变,虽有形可征,究其根蒂则源于正虚。王肯堂指出"痰走于肝……胁肋胀痛",径直言明痰瘀交阻所形成的肝脾肿大与疼痛之因由。痰从何来,瘀何以成,张好古明言告诫:"壮人无积,虚人则有之,脾胃怯弱,气血而衰,四时有感,皆能成积。"陈老认为,五脏虚皆可成痰,痰凝气滞则血瘀,痰瘀最易交阻于因病致虚的肝、脾二脏,日久必成瘀积。肝脾肿大经久不愈,病情纷繁复杂,虚中夹实者多。若不识庐山真面目便破瘀强攻,必犯"虚虚"之诫。陈老谨守"养正则积自除"的论点,以补化并存、顾全整体为立法组方的基本原则。方中黄芪、党参、当归、白芍立足于气血双补为先导,欲使正气捷足先登。黄芪与党参配合应用具有较强的补虚益气之效,对恢复脏腑生理功能是不可多得的效佳价廉之品。茯苓、白术、内金、枳壳、郁金、香附、桃仁、延胡索活血散瘀,然痰瘀日久构成瘀积之势,非一般活血药所能消除,故投以鳖甲、山甲等血肉有情之品,软坚散结,对尽快祛除肝脾陈积瘀血大有裨益,方中也可选用生牡蛎、夏枯草、浙贝母等较为平和的化痰药。川楝子、延胡索、香附对肝区及两胁肋胀重者收效甚捷。慢肝之痰瘀证,其来者渐,其去者亦迟。陈老认为,化痰祛瘀散结,宁可使其缓,不可贸然攻,注重慢中求快,稳中取胜,消癥化积远期疗效方能巩固。

三、蛋白倒置源于虚损挟瘀,须气阴双补佐以化瘀

牛某,男,42岁,1991年9月18日初诊。

主诉患肝病已有15载余,近2年来神疲腿肿,肝区刺痛,腹胀纳少,口中乏味,目睛涩花,腰酸眠差,大便秘结,腿常抽筋,易患感冒。观其面色苍暗,眼圈发黑,颈部有少数蜘蛛痣。舌苔薄白腻,质淡紫,关部脉沉细。肝功能检查示:谷丙转氨酶58 U/L,谷草转氨酶49 U/L,血清总蛋白67 g/L,白蛋白29 g/L,球蛋白38 g/L。B超证实:1.肝硬化;2.慢性胆囊炎。辨证为肝脾虚损,气虚血瘀;治拟养肝健脾,益气养血,化瘀软坚。立方生黄芪30 g、党参30 g、杭白芍

15 g、全当归 15 g、生白术 15 g、炒枳壳 15 g、木瓜 15 g、山萸肉 10 g、制鳖甲 15 g、丹参20 g、紫河车 18 g、菟丝子 15 g、枸杞子 15 g、红花 10 g、大腹皮 15 g、冬瓜皮30 g、茯苓 15 g、鸡内金 30 g、灵芝粉 18 g、香附 15 g、水红花子 15 g、炒枣仁30 g。守方出入服药 28 剂,肝功能恢复正常,腿肿消退,知饥思谷,诸证均减,白球蛋白比值有所改善。药证相符,随证调治 2 个月余以巩固疗效,动态观察半年无恙,已恢复正常工作。

按:陈老认为,凡慢性肝病患者出现白球蛋白比例异常,均提示肝细胞损害较明显。从本例患者的症状体征来看,面色晦暗、体力欠佳、肝区疼痛、脘胀少食、腿肿腰酸等,均属中医虚损的范畴。虚损多包含气血亏虚和肝脾实质性损伤两个方面。因此,处方用药也有两大特点,一是补益药多,不但有参、芪、术、苓、香附、枳壳等健脾益气、理气之品,又有白芍、当归、紫河车、枸杞、菟丝子、酸枣仁、山萸肉、灵芝等养血益阴之品。上药都为培土壮肝扶正所必需;二是用丹参、鳖甲、水红花子、内金化瘀软坚为辅,佐以冬瓜皮、大腹皮利水消肿不伤阴。灵芝护肝保肝,增强机体免疫力效果明显。陈老认为,无论急、慢性肝病,肝郁气滞、湿热之邪都轻重不同地存在于病程中,柴胡、茵陈、虎杖配合应用,效果满意。

概上所说,早期肝硬化是慢性肝炎的演进与发展,是肝硬化腹水的前驱期,治疗及时得当完全可以截断其发展。临证要抓住"虚""瘀"为基本矛盾,或益气化瘀,或养血活血化瘀,或扶正化瘀软坚,分别病情而施治。若兼挟湿热者,佐以清热利湿解毒药,疏柔肝木行气之品于其中,如此灵活变通配伍用药,主次分明,就能百尺竿头,更进一步。

第四节　陈伯咸柔肝法验案三则

随师应诊,耳濡目染,陈师谨守病机,识病求因,诊治疑难杂病,颇具章法,此将临证柔肝法验案三则笔录于下,以飨同道。

一、三叉神经痛

管某,女,56 岁,1991 年 10 月 19 日初诊。

左面部阵发性闪电样刺痛年余,经省级医院确诊为三叉神经痛,历经封闭、针灸、电疗等,屡治则病情虽轻却难以控制,随后服卡马西平递增维持,停药仍疼痛难忍。刻下左侧面颊部如锥刺样疼痛,刷牙不能,手触即痛,张口进食困难,生气则重,两胁不舒,伴头痛心烦,目视模糊,寐差便干,舌红,苔薄黄,脉弦细。辨析脉症,缘乃肝阴亏虚,阳扰于上,经脉失荣,瘀血痹阻。拟柔养肝阴,化瘀通络,佐以潜阳立治。处方:杭白芍、何首乌、酸枣仁、丹参、枸杞子、全当归、赤芍药、桃仁、天麻、白蒺藜、全蝎、沙苑子各 10 g,生石决明 30 g,首投药 5 剂,并嘱忌辛辣、香椿,以防辛燥而生风动火。遵嘱 5 剂药毕,自感左面部似有虫物,肌肉舒松,刺痛变为钝痛已能忍耐,惟视物欠清晰。宗方加茺蔚子 10 g,服至 8 剂,诸证渐退,惟刷牙刺激或食酸冷物时偶有痛感。守方共进 18 剂,病愈未发。

按:索视以往病历,多立足于祛风、温经止痛论治。陈老认为,面颊乃肝胆经之所属,病久肝体空虚,倘泛用辛温发散之品,更耗劫肝阴,阳愈亢烈,经脉愈加失养,瘀血阻滞经络,拘急不通则痛。肝为刚脏,"刚劲之质得以柔和之体,遂共条达畅茂之性",非滋柔则不安。选白芍、当归、首乌、枣仁意在"肝之病,补用酸,助用焦苦,益用甘味之药调之"。冀肝体得养,肝用有节,百脉通泰自和。赤芍、桃仁、丹参化瘀通络,使瘀去血畅;白蒺藜、天麻、石决明清肝潜阳兼以通脉;全蝎镇痛止痉以缓拘急;枸杞子、沙苑子肝肾同补,使水足木荣,此隔一隔二之治法。三叉神经痛施以柔肝化瘀通经法,每经临床验证,效多如愿。

二、盗汗

刘某,男,76 岁,1991 年 2 月 20 日初诊。

胰腺癌术后 20 余天,睡中汗出溱溱,甚则浸衣湿褥,虽经整日补液调整电解质,间断输入血清白蛋白,均未奏效。前贤立方 12 剂,汗出不减,特邀陈老会诊。症见面色少华,神疲倦怠,心慌烦恼,纳呆少寐,口干溲黄,便干 3 日一解,舌淡,苔黄微腻,脉沉细数无力,体温 36.5℃。证属肝血不足,疏泄太过,心血不足,肺虚不固之盗汗。治宜养血柔肝,健脾养心,益肺保津。处方:杭白芍、全当归、北沙参、生地、潞党参、血丹参、酸枣仁、稽豆衣各 15 g,山萸肉、云茯苓、龙眼肉、焦远志、菟丝子、陈皮、焦三仙、炙甘草各 10 g,生黄芪30 g。服药 3 剂,汗出减少,口干改善,夜寐安静,知饥思食,惟大便稍干,自感体力不交。循此大法不变,守方仅黄芪加倍继服。又叠进 5 剂,心慌消失,二便俱畅,面色渐转红润,精神振作,夜寐又有微汗,苔薄白,脉尚平和,继上方 6 剂,以资巩固。

按:陈老认为,临证不仅有肝阳上亢,更有阴亏肝不得养,反疏泄太过之盗汗。本例苔腻,似乎湿热蕴蒸致汗,法当清热化湿为正治,然陈老遵"必伏其所主,而失其所因"之训,认为病家年逾古稀,术中气血俱伤,以阴血为最。肝藏一身之血,又"人卧血归于肝",今肝无所藏,其体必虚,又逢春时木旺,疏泄太过,亢则为害。肺虚则腠表不固,故夜汗屡出不止。汗为心之液,失汗过多,必殃及心君则心慌不寐。苔腻乃脾虚不运,浊气上逆所致,为本虚标实之证。取白芍、当归、山萸肉、沙参、生地、枣仁酸甘合化,重在养阴益肝血,缓其太过;黄芪、党参、茯苓、陈皮、焦三仙健脾补中益肺,培土生金抑木之过亢;辅丹参养血活血,确保肝之安宁;元肉、远志、酸枣仁、甘草养心安神;菟丝子、稆豆衣益肾养肝,乙癸同调;陈皮调味理气,以防补中壅滞之弊端。诸药协同,使阴平阳秘,肝血充裕,疏泄有序,脾健肺固,心得其养,气血和调,立收汗出自止之捷效。由此可窥陈老辨盗汗从肝论治之大概。

三、细菌性痢疾

崔某,女,44 岁,1990 年 8 月 9 日初诊。

患急性细菌性痢疾(菌痢)经服痢特灵大便基本恢复正常而停药,5 天后饮食不当复发,腹痛腹泻,典型脓血便,频频如厕,里急后重,心烦纳呆,按原方法治疗效已不显,改服中药诸证亦未减。观舌苔黄腻,脉弦滑数,验大便常规示:白细胞(＋＋＋),红细胞(＋＋),脓细胞(＋＋＋)。辨析脉证,夙根乃湿热蕴滞肠腑,肝疏肺阻;拟柔肝宣肺,清利湿热。处方:杭白芍15 g、全当归、川郁金、苦桔梗、炒杏仁、焦槟榔、云茯苓、广陈皮各10 g,川黄连、秦皮、败酱草、醋元胡、枳实、炒麦芽各12 g,3 剂。服药 2 剂后大便成形,次数锐减,外观无脓液夹裹,胃纳增进。查大便示:白细胞(＋),脓细胞(＋),红细胞少许。仍便后下坠,腹疼隐隐,苔薄白,脉弦滑。原方加木香15 g,继服 4 剂,诸证悉除,化验大便正常,未再复发。

按:急性细菌性痢疾一般以清热化湿或清热凉血解毒法调治,奏效者固然不少,但调治不当转为慢性者也不乏其例。依陈老之见,菌痢的病机乃湿热毒邪蕴壅大肠,循经上扰,致使肺气郁闭而不能启通大肠,传导净化之功能受挫,故大便欲解不尽。金不制木,肝气反强,疏泄无度,气机紊乱,导致便意甚频,难以计数,痛苦难言。选白芍、当归养血活血,柔肝缓急,平抑太过,和里止疼;郁金佐金以制木,并协桔梗、杏仁宣肃肺气,以启辛开苦降之功;川连、秦皮、败酱草清热燥湿,解毒化浊,直捣病穴;元胡、枳实、木香、槟榔、茯苓、陈皮行积滞,调气机,解除肠痉挛,促进壅遏肠中之秽浊一泄为快,而收"气行则血行,行血则便脓自愈,调气则后重自除"之效。遣方用药貌似平常,但细细推敲,柔中有宣,清中有补,通调结合,对提高疗效、缩短病程、彻底愈后大有裨益。

第五节 汪金衡验案五则

我院已故名老中医汪金衡,字德诚,浙江肃山人,幼承庭训,辈受真传。其父汪问九,为二三十年代岭南名医。汪老一边随父笃学,一边苦读经典,勤于临证,业医62载,以治内伤杂病见长,尤擅用变法治疗疑难杂症,多有良验。兹择录其验案数则于后,以供同道参考共享。

一、尿崩

王某,男,13岁,1978年2月诊治。

询缘于半年前夏日,田间割草,突然暴雨袭身,发热身楚未经意,家人突然发现其频频如厕,自述尿量多,乃至昼夜作渴,思饮不已,渐狂饮多尿,尿后急需再饮,惜水如命,不予饮则烦乱不宁,食欲不振,体重显减,渐趋面黄体弱,头疼倦怠,大便稀,日一行。舌苔薄黄,舌质红,六脉沉细数。证属中气下陷,下元不固,阴亏蕴热。拟补中益气汤加味,处方:生黄芪30 g、潞党参12 g、云茯苓9 g、全当归9 g、升麻9 g、杭白芍13 g、白扁豆9 g、何首乌9 g、益智仁9 g、菟丝子12 g、沙参18 g、怀山药12 g、葛根9 g、甘草3 g、陈皮9 g。服药6剂,症状大为改善。守方加黄精、沙苑子各9 g,气阴双补,固精缩尿,续进20余剂,其病乃愈。

按:尿崩,属中医消渴病范畴。《金匮要略》曰:"男子消渴,小便反多,以饮一斗,小便一斗。"汪老认为,脾胃位居中洲之要冲,统司升清降浊之职,亦为人身气血化生之所,气机升降之枢。津液的生成、输布和排泄,均依赖于气机的升降出入。该儿顶烈日挥割,势必汗出体虚,复遭雨洗,先后天之本大伤而为病。倘若中气虚愈下陷,气津升降灌输失常,肺失治节,下元不固,水液精微倾泻而下,故出现饮而渴不解,尿频量多。取参、芪量大为君,补益脾肺;升麻、葛根一来助参、芪升举中气;二来清热生津,鼓舞胃气;白扁豆、沙参、茯苓、怀山药健脾和中,宁神止渴,稍佐陈皮以防壅滞饱闷之弊;白芍、当归、首乌滋阴益精,即补气之中兼和阴之意;益智仁、沙苑子、菟丝子脾肾双补。本方妙在不使用大量固涩缩尿之品,惟补先后天之本却收到固摄之佳效。综观患者临床,既有口舌干燥、狂饮不已、心烦少寐、大便闭结或稀薄、舌红苔黄、脉象细数等阴虚阳热之象，又有面色少华、倦怠乏力、尿多频数、溲清似水等中虚气馁诸恙，呈现一派脾虚肾亏交织互见的虚实兼杂证。所以在临证治疗时，切不可单纯清热养阴而忽视益气补中，也不可一味蛮补而不予清泄，应育阴补脾而摄津，固护肾元而截流。食欲不振、纳食不化者加内金、谷麦芽；大便秘结者加麻子仁，以尽快恢复体内水液的正常输布与调节，避免并发症的发生。

二、精神抑郁

刘某，女，25岁，1981年5月诊治。

患者自幼性格孤僻，因婚事不顺心，整日情绪低沉，郁闷不舒，渐至食少寡欢，低头不语，或终日匿于房中，衣着不更，呆坐不动，善静眠少，面色憔悴。辗转医治，均未见效。脉弦细，舌红苔薄黄。证属肝气愤郁，清窍被蒙，精神抑郁不展。治宜疏肝解郁，清心醒脑，立逍遥散方加减。处方：柴胡9 g、杭白芍15 g、全当归9 g、生香附9 g、茯苓15 g、石菖蒲12 g、广郁金9 g、焦远志9 g、合欢花15 g、血丹参20 g、百合12 g、甘草6 g。服药6剂，面容舒展，自知梳头整衣，睡眠仍差。遵前方加琥珀粉3 g（冲），安神化瘀。续进21剂，并予怡情开导，病渐向愈。配以丸药善后，随访1年，未再复发。

按：精神抑郁属于中医学郁证的范畴，多与情志刺激有关。汪老认为，郁证之形成，怪乎愤懑恼怒，所愿不遂，忧愁焦虑，家睦失和，郁闷日久，首先导致肝郁气结，继而脾失健运，心失所养，郁证乃成。《内经》曰："肝为将军之官，谋虑出焉。"肝不仅藏血，且主疏泄调节，主情志，故有"性喜条达而恶抑郁"的特点。"脑为元神之府"，精血足则意识清晰，精神爽快，思维敏捷。肝脑关系甚为密切，若意愿不遂，情志不畅，肝气郁遏，气不贯脑，血不养脑，则精神抑郁，志不聪慧。遵"木郁达之"之旨，用逍遥散疏肝达郁养血；菖蒲、郁金、远志、合欢花、百合、丹参，清心安神化瘀，宣窍醒脑，病遂霍然。

三、百日咳

某孩，男，7岁，1987年3月初诊。

初病状如感冒，渐成阵发性痉咳，甚时面红耳赤，泪流涎出，口吐清水，喉间痰鸣，咳后尾声似鸡鸣，腹胀纳呆，夜卧不宁，小便黄，大便秘结，3～4日一行。某医曾以肺肝论治，疗效甚微。诊得脉弦数有力，舌红苔薄黄。汪老诊后认为，证属肺气壅滞、痰热腑实而顿咳，治宜宣肺通腑。处方：桑叶9 g、枇杷叶9 g、炒苦杏仁 6 g、炙百部 9 g、莱菔子 9 g、旋覆花 6 g、川厚朴 9 g、葶苈子 6 g、焦槟榔 6 g、前胡 9 g、桔梗 9 g、清半夏 6 g、熟大黄粉 3 g(冲)、黄芩 6 g,水煎服。进药 3 剂,大便顺下,咳减其半。继服 6 剂病愈。

按:百日咳是一种小儿常见的呼吸道传染病,春季多发,其特点是阵发性痉挛性顿咳,或呛咳频频,痰多气急。初如感冒,症见头痛、发热鼻塞等。中医学认为,肺为娇嫩之脏,风邪疫疠之气从口鼻入肺,肺气失宣,酿液成痰,痰阻气道,肺失宣降,气冲上逆,而痉咳不已,甚时伸颈屈背,喉间痰鸣,伴呕吐痰涎,古有"肺如钟,撞则鸣"之谓。今孩童习以甜食奶酪为常,各种饮料顿服不已,体内湿热素盛,复感外邪,势必痰热与外邪互结。肺与大肠相表里,痰热交蒸肺胃,阻于胸膈,肺失清肃,胃失和降,气机升降失调,腑气不通是也。取大黄、槟榔、莱菔子理气导滞通便;半夏、枇杷叶、杏仁、桑叶、厚朴、前胡、桔梗、黄芩、葶苈子、百部清热宣肺化痰、降逆止呕。诸药相伍,清上畅中,荡涤肠腑,促使痰热邪浊排出,气机得以通畅,肺气得以清肃下降,此乃脏病治腑、通下而清上之治也。

四、神经性呕吐

程某,女,26 岁,1983 年 6 月诊。

产后 21 天呕恶间作,延续 3 个月余。食后即吐,或饮水吐水,不能控制,吐后为快。口干心烦,大便少而干,周身乏力,面色少华,精神不振。履行相关检查未见器质性病变。西药补液治疗,病仍缠绵不愈。脉沉细无力,舌质暗红苔少。初用和中降逆法,进药 3 剂效不彰。汪老深思认为,此乃产后失血,阴津大伤,补养不当,脾虚胃弱,生化之源匮乏,胃失濡养而不畅,脾胃升降失司,则呕吐反作,遂投麦门冬汤加味。处方:西洋参 12 g、麦冬 18 g、粳米 9 g、姜半夏 6 g、当归身 15 g、肉苁蓉 9 g、玄参 9 g、柿霜 9 g、白扁豆 9 g、北沙参 9 g、石斛 9 g、麻子仁 9 g、血丹参 24 g、甘草 6 g。服药 6 剂,苔薄色白,食谷欲进,以示胃阴渐复,再服 6 剂,呕恶止。

按:《证治汇补》云"阴虚成呕,不独胃家为病,所谓无阴则呕也。"一般来讲,呕吐者,多因外邪侵袭,饮食不节,情志不和,脾胃虚寒所致。汪老认为,大凡胃阴不足,泛泛作呕,久治不愈者,往往虚多挟瘀,在一派补阴润燥药中稍加丹参,润阴活血兼顾,是为要着。

五、顽固性不寐

李某,男,43岁,1971年11月初诊。

因终日伏案作劳,人事交往,曲事难解,累久则癌寐失调,业已8年。诉寐少不酣,寐中恶梦纷乱,醒后历历在目,遇事则彻夜闭目难眠,安眠药、电兴奋、封闭疗法均已无效。整日头脑昏涨,时有刺痛,健忘,精神疲倦,心中懊恼,口苦目干,犹如重病缠身,痛苦万分。舌质红,尖边布瘀点,苔薄黄,脉沉细涩。证属肝郁化热,阴亏火旺,血阻脑络。治以疏肝解郁,益阴安神,化瘀开窍,拟柴胡疏肝散、通窍活血汤合方化裁。处方:柴胡9g、赤芍9g、杭白芍15g、川芎9g、醋香附9g、桃仁9g、当归9g、红花9g、酸枣仁20g、焦远志12g、节菖蒲9g、麝香0.2g(冲),服药5剂,睡眠每日可达4~5小时,头痛、胀亦轻。守方进18剂,诸证缓解。

按:顽固性不寐,多因劳累思虑过多所致,患者情绪急躁,心神虽由心所致,但因肝气不舒,由气及血,致气血、阴阳、脏腑功能失调,心神不宁则失寐。病程日久,血瘀清窍、脉络。汪老谨守"久病入络"的病机,不用重镇强安之品,而采用疏达养阴、化瘀通窍法治之,使肝疏条达,阴复火降,瘀去脑清,心宁自安。

第三章 临证心得

第一节 肝胆与脾胃同治论

人体以脏腑为中心,通过经脉联通上下内外、四肢百骸,构成统一的整体。肝胆与脾胃是人体脏腑中的两大重要部分,合二为一构成消化系统。以现代医学而论,肝是人体中最大的腺体,不仅能合成血浆白蛋白,还具有对糖、脂肪等调节代谢与解毒功能,又是门静脉汇聚之处,是人体中最大的血库。这与中医的"肝藏血""主疏泄""人卧血归于肝"等理论极相吻合。

在中医学看来,就肝胆、脾胃的功能而言,远远超出了消化系统本身的含义。两者同居中焦,互助为用,共同发挥着调理气机升降、饮食纳化、气血生成、精微物质输布、水液代谢、调节血液、疏畅情志等功能,是综合性的生理功能体。肝胆、脾胃特有的生理功能是中医脏腑气机升降运化理论的灵魂所在,纵精思深究,广开思路,尽悉其所以然,或许对临床大有助益。

一、同居膈下,位于中焦

关于脏腑的居位归属,按传统认识,历来将心肺列归上焦,脾胃定位于中焦,肝肾列归下焦,这似乎在中医基础理论中已成为定论。肝胆究竟归属中焦还是下焦,其实是诸多医家颇具争议的焦点之一。以笔者之见,肝胆同居中焦,并不影响脏腑之间生理功能的相互体现,其理由有三:

1. 从生理解剖的位置来看,肝胆位于季肋部,处于中而偏于侧,与脾胃同居膈下,彼邻为邦,既不位于胸腔,也不居于腹下,理应归属于中焦。

2. 肝胆同主疏泄,是其功能活动的体现,为人体气机之总枢,但并非局限于气机调畅方面,还涉及精神活动、血液运行、物质代谢和妇女经水来潮等一系列生理功能。以五行分类,肝为五脏之首;以六经排列,厥阴经为六经之末。肝属木,其母为水,其子为火,介于水火之中,故古人谓肝为阴尽阳生之脏。从阴阳来看,肝处于阴阳之中,水火之间,可谓是阴阳统一体,故有"体阴而用阳"之说。可以说,肝既有敷和之德,又有刚柔之用;既有收藏一能,又有屈伸自如的生理特性。如人卧血归于肝,人动血运行诸经,动则血出而运,静则血收而藏。脾胃为人体气机升降之要塞,肝疏则脾健,胆疏则胃昌,可谓木旺土健、土壮木荣,相互为用,共同调理气血阴阳,调控气机升降,促进并协调人体诸脏腑的功能活动。

3.肝藏血,以血为体,以气为用。脾胃共主运纳,为气血化生之源。脾胃的消化吸收过程,无不有肝胆的疏泄参与其中。《素问·宝命全形论》云:"木得金而伐,火得水而灭,土得木而达,金得火而缺,水得土而绝。"其中伐、灭、缺、绝均为相克相乘之意,唯有"土得木而达"之"达"字,寓有相生资助之意,即"土得木疏""木赖土荣",可谓二者在生理功能方面具有一致性和相关性。故临床上探究、认识并正确掌握肝胆与脏腑之间的关系,深入研究治疗肝胆以调理五脏以及调理五脏以治疗脾胃病相关理论,对提高从肝胆论治脾胃病的疗效大有裨益。

二、休戚相关,共谋运化

从生理角度看,由于二者同居中焦,在功能上相彼为用,在病理上又最易相互传变。肝为风木之脏,既藏有形之血,又疏无形之气。经云:"五脏者,藏精气而不泄也。"各脏皆主气、主血,或藏精、藏神,各司其职,分工合作,唯独肝胆确有疏泄之用,并不完全"藏而不泻"。胆附于肝,却内藏精汁,并非"泻而不藏"。由此可见,肝胆之特性与他脏相比,确有特异之处。读熟肝主疏泄,务忘"非胆不决",相辅相成,同气相求。胆虽为六腑之一,却为清净之府,将胆汁有序注入肠腑,以助化、收、藏。又列属奇恒之腑,其经络分布在十二经脉循行中别具一格,故《内经》曰"十一脏皆取决于胆",确有代理肝权之能,大有与众不同之处。

脾与胃互为表里,共奏受纳运化之功。脾气主升,胃气主降,胃司受纳腐熟,依赖于脾的运化升清,所以胃之罹病常牵扯脾,脾病亦常累及胃。胃为阳土,喜润恶燥,为五脏六腑之大源,其气以和降为顺。因多气多血之缘故,一旦为病,以实证者为多。脾属阴土,喜燥而恶湿,专主运化,若病则多虚多湿,故调治脾胃常以健运为主。脾之健运与否,在胃脘痛的发病中起着重要的作用。

在临床观察中发现,胆之通降有助于脾之运化、胃之和降。胆失于疏泄,可致肝胃气滞,胆气不降逆行于胃,临床多见之于胆汁反流性胃炎,证属胆胃失和。从肝胆的疏泄功能不难看出,肝疏则脾土昌运,胆疏则胃腑顺降,共同完成"中焦受气取汁,变化而赤是为血"的化生功能。由此得出,精血濡养肝木,故"气血冲和,万病不生,一有怫郁,百病生焉"。

肝胆与脾胃既相互协调,又相互制约,力促人体气机调畅,消化吸收功能健旺。若木疏受挫,木郁乘土,中焦斡旋困顿,气机失利,导致脾失健运,胃失受纳,脾虚则湿盛而又影响到肝的疏泄。临床上患者大便既溏薄,又黏滞不畅,均为湿热下蕴而肝胆被湿邪所困,极尽疏而不及的缘故,治宜疏肝理气,健脾化湿。

唐容川在《血证论》中指出:"木之性,主于疏泄,食气入胃,全赖肝木之气以疏泄之,而水谷乃化。"足以说明在正常情况下,脾胃的运纳、气血的生成、气机的流畅、清浊的升降过程都是借助于肝胆的疏泄调节功能而得以实现的。也就是说,由于肝胆共主疏泄,又共同参与了脾胃的纳运吸收全过程,故饮食水谷入胃后,大凡气血的生成、精微的分布、津液的运行、物质的代谢等,也就不能尽归于脾胃而忽视了肝胆主升发与调节疏泄的助和作用。当然,肝胆主升发疏调也必得益于脾土之温升枢转。如若"土虚木郁",其用阳就衰微,症见神疲少气、纳食不振、腹胀、大便失调等。陈士铎在《石室秘录·五脏生克篇》中指出:"肝者,克土也,而木非土又何以生?然而肝木未尝不能生土,土得木以疏通,则有生气矣。"深刻阐明了肝对脾在生理上的双重调节作用。肝胆对脾胃而言,既可促进纳化,又可制其过亢,以疏土来表达肝木生脾土的概念,可见二者相互依存、共生共荣的密切关系。

鉴于临床,凡肝胆失于疏泄者,常可见到胃气不降的呃逆、脘中作胀、恶心纳减等肝胃不和证。或见到脾失健运、胃纳不化之脘腹痞满、口淡乏味、如厕便溏等肝脾失和证,以致出现胆汁郁遏、口苦上泛、恶心漾漾、体倦纳差、胁脘痛胀、目睛黄染之肝胆湿热、脾胃运纳失调证。如此举例皆离不开从肝胆、脾胃入手加以调治而收卓效。

就肝气郁滞而言,症如胁肋触痛、口苦易怒、脘腹不舒、默默不欲饮食等,但见一症则是,不必悉具。通过临床观察,在众多慢性肝炎患者中,不论其病变虚实程度如何,均不可避免的导致脾胃功能的改变而症现于临床。采用培土荣木、实脾保肝是治疗肝病、保其康复的基本治疗原则。同样,脾胃的病变也多有肝胆的病机影响于全过程。如肝胆失疏,最直接深受其害的莫过于脾胃。如慢性胃炎中常见的腹中胀痛、嗳气反酸、口黏纳呆、善太息、遇有情志不遂则加重,即是肝气犯胃而足以资证。概上所述,人始终生活在社会大环境的矛盾之中,七情六欲无时不有,可以说,情志伤肝,胃病由生,说明肝脏是一个对情志十分敏感的器官。因此,疏调肝胆是调治脾胃病的有效法则而立于其中。

慢性肝胆病患者由于病程旷久,肝气虚弱毕现,又疲于升发,经久难以助脾运化,胃失受纳腐熟水谷之能,症见神疲倦怠、腹胀食少、大便溏稀等,每与脾胃虚弱的突出表现贯穿始终,可谓病本在肝胆,传变在脾胃,应视为病证相移的互通性。总之,不论肝胆疏泄太过或不及,其在脾胃病机中均占有重要的位置。临证遵张仲景"见肝之病,知肝传脾,当先实脾"之嘱,为肝胆脾胃同治提供了依据。

人身之血主藏于肝,肝血之充盈全赖后天脾胃化生精血以濡养,从而保证了肝以血为体,以气为用,体阴而用阳功能的发挥。同样,三焦气机升降的畅达,必得肝胆升发疏泄,当先惠及脾胃而抒发坤静之德、乾健之运,水谷得以运化,津液得以输布畅达,无用废浊得以排泄。若肝胆疏泄失常,三焦气机壅滞,元气通行不畅,气化失常,使上焦雾结而心气郁滞,肺气不得宣肃则胸闷憋气;中焦沤滞则腹胀、呃逆或呕恶交作等;下焦渎闲,水液输布异常,停饮聚痰,变证多端。

"脾具坤静之德,而具乾健之运,故能使心肺之阳降,肝胃之阴升,而成天地之泰"。可见脾胃运化升降、出入有节,赖于肝胆疏导的功能,启上达下,枢转三焦,维持"清阳出上窍,浊阴出下窍,清阳发腠理,浊阴走五脏,清阳实四肢,浊阴归六腑"的状态。从而保证了人体在不断的新陈代谢中完成自我更新和能量转换的动态平衡。也就是说,人体强壮与否,首先要看脾胃功能是否正常。"有胃气则佳,无胃气则亡",是前人经验的高度总结。

据黄坤所记,"脾为己土,以太阴而主升;胃为戊土,以阳明而主降。升降之权,则在阴阳之交,是谓中气"。中气旺则胃气降而善纳,脾气升而善磨水谷,化生精气。脾升则肝肾亦升,故水木不郁;胃降则心肺亦降,故金水不炽;火降则水不下寒,水升则火不上热,这就是保证生理功能的基本规律。

肝胆的疏泄功能除作为促进脾胃正常消化吸收活动的必有条件外,又可助脾以运化,使清阳之气升发,保证胃之浊阴下降。从现代医学对胃肠动力学的研究角度来看,慢性胃炎、胃溃疡患者的胃肠动力均有不同程度的缓弱无力,故常用多潘立酮、莫沙比利等增强胃肠动力而获益。中医通过详辨虚实,从肝胆调治脾胃病,同样收到事半功倍的效果。说明肝胆主疏泄与脾胃纳化过程中的动力学密切相关,证实了中医理论与实践的科学性。也就是说,理论是实践之前沿,实践是理论之源泉。如果没有肝胆主升发、司疏泄与脾胃的升降和谐,气机就会壅滞,脾气当升不升,失其健运,胃气当降不降,失其调和,则称为肝脾(胃)不和证,除见肝郁症状外,还兼见腹胀纳差、肠鸣便溏、矢气过多等脾不升清、运化失常诸症。又如肝气郁结常横犯于胃,胃失和降则呃逆不舒、吞酸嘈杂、胃脘胀痛,或兼见"胃不和则卧不安"之失眠等胃不降浊综合病证。从以上不难看出,肝胆、脾胃在生理功能上互助为用,二者一旦为病,气机升降乖违,脏腑功能紊乱,清阳之气无法敷布,后天之精微无法归藏,饮食之清气无法进入,废垢之浊气无法排出,最终导致"出入废则神机化灭,升降息则气立孤危"的严重后果。可见气机的升降出入、气血的流畅是保证脏腑间新陈代谢的有效载体。

中医学的肝胆脾胃疏调运化理论,不仅从静态结构上,而且从动态协调的变化中阐明了脏腑之间结构和功能,相互为用,保证了气血的化生运行、水液代谢、内环境的阴阳平衡。

三、枢司开合,共主升降

气血是维持人体生命活动的两大基本物质,无气则血无以行,无血则气亦难存生,故有"气为血帅,血为气母"之谓。气机的升降出入无器不有,气行则血行,气滞则血瘀,言简意赅地说明了气血运行的规律和病变产生的原因。就慢性肝病而言,均不同程度地存在有血瘀见证。清代名医王清任创立的7个活血经方,广开活血化瘀的先河,今之临床效仿运用治疗心脑血管病、肝胆脾胃病、外科及妇科等多种病症,均有效验。

五脏皆有气,心气贯血脉以行之,肺气清新宣降之,脾胃乃气血化生之本源,且为三焦气机升降之枢道,肝胆主升发而疏达之,肾元之气主温而煦之。就人体气机升降来看,肝胆与脾胃在生理功能上主导调节,发挥重要作用,故《读医随笔》指出:"脾具坤静之德,而有乾健之运,故能使心肺之阳降,肝肾之阴升,而成天地之泰。"

另外,胃属阳明,阳明为合;胆属少阳,少阳为枢,枢司开合(开合的功能亦依赖于肾的气化)。肝胆内寄相火,蕴藏着少阳生生之气,其气主乎启动升发,可谓一身气机之枢也。《难经》云:"肝者,东方木也,木者春也,万物始生。"说明肝胆之木在四季主于春天,春乃阳气温煦升发之季节,可谓大地回春,万物复苏,肝胆之气升发而蓬勃,启发鼓舞诸脏阳和阴秘、气血顺畅。从广义讲,枢司开合,人身气血运行的调节、阴阳的升降都从少阳枢机开始,实为气机升降出入的动力之枢也。故《读医随笔》指出:"肝者,贯阴阳,统血气,居真元之间,握升降之枢者也。世谓脾为升降之本,非也。脾者,升降之所径,肝者,升降发始之根也。"可见脾胃的升降有序,离不开肝胆之气的启动与疏达,它们共同完成交通上下、枢转三焦的重任。在临床上诊治的各型胃病中,因气机壅滞而见胃脘胀痛不一、疼痛性质各异,多伴有胸闷胁痛连背、食少呃逆、口黏口苦、反酸或大便不畅等无不有之,若单从脾胃论治,不仅收效迟缓,久治罔效者也不乏其例。若肝胆同治,效佳倍增。可见,脾胃以肝木为用,才能遂其纳化升降之职。与此同时,肝胆的疏泄畅达功能在很大程度上又是通过脾胃的升降活动来实现的。故二者相使合璧,保证了中焦气机升降有度,气血化生旺盛,升清降浊有序,水液输布代谢正常而不至于泛滥为患。

概而言之,三焦得肝胆之疏启,当先惠顾脾健胃昌,土壮则木荣,相互共济,故中焦强则三焦俱强,中焦衰微则脏腑俱危。温读《杂病源流犀烛论》,"一阳升之气,起于厥阴,而一身上下,其气无不乘。肝和则生气,发育万物,为诸脏之生化。若衰与亢,则能为诸脏之残贼"。由此,肝的生理功能在脏腑中的重要性就不言而喻了。

四、土健木荣,木郁土壅

整体观是中医理论的特色,肝为五脏之一,与胆相连通,互为表里,实为一体。《脉经》曰:"肝之余气,泄于胆,聚而成精。"说明肝之余气所化生而来的清净之胆汁贮藏于胆,而胆汁的排泄注于肠腑促进饮食物的消化又赖于肝之疏泄功能。如果肝胆疏泄功能失常,胆汁排泄受阻,消化功能就会受到影响,肝病通过表里络属关系影响到胆,而胆又影响肠胃,出现胃的病变。所以,肝胆脾胃健则同健,损则同损的病机在临床较为多见。如慢性肝炎、肝硬化、肝源性胃炎、胆囊炎、胆石症、脂肪肝等。

脾胃同居中焦,升降相因,燥湿相济,"脾为胃行其津液",共奏受纳运化之功,脾气主升,胃气主降,胃之受纳腐熟赖脾之运化升清。所以,胃病常累及到脾,而脾病亦常涉及胃。脾胃为气血化生之源,灌溉濡养五脏六腑,所以,五脏皆有脾胃之气。如脾虚不能散精于肝,即"土衰木郁",可致肝病。李东垣在《脾胃论》中重点提出了"胃虚则脏腑经脉皆无所受气而俱病"的论点。同样,"木郁土壅"导致气机紊乱、升降无度、出入失节,亦可导致多种病变,常见的如胃肠神经官能症、十二指肠溃疡、慢性胃炎等。

在精神情志方面,心藏神,肝藏魂,肝与心包同属厥阴经。所以,人的情志活动除心所主外,与肝的关系也甚为密切,向有"肝主谋虑"之说。通常所讲肝的特性是主疏泄,性喜条达而恶抑郁,如疏泄正常则人的心情舒畅、理智清晰、气血平和。抑郁则诸病生焉,如性格孤僻寡欢、胸闷胁胀、愠郁不乐、善太息、头昏眩晕、神疲梦扰等。若疏泄太过则表现为兴奋亢进,急躁易怒,目赤胁痛,失眠头痛,手麻肉颤,气壮筋粗,气滞语涩,甚则怒发冲冠。人有七情六欲,一有波动便易伤肝动气,对脾胃的影响最直接且迅速,可以说肝是一个多情的器官。

《素问·玉机真藏论》曰:"肝受气于心。"意即肝的生理功能也依赖于心脏气血的流通与滋养。反之,如若情志不遂,而致肝气郁滞,心气郁闷,气血难以流畅,可出现"肝心病"(《素问·气厥论》)。临床上因精神因素而诱发心绞痛者也较为多见,临床常用疏肝理气法治疗,此举一端,意义深远。

临床上由肝木乘脾所导致的脘中痛胀具有吞酸呃逆、嘈杂频怒等病象,对此,张仲景之"见肝之病,知肝传脾,当先实脾"的论断,不仅指明了肝脾在病机上的关联性,又道出了"实脾"防变,"实脾"保肝,以治"未病"的先见性。

六腑的生理特点是以通为用,同样与肝的疏泄有关。也就是说,无论肝的疏泄太过还是不及,均可导致多种病变,如《内经》曰:"是肝所生病者,胸闷、呃逆、飧泄、狐疝、遗溺、闭癃。"以上病变的发生皆为肝疏不利、传导失常的结果。既然肝木郁而不达,致使"木郁土壅",那么,脾胃的病怎能不及肝木呢?"培土荣木"就足以说明了问题的所在。

《素问·至真要大论》关于"少阳之胜,热客于胃,烦心心痛,目赤欲呕,呕酸善饥,耳痛溺赤,善惊谵妄,暴热消烁……少腹痛,下沃赤白"的论述,结合临床需重新认识肝胆失于疏达,脾胃之气不降反逆,临证所见胆汁反流性胃炎、食管炎、慢性结肠炎等消化系统病变,从不同角度理解肝胆与胃肠之间生理病理变化上的相互关联。一般来讲,肝气横逆多害脾升,诱发浊逆而呕吐,胆失宁谧多害胃降，足以说明胆胃之气均以和降为顺。如果疏泄环节发生障碍，就不可避免地影响到脾的运化、胃的受纳腐熟消化功能而出现胃中胀满、嗳气寐差等症状。《灵枢·病传》曰："病先发于肝，三日而之脾，五日而之胃。"说明脾胃病从肝胆论治的必要性和临床意义。

重温《四圣心源》"盖厥阴肝木，生于肾水而长于脾土，水土温和，则肝木发荣，木静而风恬，水寒土湿，不能生长木气，则木郁而风生。木以发达为性，己土湿陷，抑遏乙木发达之气，生意不遂，故郁而先克脾土。"详尽而精辟地阐明了肝脾在生理与病理上的相关性。

整体观是中医学的核心，在强调肝胆对脾胃影响的同时，也不能偏离其他脏腑而孤立地去看待肝胆的生理与病理作用，要以中医学的整体观和对立统一的规律中把握肝胆的作用，才能有效地指导临床。《临证指南医案》指出："肝为风木之脏，体阴而用阳，其性刚，主动主升，全赖肾水以涵之，血液以濡之，肺金清肃下降之令以平之，中宫敦阜之土以培之，则刚劲之质，得以柔和之体，遂共条达畅茂之性。"可见，肝胆就是在上述环境中才能保持和充分发挥主升主动、疏泄条达之功能。

五、治法用药，径相雷同

肝胆与脾胃二者在气机升降的病理变化相互影响所导致的饮食消化吸收紊乱证，如脘胁胀痛、食少嗳气、呃逆善怒、口干吞酸等，多辨为肝胃不和、肝脾不调、胆胃失和等，遣方用药多以肝胆论治或肝胆脾胃同治，具体在用药上极具相近性和一致性。

1.疏肝和胃法　在消化系统疾病中，肝气横逆犯胃所导致的肝胃不和证临床最为常见。所谓肝胃不和，是指肝气犯胃而致胃失通降的病理现象。如《沈氏尊生书·胃病》曰："胃病，邪干胃脘病也……唯肝气相乘为尤甚，以木性暴，且正克也。"疏肝和胃法适用于浅表性胃炎、浅表糜烂性胃炎，症见胃痛且胀、攻撑连背、胁痛嗳气、纳食益甚。若肝郁化火，热邪犯胃则口咽干苦、脘中灼痛、泛酸嘈杂、大便秘结、舌苔薄黄、脉弦数等。因为肝气是矛盾的重要方面，土病是木旺的结果，使肝胆脾胃不得协调一致，治疗大法当然以和为主，尽快祛除致病因素，促其恢复相互资生和相互制约的生理功能。治疗原则是疏肝和胃，常用药为柴胡、白芍、香附、郁金、枳实、川楝子、佛手、延胡索、苏梗、瓦楞子、陈皮、炒谷芽。肝胃郁热者加连翘、黄连、吴茱萸、黄芩，清泻湿热，辛开苦降。其中延胡索配川楝子为金铃子散方,川楝子可直泄肝阳,延胡索专理气滞血涩之痛,两者共奏行气通络止痛之功,故凡木克己土而见气滞疼痛者均可用之。黄连、吴茱萸乃左金丸方,出自《丹溪心法》,主治肝气横逆、胃失和降、逆而上冲之嗳腐吞酸、口干苦、胁肋胀痛等症,确有清金平木之功。意在用黄连之苦寒直折火邪,降逆止呕止酸。取吴茱萸辛温开郁,舒散且下气降逆之效。若咽中如有物,吞吐不利,脘痞反酸,食入易呕,呃逆频频者,加用绿萼梅、半夏、竹茹行气降逆。娑罗子又名天师栗,为治肝胃病痞闷胀痛之佳品。广义的肝胃不和还常见于胃肠神经官能症、慢性胃炎、胃及十二指肠球部溃疡、肋间神经痛等,都可分别审证求因,辨清虚实,融会贯通加以施治。

2. 疏肝理气,化瘀止痛法 临床上无论是慢性肝胆脾胃病或其他病证,由于病延日久,屡治不愈,必有气血瘀阻脉络,症见胃痛如刺、休作有时、痛之不移或拒按,或面色晦暗、便血、舌质现瘀点、脉细涩等。遵循《素问·至真要大论》"疏其血气,令其条达"之宗旨,气血同治极相为宜。如若专事理气,恐力所不及。然专事攻瘀,也难如愿,临证应权衡气滞与血瘀的轻重,或以行气为重,或以活血行瘀为重,或两者并重。总权衡之度,当理清痛与胀、有形与无形、痛有定处与走窜作痛的程度作为依据而定夺用药的比重。理气活血止痛法适用于各类型慢性胃炎、胃及十二指肠球部溃疡、食管炎、萎缩性胃炎疣状隆起、肠上皮化生、慢性肝炎、胆石症、肝硬化、肝脾肿大等病证。常用药有柴胡、香附、郁金、丹参、三棱、佛手、延胡索、八月札、枳实、泽兰、川楝子、木香、鸡内金、玫瑰花、陈皮等。

3. 培土疏木法 脾为肝的所胜之脏,肝病最易传脾,脾病肝必受制,应验了仲景"见肝之病,知肝传脾,当先实脾"之宗旨。意即在治肝病的同时,首要益脾胃,做到未雨绸缪以防变故。然而在临床上因脾胃虚弱继发肝虚气郁者亦不少见。中气虚馁,化源匮缺故血少无以滋养肝木,导致肝虚而成郁。中焦运化不及则痰湿中阻,气机失畅又可加重肝郁。土虚易致肝木所乘侮,症见神疲倦怠、四肢无力、胁痛隐隐、脘腹胀满、食少便溏、舌淡有齿印、苔薄白、脉弦细等。治应以健运脾胃、斡旋气机为主,调理肝胆为辅,欲求脾健肝疏、胆降胃和,二者相辅相成,愈出自然。常用药为党参、黄芪、白术、茯苓、陈皮、白芍、鸡内金、砂仁、木香、黄精、当归、山药、炒麦芽等。若肝木乘脾,运化失常而致腹痛则泻,正如吴鹤皋云:"泻责之脾,痛责之肝,肝责之实,脾责之虚,故令痛泻。"痛泻要方即是代表方剂。方中用白术健脾振奋,白芍缓舒肝木,陈皮醒中理气,防风散肝助脾,诸药相应,补脾舒肝,药简效捷,相得益彰。

4.清热化湿健中法　脾为阴土得阳始运,胃为阳土得阴始安,阴阳和济,升降相因。大凡外淫内伤,最易抑遏脾胃,消运受阻,水湿停聚,湿热内生,继而困碍肝疏胆泄,中焦气机阻滞,症见胃脘痛胀痞满、口苦口臭、倦怠纳钝、大便黏臭不畅、心烦易怒、呃气不畅、胁肋钝痛、小便黄热、舌苔黄腻、脉弦滑数等。治宜清化湿热,肝脾同调,此法适用于浅表糜烂性胃炎、胃溃疡、慢活肝、胆囊炎、胆汁反流性胃炎。常用药如半夏、白术、苍术、白蔻、薏米、陈皮、黄芩、栀子、木香、茵陈、厚朴、泽泻、黄连、藿香、佩兰、菖蒲、蒲公英、延胡索等。

湿热之邪往往交着难清,遣方用药本着健脾开胃治其本,清热燥湿祛其标,疏利肝胆,理气宽中并行的原则。若正气不虚,可在较短时间内给予较大剂量茵陈、黄芩、蒲公英、金银花等,尽收顿挫病势之效。还应注意,当湿重时忌清热太过,若伤及脾阳,湿更难清。同样,热重者忌利湿太过,若阴分被耗,邪热愈甚,虚虚实实,首宜审慎。总之,脾胃之气不伤,阴津不耗,既可缩短疗程,又防病情反复。

5.益气养阴法　临床上,肝胆脾胃病也常见于气阴两亏的证候,其成因不外乎素体较弱,病延日久,邪气久羁,湿热缠绵,伐伤后天脾胃,生化欠旺;或过用苦寒辛燥之品,伤阴败阳;或疏利克伐太过,耗伤气血,肾失给养。症见面色无华,体疲懒言,心悸胸闷,腰酸腿软,头晕耳鸣,目干寝差,胁痛口干,自汗盗汗,纳呆便干,舌质淡暗,苔白或少苔,脉沉细等。治宜补益脾胃,脾阳一升,胃自纳化则气血盈壮,助强五脏。此法主要适用于萎缩性胃炎、肝硬化腹水、肝脏占位性病变等,也就是说主要适用于肝胆脾胃病中后期。常用药为黄芪、党参、白术、枸杞、玉竹、山萸肉、龟板、山药等。然补气药多性味温燥,有伤阴之虑,而滋补肝肾之品味多阴柔,有碍脾运胃纳之忧,临证当辨别阳虚阴虚之不同。在助益脾胃时,为防不测,适当加用沙参、百合等。沙参甘寒,既养阴又制阳;百合甘寒清润,润肺金,滋胃腑,且清心安神。只有胃得津润,其气才能顺降,秉承胃腑下降立方以推陈致新,导引废瘀滞浊下行。滋补肝肾之品性味多厚重,为防滋腻碍胃,应加疏肝理气、通络止痛之品。如香附、郁金、砂仁、苏梗、陈皮等,做到补虚行滞,使中焦气机处于升降顺畅的状态。

6.消导通腑法　痞满胀痛是胃脘痛患者共有的症状,程度不同地表现在病变过程中,多因情志不遂,饮食自倍,脾胃消运受限,宿食聚积,气机升降受阻,不通则通,或胀痛并存。《医学正传·胃脘痛》曰:"致病之由,多因纵恣口腹,喜好辛酸,恣饮热酒煎爝,复餐寒凉生冷,朝伤暮损……故胃脘疼痛。"胀为痛之渐,痛为胀之甚,不通则痛使然。

消导通腑法适用于痰食交阻、湿热蕴结、胆气上逆、胃失和降、腑气不通之胃脘痛,如慢性胃炎、胆囊炎、胆石症、慢性活动性肝炎、食积便秘等。临床表现为胃脘堵闷胀痛、食少乏味、口苦口臭、嗳腐吞酸、呃逆泛恶、大便秘结或腹泻下坠、舌苔白腻或黄腻、脉弦滑或数等。根据六腑以通为用的生理特点,消导通腑乃治本之策,通则胀消痛止矣。常用药如木香、枳壳、鸡内金、砂仁、香附、苏梗、佛手、大腹皮、莱菔子、槟榔、连翘、半夏、谷芽、神曲、延胡索、瓜蒌、八月扎、路路通、川楝子等。若大便秘结者加熟大黄,偏湿热者加黄连、黄芩,失眠者增合欢皮。临证可依据食积痰阻、湿热、血瘀之有无,灵活酌情增减,但要始终掌握以"通"为之上策。

综上所述,结合临床实践,从肝胆脾胃同居中焦,在生理功能上的互相作用,病理上的相互制约影响等方面论述了二者之间的密切关系,故认为不论是脾胃病,还是肝胆病,从治法到用药都有相近与共通之处,验证于临床而提出了"同治"论。

第二节　治肝当先求脾秉肾

任何疾病的发生发展,总由一个病理症结中心而影响其康复转归。当致病原侵入机体后,从无症状携带到发病所表现的临床证候,归咎由内在病变发生质的变化而导致的外在表现,验证了"有诸内,必形于外"的必然规律。就慢性肝炎,乃至肝硬化、肝癌而言,肝、脾、肾的病理变化在其病变的发生演化过程中占据极为重要的位置。对此,张仲景颇有远见地提出了"见肝之病,知肝传脾,当先实脾"的论断,阐明了肝病传脾的基本规律,治中寓防,防中寓治,观其过去,治其现在,顾及未来,御敌深入,体现了超然绝群、匠心独具的整体恒动观指导思想,具有重要的临床实用价值。

肝胆脾胃同居中焦,肝藏血,司疏泄,性善条达而恶抑郁,又为罢极之本,既有敷和之德,刚以及柔之用,又有屈伸自如之生理特性。肝疏则脾运,胆疏则胃降,可谓脾升胃降借助于肝胆,使三焦气机上下相交,清浊攸分。脾秉其乾健之运,胃秉其纳化之健,气血化生而散精于肝,尽赋体阴用阳、敷和条达之职,诸如人卧血归于肝,人动血运行诸经百节,动则血敷而运,静则血收而藏,伴随着机体的动与静,血运调节自有规律性敷布归藏之变,故能燮理一身之阴阳气血。由此可见,肝胆脾胃,母子相生,秉济相依,密切协和,共生共荣,为生命之枢轴。

依临床之见,大凡肝胆病必先凌脾犯胃而深受其害。患者多以胃脘胀满、食欲不振、体重减轻为最先表现而就诊。理论是实践经验的结晶,实践又升华了理论而用以指导实践。大医深谙医理,通彻病机,治病立方随拨随应,妙手回春。鉴于慢性肝炎患者肝脾肾功能失常所导致的胁痛脘胀、食少恶心、神疲懒言、面黄便溏、腰膝酸软、舌胖齿印等症,往往伴随着病情的发展而愈加突出。结合临床体悟,提出了见酶休降酶、治肝当先求脾秉肾治其本的观点,临证治疗慢肝多有弋获。

一、见酶休降酶

乙型肝炎转氨酶的升高无疑是病情活动的标志,把酶降至正常水平,是医患共同的期盼,施以联苯双酯虽有效却难收稳效,大有随投随降、随停随弹之弊端,权宜之计实不可取。

"伏其所主,而先其所因"是中医治病的规矩和方圆。中医将现代医学之乙肝病毒归结为"湿热疫毒"之范畴。乙型肝炎是一种易感性传染病,盖由湿热邪毒既广泛深伏血分,又特异寄宿于肝胆,且与其有着极强的亲和性、蚀肝性和黏滞性;既有难清性,又有伤阴败阳、反复迁延的浸淫性,每使患者心境压抑而悲观,医者为之棘手,故有"顽疾怪病"之称。

中医研究肝病,顾名思义是以中医为主体,但从现代医学的角度分析,病毒性肝炎的疗效不能单从症状学方面去判断,还须结合肝功能及病毒标志物的变化等客观指标去分析病情的转归,才更加全面。如各项酶的升高水平,乙肝五项指标的阳性率等,往往提示肝脏实质性损伤的程度和病毒复制的情况,直接反映疾病程度,以作为判断预后的参考条件。

中医临证恪守四诊合参,病证结合,明辨脏腑主次,有的放矢的优势特色,稳固而取效。剖析慢性肝炎转氨酶何以升高而难以平息,症结在于湿热邪毒为病因,久羁肝胆而凌脾败胃,使气血大亏,加之肾亏无以养肝,肝郁气滞血瘀,痰瘀互结,正不胜邪,虚实兼有,但以"虚损"为本。酶的升高是一种表象,若一见酶高就不分青红皂白地一味寻求降酶药而专事降酶,势必有悖中医传统辨证论治的哲理。如以五味子为代表的所谓"降酶"药,无非依现代研究为依据而视为降酶之良药。然五味子性味温酸,具有收敛固涩之功效,临床常用于治疗肺虚咳喘,可固表止汗、涩精止泻、生津止渴。其酸敛固涩的一面虽然抑制了酶的释放,但使肝之代谢废浊之物滞留于内,且其性温易助湿生热,使湿热愈加凝重难解。若妄投,貌似酶降,停药即反跳,使病情变得更加复杂难治。

有经验的医生不会见肝治肝,见酶降酶,尤贵乎知常达变,举一反三,以防差之毫厘谬以千里。若论降酶,辨证用药要力求因个体差异性需要而定,以治病求本、正本清源为原则。如清化湿热、疏利肝胆、健脾益胃、扶正化瘀、清热解毒等法,酶降无不在其中。或抓住主要矛盾,诸法兼施,充分体现辨证要准,选药配伍要精当,同病异治,以切中病机为要务。切记肝病患者酶的升高如浮云为表象,若专求降酶,犹如水中捞月,往往事与愿违,勿以效仿。

二、病位在肝,治肝求脾

湿热之邪交织,多因伐肝体,暗耗气血,使肝木阳和敷布功能在长期虚损的窘境中每况愈下,最早殃及中焦脾胃,势必导致三焦气机交通失和,气血化生乏力,运行滞缓,穷必及肾,大大牵制了整体脏腑相互为用的生理功能。症见肝脾肿大、脘胁胀痛、纳少难化、神疲乏力、肢体困惰、颜面黄暗、腰膝酸软、头晕耳鸣、大便溏稀等,呈现以三脏为中心的代谢过程渐趋低下或僵滞状态,其中以"脾虚"为主而贯穿于始终。从以上列证不难看出,脾虚运迟,胃虚不得纳化,气血化生不及,尚难运化输布散精于肝,脏腑无以获取充分的营养来源而岌岌可危。肝木失荣愈重,无以将气血调节周身及诸筋百节而失其濡养,患者极度倦怠乏力,故"罢极之本"已名不副实,肝脾始终处在"土弱而木无以植"的矛盾循环之中。以现代医学的观点而论,病毒对肝脏细胞实质性的损害是整体免疫机能长期处于低迷状态的结果。

肝之为病,中土虚损是病情久久不愈的根本所在。《内经》明言告诫"脾气虚则肝气亦虚""脾虚则四肢不用,五脏不安"。在治疗原则上又说"厥阴不治,取之阳明",《难经》云"损其肝者缓其中",张仲景提出"见肝之病,知肝传脾,当先实脾",可见先哲们在不同的时代,不约而同地阔论肝病治脾之卓识,足以说明肝病治脾的重要性,以求"阴平阳秘"促其自愈。以临床之见,健脾益气、和胃助纳、重振中州机能、培土荣木等作为主要法则贯穿于诸法之中,必收"食气入胃,散精于肝"之效。待肝血充裕,肝细胞得以修复新生,其体阴用阳之职如旭日东升,阴霾顿散,体自康泰也。

2013年5月曾治陶某,女,32岁,乙肝病毒携带多年,因工作需要常年出差在外,食宿不定,饮酒奔波,在家操劳家务,2年前出现肝功能异常,谷丙转氨酶248 U/L,谷草转氨酶165 U/L,转肽酶203 U/L,经某专科医院诊断为慢性活动性肝炎,其间喜孕二胎3个月有余,恐西药影响胎儿发育,嘱其中医药治疗而就诊。述身倦力亏,肝区隐痛时作,胃脘胀满,纳谷少而不化,呃气眠差,大便黏而不爽,舌苔黄腻,脉细滑数。证属肝郁脾虚,湿热蕴伏;拟稳健太阴,充养阳明,疏柔肝木,兼清化浊。方用四君子汤补脾益气;鸡内金、春砂仁、广陈皮、炒谷芽以助胃纳化;杭白芍、山萸肉滋柔肝木,顺水推舟;制香附、广郁金、炒枳壳、血丹参行气开郁通络;茵陈、虎杖、白花蛇舌草、白茅根清利肝胆以解毒;赤灵芝20 g研粉冲服,意在护肝而增益免疫功能。用药调治1个月余,复查肝功能示酶指标逐次递减,体增力佳,纳食增进,胁痛已消,唯睡眠一般,稍有劳累仍体力不支,守方增补黄芪50 g、酸枣仁30 g、女贞子15 g,随证立方调治2个月余,诸证悉尽,遵嘱复检3次,肝功能正常,并足月顺产一女婴,母女康健。

三、乙癸同源,益肾养肝

慢性肝炎的最大特点是隐袭缠绵,进行性损害,邪踞累久,穷必及肾,临证尤多伤肾之候,这便是传变的趋向规律。患者除肝功能异常外,症见目睛干涩、爪甲凹陷、手足心热、头晕耳鸣、腰膝酸软、形神疲惫、懈怠懒动、足跟疼痛、经少经闭、性欲减退、形寒肢冷等。肝肾同源,脾肾相关,肝病传脾及肾只是时间早晚的问题。人以肾为本,本衍子生,今肾精匮乏,不能涵养肝体,故本衰木枯,诸证蜂起。

肝为血脏,肾为精脏,脾胃为气血之源,恪守《内经》"形不足者补之以气,精不足者补之以味"之训,欲使肝功能正常,必益先天之精,以滋濡肝木,肝之气血平秘,自有抗邪外出之力,肝功修复在望。在具体用药上遵《金匮要略》"肝之病,补用酸,助用焦苦,益用甘味药调之",常用药有白芍、当归、山萸肉、枸杞子、女贞子、木瓜、首乌、元肉、沙参、紫河车、酸枣仁等。养血益阴之药多阴柔,有碍脾运、阻扰气机之虑,然必升降先调而后补之有益全局,故应在大队补药中佐以香附、木香、枳壳、丹参等行气活血流通之品,使补而不滞,以防味厚遏制气机而影响脾胃纳化功能。肾阴亏久,肾阳亦虚,酌加仙灵脾、菟丝子或适加黄芪等补气药,育阴抱阳,方能取之不尽,用之不竭;兼有湿热者选用甘寒清利之品,如茵陈、连翘、丹皮、六月雪、薏米等。中医药治疗肝病的优势在于一般无不良反应,也无耐药性,随证调整治疗方案,通过多途径、多层次、多靶点积极调治,使病情得到逆转。

2001年8月曾治赵某,男,54岁,3年前罹患乙肝,肝功能反复异常,多处求治,效不如愿而投诊。症见面色晦滞,肝区隐痛,脘腹胀满,欲食而不敢食,腰酸乏力,目视昏花,咽干易怒,形神俱惫,齿龈渗血。谷丙转氨酶86 U/L,谷草转氨酶79 U/L,B超显示慢肝图像。舌苔薄黄,脉弦细尺沉。证属肝肾阴虚,脾虚邪恋阻络;拟滋肾养肝,健脾清化痰浊。立方枸杞子、山萸肉、当归、白芍、丹参、茵陈、白花蛇舌草、红景天、川断、菟丝子、香附、枳壳、内金、鹿衔草、黄精、甘草,先后调治3个月余,肝功恢复正常,体力充沛,面色红润,脘中充舒,纳食甘馨,夜寝安。

四、清化湿热,正本清源

湿热之邪往往不同程度地存在于乙肝病变的全过程,形成了正虚邪恋的局面,湿热不清,肝功难复。只要邪毒存留一分,就有死灰复燃的可能。也就是说,邪毒清而不彻,病无宁日。以临床之见,有毒必清,祛邪务尽,就地解决,不能舍近求远。虽主要攻邪,但要恰到好处,攻不伤正,中病即止为妥。清化湿热包括以下两个方面。

1.清利肝胆 鉴于脏腑间的密切联系主要表现在生理上、功能上的相互促进和相互制约,病理上的相互影响则以脏腑间的经络相互联络为通道。如脏气行于腑,腑气归精于脏。所以,在治疗五脏病症时,运用清通的方法使腑气通畅,脏气才能安和,这无疑是中医辨证与整体观具体运用的奥妙所在。肝与胆通,肝泌精汁贮于胆,胆以通降为用,泄注肠腑以助化物,保证了机体新陈代谢和内环境的动态平衡。肝木疏土促进脾的运化,胆木疏土促进胃的和降,故肝气侮犯脾胃主要通过胆。病理上,肝病影响胆,胆病常波及于肝,故有肝胆为病,体用皆同的说法。慢性肝炎患者湿热黏着内踞于肝胆,遏制肝用,胆泻不利,肝胆脾胃功能大为失调。症见肝区板滞闷热,胁胀脘痞,口咽干苦,倦怠纳差,恶心漾漾,大便黏少不畅,舌苔多白腻或黄腻,脉象弦滑或数等。实践证明,若长期单纯采用清热解毒法虽能收效,但其药多偏苦寒,难以完全廓清湿热之邪,又存在伤正之弊端,易招致病情拖沓。《内经》有"十一脏皆取决于胆"之旨,肝之湿热为患而取治于胆,通过清利胆腑,拨通少阳枢机,促进代谢,是速速逐邪外出,尽收流水不腐之捷径也。方宗蒿芩清胆汤或芩连温胆汤化裁,药如茵陈、金钱草、竹茹、黄芩、陈皮、枳实、碧玉散、薏米、六月雪、白茅根、郁金、柴胡、蒲公英、连翘、丹皮、鸡内金等。值得一提的是,茵陈性味苦平流利,善清肝胆而不伤阴,可用于病变的全过程。临床上疏肝利胆不能截然分开,疏利并举,相辅相成,常用香附、郁金、白芍、佛手疏柔肝体,行气解郁。胁痛选加延胡索、丝瓜络、川楝子,纳差加炒谷麦芽。

2. 健脾利湿 综观慢性肝炎患者脘胀纳少、身重乏力、溏稀、晨起面目虚浮、肠鸣手胀、舌胖齿印等,窃思诸症皆由肝病损脾,脾气虚馁不能施化,致水湿不运,蕴郁生热,湿热交结于中,碍阻气机,患者出现胃脘撑胀、纳食呆滞、便稀苔腻不足为奇。《景岳全书》认为"湿淫于内,脾土不能制湿,而湿自内生",形成了湿困与脾虚之恶性循环,致使病情纠结难愈。据历代文献记载,治疗不外乎以燥湿清热为原则,方用茵陈五苓散、栀子柏皮汤等。以笔者之见,秉吴鞠通"湿为阴邪故也,当于中焦求治"之道,施以健脾畅中、利湿清浊法,达到脾健自能湿化,气行湿热自消之效,又可防其化热酿痰,从根本上截断病势蔓延传变。方以三仁汤、参苓白术散加减,药如薏米、白豆蔻、党参、厚朴、茯苓、杏仁、黄芩、茵陈、藿香、荷叶、竹叶、白术、清半夏、连翘、鸡内金、砂仁、陈皮、木香、枳壳、菖蒲、郁金等,随证调药,用药中正和平,慎防苦寒败伤根基。通过扶土畅中,复其乾健纳运之功,运化无阻,诸证从根本上得以解决。当然,在稳固中焦的同时,应念念不忘湿热这一特异性病因,针对其交织痼结难解的特点,适当投以紫草、虎杖、丹参、水牛角等,既清血分之热,又解血分之毒,行瘀滞而不伤正之品更为周全。

1999 年,曾治曹某,男,39 岁,确诊慢性活动性肝炎 3 年余,自觉整日肢倦乏力,动则尤显,肝区不舒,脘中痞满,口中黏腻乏味,不思纳食,腹胀,便不成形,一日 2~3 次之多,欲解不尽,虽经治疗,谷草转氨酶与谷丙转氨酶多在 68~89 U/L 之间波动。观舌苔薄白腻,脉弦细且滑。断为湿困中土,脾虚失运,肝虚失疏;治宜培补中土,利湿行气,和胃开食,佐以解郁。药用党参、白术、茯苓、木香、内金、砂仁、薏米、草蔻、陈皮、茵陈、延胡索、板蓝根、节菖蒲、白花蛇舌草、垂盆草、菟丝子、莲子肉、泽泻、炒谷麦芽、香附,初投 7 剂,纳食增进,大便成形,一日 2 次,且通顺,仍述体力欠佳,睡眠质量差,随加黄芪 50 g、酸枣仁 30 g,又连服 15 剂,体力大增,肝区宽舒许多,夜寐已安。循证调治 2 个月余,肝功正常,2年后复诊,安然无恙。

五、通调气机,扭转病势

肝气郁结是慢性肝炎的共性,造成了木不疏土、土壅木郁二者相互制约为病。如胁痛、脘胀相互牵扯,常伴随情志的波动而加重,故临床以肝郁脾虚型为多见。肝郁本应"木郁达之",但在慢性肝炎中疏之不应者也不乏其例,然起于邪毒郁结,肝虚失疏,病久必伤中土,故在《内经》中告诫"脾气虚则肝气亦虚"。临证在疏肝不应的情况下,必注重从调理脾胃入手,从肝脾的关系来处理纠正升发不及或降气失和,采用"厥阴不治,取之阳明"之法。

"气血冲和,万病不生,一有怫郁,诸病生焉"。临证多以柴芍六君子汤为主方加减,常用柴胡、白芍、当归、川芎、香附、郁金、枳壳、白术、茯苓、丹参、麦芽等,意在疏肝补脾,顺其条达之性,开其郁遏之气,豁启中焦气枢,气血源清即开,脾健肝荣,木疏苍达,相向而行,愈出自然。中气壅滞明显者重用枳壳(枳实)和木香(20~30 g),两药共司宽胸利膈、通达三焦上下之功。慢性肝炎之肝郁,多以虚郁为主,采用柴胡配白芍、当归,疏中有柔,养中有疏,久用效佳且无伤阴之弊端。"土壅木郁"之病机,重在调理脾胃为主,疏柔肝木为辅而贯穿病程之中。

胆属少阳,少阳为枢,枢司开合,枢机不利,则出入之机停,开合之机废。气血的运行、阴阳的升降、气机的斡转,都与胆枢息息相关,故中焦的升清降浊必有胆气参与其中。慢性肝病之脘气壅滞、胃中泛杂、呃气口苦等,乃胆胃失和之表现。当疏肝理气乏效时,取柴胡、黄芩、旋覆花、竹茹、白芍、枳实、半夏、陈皮畅胆和胃,辄收良效。

六、化痰行瘀,通络生新

先有"怪病多痰"之说,慢性肝炎怪就怪在邪毒久羁郁而化火酿痰,痰易致瘀,痰瘀互结作为肝功能异常反复的又一内在因素而交着于病程中。结合病史,探究《内经》"正气存内,邪不可干,邪之所凑,其气必虚"之教诲,言之若体壮而感邪,机体应激奋起而诱生免疫抗体,故不为病。反之,外邪与体虚两因相凑而罹病。可想而知,慢性肝炎大致经历了由虚而受邪—由邪而致虚—因虚而致损—由虚而致瘀的过程,使机体始终处于正不胜邪、本虚邪恋、虚实兼杂的病理纷争中。痰瘀何生?盖肝郁萌火,煎津灼液而为痰;子病及母,肾虚而不能化水渐缩为痰;脾虚湿聚,痰由湿变;《医宗必读》云:"脾土虚弱,清者难升,浊者难降,留中滞膈,瘀而成痰。"再者,肝虚郁滞,气郁的背后必有血瘀。鉴于脏气虚久皆能生痰,临证凡遇病情危重之人,喉间痰鸣隆隆无不有之即为是证。

痰是瘀的前提,瘀乃必然结果。肝病之人面色青暗无华,胁痛深沉加重,眼眶黑晕,龈鼻衄血,肝脾肿大,质地韧硬,朱砂赤掌,颈胸红丝赤缕,女子痛经或经少闭止,舌现瘀点或瘀斑,舌底静脉暗紫显著,皆是痰瘀互结,血瘀阻络,病于内而显于外的共性病理征象,多提示病情加重。盖气血欲行不欲滞,血脉欲通不欲壅,故清化痰浊、开瘀散结、行通脉络不仅适用于病之初期,尤在慢性化发展过程中切莫忽视。经化痰行瘀治疗后,病情得到控制,肝功渐趋恢复,舌之瘀点随之消失,面色晦滞趋向润泽。偏于气虚者用补阳还五汤合二陈汤加减;偏于阴虚者用一贯煎合桃红四物汤或当归补血汤合方化裁;肝脾肿大者加鳖甲、龟板、二头尖、三七粉、丹参、水红花子;舌苔白腻,脉弦细滑之痰浊明显者加天竺黄、瓦楞子、海藻或昆布等;若投之得当,活血通络,开郁散结,肝胆自得其益。化痰消癥散瘀结须在补虚扶正的前提下进行,务犯"虚虚之戒"。肝区疼痛明显者,可用陈师验方平肝止痛散(沉香、香附、延胡索),具有行气化瘀止痛的良效。临证适用于血瘀性头痛、妇女痛经等常见病证。

概上所论,慢性肝病患者并非一个证型贯穿始终,如既有肝郁脾虚,又有血瘀;既有肝气虚,又有肾精亏;既有脾虚胃弱,又有气阻湿蕴等;往往几个证型同时存在,辨证施治时要统筹掌握,通融圆活,不必拘泥,因人因病用药。

2011年4月治陈某,男,74岁,倾诉肝区疼痛板紧,脘胀乏力,时有反酸,背胀腰痛,龈络渗血,大便偏溏,日行2次;肝功结果示谷丙转氨酶72 U/L,谷草转氨酶59 U/L,转肽酶102 U/L,血小板、白细胞均低于正常水平;B超显示慢肝图像,光点粗乱伴纤维增生;面色暗滞,舌苔薄黄,脉弦滑数。证属"病久必瘀",血脉瘀滞,治宜活血化瘀,散结生新,改善肝血循环。药用黄芪、当归、丹参、虎杖、鳖甲、三七、三棱、水红花子、香附、郁金、内金、瓦楞子、旋覆花、山楂片、茯苓、菟丝子、白芍、陈皮、延胡索、山药、重楼等,顺势利导,缓图收功。调治半年余,肝功能正常,神情面色俱佳,至今健康如常人。

第三节　脾胃病舌苔之辨

一、胃气乃舌苔之根蒂

舌是人体中最为直观、灵敏的重要器官,关乎语言清晰流利,大有饮食五味舌先知的特有功能。舌虽属心君之苗窍,却联通于内脏。舌体虽小,五脏六腑皆标位其中,实属五脏六腑之外候。《素问·经脉别论》指出,"饮入于胃,游溢精气,上输于脾,脾气散精",由此可见,人体中的阴津无不以胃液为源泉,胃液干涸则诸液告匮。

舌苔乃脾胃生生之气蒸腾上潮于舌,匀敷薄白为常苔,映示人之胃气和煦旺盛之兆象。其化生之胃津如同金津玉液源源不断地上升承布达于口中,不仅濡润口舌,使纳食甘馨,且含有丰富的助化酶而构成消化食物的第一要素。大凡罹患胃病者口干舌燥、苦涩乏味、纳食不化、胃脘胀满作痛之苦衷诉说不尽,观舌苔无不随着病情的进展而变化异常,其本乃中土虚惫。《内经》云"五脏六腑皆禀气于胃",脾胃乃维系人生命之本源也就不言而喻。

望舌是中医四诊中的重要组成部分,医之临证必先察色切脉,详观舌苔之色泽与厚薄,使之成为了解脏腑气血盈亏、寒热虚实程度的坐标。理应作为四诊合参,审证求因,遣方用药的第一手资料。通过辨证施治,对于判断疾病的进退、转归及预后有着重要的临床价值。

二、胃炎证型与舌苔变化的内在联系

随着医学科学的发展,医疗检查水平不断提升,电子胃镜广泛应用于临床,对胃炎的诊断更加明确细化,大大提高了诊断水平,拓展了诊治视野,无疑对临床辨病与辨证相结合提供了科学依据。中医之胃病,涵盖了现代医学包括多类型慢性胃炎、胃及十二指肠球部溃疡等消化系统疾病,患病率高居内科诸病之首,严重影响人们的身心健康和生活质量。

近年来,通过对电子胃镜确诊的 360 例胃炎患者的观察分析,舌苔的变化与胃炎证型关系密切,为临床辨证论治提供了有益的启示。在所观察的 360 例病例中,单纯浅表性胃炎 98 例,占 27.2%(其中舌苔薄白者 40 例,白腻或黄腻者 58 例);糜烂性胃炎 121 例,占 33.6%(其中舌苔薄白者 18 例,白腻或黄腻者 103 例);萎缩性胃炎 141 例,占 39.2%(其中舌苔薄白者 42 例,薄黄者 37 例,白腻或黄腻者 51 例,舌红苔少者 11 例)。临证发现,不同类型的胃炎其轻重程度不同,舌苔表现各异,伴随着病程的进展,往往第一时间反映到舌苔上,印证了"有诸内必形于外,有诸外必陷于内"的疾病转化规律。也就是说其病虽形于胃,而其症莫逃于舌。就其临床表现而言,大致有共性和个性两个方面,痞、满、胀、痛多为共性,饭后即痛、夜间热痛连背当视为个性,故对具体病例要做细致的观察分析,抓住矛盾的焦点辨证处之。从胃炎不同证型舌苔的表现来看,有比较才有鉴别,从痛与胀来分析,其性质程度犹如上述,有着个体的差异性,更有着寒热虚实的不同性。既有气滞之胀痛,又有血瘀之刺痛,更有湿热蕴阻之闷热痛,或脾胃虚弱、阴虚之隐痛。若以病为例,既有不同类型的胃炎、胃溃疡,更有胆汁反流等。总之,临证在掌握分型的基础上,要辨证辨病相结合,切勿囿于为胃镜检查或幽门螺旋杆菌阳性而舍弃中医辨证论治之纲领。

(一)浅表性胃炎

由于胃炎的证型不一,其舌苔表现差异性较大。诸如单纯浅表性胃炎属肝气犯胃型,患者常因情志不遂、肝郁气滞、郁久化热、横逆犯胃,导致胃胀痛牵两胁、胸闷烦怒、善太息、反酸便干、口苦不寐等,反映到舌苔上多以薄黄或黄腻苔为主而贯穿病程之中。拟疏肝和胃、清热畅通为基本法则,多获良效。《内经》有"诸呕吐酸皆属于热"之论,颇具临床指导意义。

慢性浅表性胃炎中脾胃虚弱型较为多见,患者以不思纳食、胃脘胀满为主,进食则显,喜食热饮,食凉则重,体质瘦弱,大便多稀溏,日1~3次不等,舌质淡有齿印,舌苔以薄白为多,脉细沉。若病势缠绵日久,加之饮食不节,劳倦过度,导致中焦虚寒有加,失于温煦,运纳迟钝,胃痛隐而不休,胀满呃逆,进热食则舒,体倦乏力,形体羸瘦懒动,纳少便稀,舌如锯齿状,苔多由薄白渐演变为白腻,形成寒湿聚中之格局。通过健脾强胃、温中化湿、畅中助纳调治,不日诸证告退,守方善后,获益更佳。

更有患者夏日狂饮暴食,辛辣油炸豪进,实使仓廪食积滞满,胃痞较剧,胀满拒按,嗳腐吞酸,呕吐为快,腹胀亦甚,口中异味扑鼻,舌苔翌日即演变为白厚腻,甚者变为黄厚腻,说明舌苔的变化过程真实地反映出疾病在不同阶段病理变化过程中的本质状况。临证通过清热燥湿、健脾理胃、消食化积调治,效如桴鼓,这便是中医观舌苔而知其内,辨证施治的一大特色。

(二)糜烂性胃炎

此型胃炎临床较为多见,患者由于慢性胃炎既未引起足够的重视,又未坚持系统有效的治疗,导致激进性发展。待胃痛胀、反酸嗳气、不得纳食等症状加剧而就医。胃镜检查显示胃黏膜粗乱,充血水肿,布散出血点样改变。观舌苔呈现黄腻或黄厚腻,脉弦滑数,证属湿热中阻为多。湿蕴化热、湿热交织、困脾伐胃、阻碍气机则纳呆困乏、嗳气恶心、反酸胃痛、胀满不舒、口干苦涩、口中异味浓重、易烦少寐,湿热注蕴肠腑则便干失畅或黏滞不尽。总之,湿热蕴阻,气机郁塞,三焦失于通泰,诸证丛生。从脉象和舌苔来看,虽提示邪气狂盛,但脏腑并未告竭。湿热交结,往往缠绵难祛,遵有邪必清、祛邪务尽之旨,法当清化湿热、悦脾扶胃、畅达气机、消食化滞以通腑并进,方以芩连二陈汤、平胃散、香砂枳术汤合方化裁,机圆法活,进退有度,不日舌苔转为薄白,诸证悉消。

临证另有一部分患者以胃胀为主,伴食欲不振,口干苦不欲饮,大便量少偏稀且不畅,舌苔多白腻或白厚腻,此乃湿浊困中尚未化热,缘湿为阴邪,重着黏腻,药选清半夏、茯苓、厚朴、白术、菖蒲、佩兰、薏苡仁、木香、砂仁、陈皮、内金、枳壳、焦槟榔等健脾振胃、燥湿化浊、芳香透达之品,或观症与苔之变而酌情组方,稳中求变,效验必在其中。

如有患者胃脘既痛且胀,以痛为主,痞胀连胁牵背,呃逆频频,伴心悸失眠,女子经水衍期,量少有块或痛经乳胀,舌苔多薄黄或薄黄腻,脉弦涩等,应视为气滞血瘀型,治宜肝胃同治、气血双调。临床上,胃炎患者证型不同,表现百端,虚中有实,实中有虚,甚则多型并存,故治法用药不必拘泥,各具千秋,当以卓效为鉴。

(三)萎缩性胃炎

一般来讲,疾病的发生有着自身的规律和表现。就萎缩性胃炎而论,随着胃镜的普及,其发病率大有增高和年轻化的趋向。概由潜在慢性浅表性胃炎的基础上,少则十余年,多则数十年,其间并未进行有效治疗,导致疾病发展,进行性演变,势必经历了从量变到质变的冗长过程。胃镜下及病理检测均显示黏膜萎缩样改变,肠上皮化生或局部疣状隆起,幽门螺旋杆菌多呈阳性,也是促变的因素之一。患者表现为胃脘热痛隐隐,食少口干,或饥而不欲食,食后胃痛胀加重,大便干少,夜寐欠安等。以临证所见,单纯浅表性萎缩性胃炎患者舌苔多表现为薄白或薄黄,中度萎缩性胃炎伴有糜烂的情况下,舌苔多呈白厚腻或黄腻,伴形体消瘦和神疲倦怠等表现,与病变程度有关。

另有重度萎缩性胃炎具有胃阴不足、胃体脉络失于濡润所致的胃痛,多表现为拘急而痛,体渐瘦弱,口干欲饮,大便干结,舌苔少,舌体瘦红,脉细数等。预示胃阴暗耗已久,恐胃阳亦虚,如此久延不调,胃气亏败处于颓势状态,难以衍生新苔,病情重笃难治。

临床某些患者既有高血压、糖尿病，又有脂肪肝、高脂血症等，可谓一体多病。由于长期服用多种药物而导致气阴俱伤，舌苔少或无，舌质红绛，提示胃阴告匮于边缘状态。见此情况，如舌周边尚现薄白苔，方为有根，说明胃气是舌苔的根蒂所在。中重度萎缩性胃炎伴有糜烂，出现厚腻苔伴有花剥时，提示湿热之邪久蕴不祛，耗伤胃阴初现端倪，此时胃部症状表现亦较突出，足以说明胃病的轻重程度与舌苔的演化具有一致性。

中重度萎缩性胃炎患者纳物了了或纳谷不化，久致气血化源不及，体羸懒动，犹如车无辘轳，安望汲以灌溉。个案舌呈光亮，舌质红绛，此时如油涸灯残，焉显辉光耀亮。久病血虚甚者，气亦必虚，如水浅难载舟行，岂能一往直前。阴阳互根，气血同源，阴阳俱虚之时，釜无薪火，若是期望蒸变精微上腾于舌面为苔难矣。胃阴残败之际，气阴双亏，阴虚则血少，气虚则血液运行不利，如此以往，虚中挟瘀的成分或多或少存在于其中，这是疾病转化的基本规律。治疗应充养胃阴、健脾益气兼清热活血以安神为妥。

舌苔的变化真实反映出疾病在不同阶段病理变化过程中的本质状况。临床窥见，若暴饮寒凉之物而伤胃阳，久用燥热之品难免伤阴，使胃气告败，正如《内经》告诫："有胃气则生，无胃气则亡。"中医治病处处顾护胃气当为上工。

三、辨治浅议

辨明病因、判定病位、明确病性、详析病症的内外联系及不同阶段的病机演变，是辨治脾胃病的前提，也是取得疗效的关键。在整体观指导下，根据患者病史、症状和用药等综合分析，只有明确疾病的关联性，才能探索出同病异治、异病同治的规律性，做到有的放矢，求得遣方用药、配伍用量的准确性，方能取得事半功倍的效果。如萎缩性胃炎，有轻重之不同，治疗迥然有别。一般情况下虚证居多，审证施案，当以补虚为要，但临床上实证或虚实并存者并不少见，患者以胃痛胀、烧灼不适、口中干苦、大便黏滞不畅，舌苔白厚腻或黄厚腻等为主，呈现一派湿热蕴着之象，如墨循陈规，妄投补益之物，必恋邪闭寇，火上浇油，误入歧途。邪气鼎盛之时当以清为主，清寓补也。用药勿过寒而伤阳，过燥而伤阴，遵"中焦如衡，非平不安"之旨，选药组方阴阳相配、动静结合、中正和平，方能无往而不胜。临证在掌握分型的基础上，既要辨病辨证相结合，又不囿于胃镜诊断而舍弃中医辨证论治的王道之纲。

吴少怀前辈之"达胆和胃论",补《脾胃论》之未备,开以胆论治消化性疾病之先河,卓识之见是临证经验的结晶。列举治疗胆汁反流性胃炎或反流性食管炎等,症见脘痛胁胀、胸骨后痛闭紧缩、反酸恶心、口苦咽干、心烦不寐、呃逆塞闷、便干溲黄、舌苔轻者薄黄,甚者白腻或黄腻,脉弦滑数等。究其病机乃肝气横逆多害脾升,胆失宁谧多害胃降,肝胆凌强而脾胃虚弱,气机郁滞,胆汁随之上犯而为患。遵同性相斥、异性相依之理,疏肝可以使脾升,达胆可以和胃降,使脾强胃健,气机升降顺畅,水谷随食随化,方选温胆汤化裁,使上焦得通,胃气得降,胆汁下行,诸证随之缓解。

对于慢性胃炎之瘀血阻络型的施治,拟活血化瘀为法时,必先扶济其本源,待正气兴旺,自能帅血以行之,使瘀去自然为妥当。若本源之脾胃虚弱不知培养,而一味追求活血化瘀止痛,必愈化气愈虚而瘀愈甚。其有纳谷后即痛者,乃气为邪搏,须兼宣通消导和化之;湿阻气机失调者,当以辛苦之味开化以行之。胃无谷气,则生化之源匮绝,五脏皆虚,食当清淡易化养胃,不可浓浊厚味,俾胃阴滋生,阳气布达,五脏六腑协调,人体康健矣。

第四节　健与通是治脾胃病之大法

临床观察认为,胃病患者痞、满、胀、痛为共有特征,均不同程度地出现在病程中。追溯病史,多绵长不一,症状时轻时重。由于脾胃功能长期不足和不断的病理变化,势必为外邪、内伤诸因素导致食积湿蕴、气机塞滞、反复难愈奠定基础。

一、治则与用药基本规律

根据脾主升、胃主降、六腑以通为用的生理特点,谨察病机,病症合参,辨清虚实主次,恪守"虚则补之,实则泻之"和"通则不痛"的立法原则,提出"健与通"是治疗胃病之基本法。可以说,健是通的前提,通是治脾胃病之纲,相辅相成。所谓健与通,不能简单理解为健脾与通腑,其义广阔。如疏肝达胆寓通,健脾和胃运通,清热养胃使通,清化湿热以通,暖中散寒温通,益气健脾助通,消积化滞为通,理气化瘀则通,实证便结者釜底抽薪即通等。上述诸法因人、因时、因病灵活运用于临床,这与西医止酸、保护胃黏膜和增强胃肠动力学相比,治法手段多措辨施,更加缜密,疗效自然可观。通过培元固本、苗壮中宫,达到补通相向为用、治病求本的目的。

从临床常用中药功效分类来看,大致分为以下几类。

1. 疏肝理气药 柴胡、香附、苏梗、陈皮、香橼、厚朴、佛手、枳壳、川楝子、郁金、砂仁、橘叶、乌药、檀香、甘松、木香、沉香、枳实、大腹皮等。

2. 补益脾胃药 (1)补气药:人参、党参、黄芪、白术、黄精;(2)温振脾阳药:附子、干姜、益智仁、肉豆蔻、白蔻、砂仁等;(3)祛脾湿药:苍术、白术、薏米、茯苓、白扁豆、厚朴、半夏、陈皮、佩兰、藿香、草豆蔻、茵陈等;(4)升举中气药:柴胡、升麻、葛根、黄芪等;(5)清胃热药:石膏、知母、黄连、黄芩、竹茹、连翘等;(6)养胃阴药:玉竹、石斛、花粉、沙参、生地、麦冬等;(7)温胃药:吴茱萸、高良姜、干姜、生姜、白豆蔻、肉豆蔻、小茴香、砂仁等;(8)消和化滞药:神曲、谷芽、麦芽、鸡内金、莱菔子、枳实、莪术等。

3. 清热化湿药 黄连、黄芩、茵陈、薏米、陈皮、厚朴、半夏、茯苓、苍术、草豆蔻等。

4. 活血化瘀止痛药 (1)养血活血药:当归、芍药、丹参、鸡血藤等;(2)活血行瘀药:川芎、五灵脂、生蒲黄、延胡索、郁金、红花、玫瑰花、路路通等;(3)祛瘀散结药:莪术、三棱、三七、乳香、没药、穿山甲等。

根据疏肝理气止痛药的性味归经与药性的不同,在辨证用药时应当有所区别。如病在上焦,选用柴胡、川芎、郁金、旋覆花、绿萼梅;病在中焦,选用玫瑰花、路路通、陈皮、佛手、香橼、苏梗、厚朴、檀香、砂仁;病在下焦,选用乌药、小茴香、沉香、川楝子;病在肝经,选用柴胡、川楝子、青皮、香附、预知子、娑罗子;病在脾胃,选用陈皮、香橼、苏梗、路路通、佛手、木香、枳壳、砂仁;病在肠道,选用木香、槟榔、厚朴、枳实、乌药等。由于病情虚实夹杂多变,临证用药要通常达变,或交叉应用,不必拘泥。

二、证因辨析

言之慢性胃病,顾名思义并非朝夕所形成,可谓拖延少治,由来已久。在胃脘痛的发病机理中,医圣张仲景在《伤寒论》中为便于辨证施治,明确提出了"虚则太阴脾""实则阳明胃"的纲领,高度倡明了脾胃病离不开虚、实两端。可以说,缘由脾气多虚为本,胃气阻滞壅满为实这一基本病机转化发展规律。

若论气机阻滞证,惟情志不遂、激惹伤肝为先,致使肝气郁结、胆失宁谧,二者疏调失和,乘土犯胃,应视为"木不疏土"或"木郁土壅"而出现脾胃升降失调、气机不利,症见胃脘胀痛。反之,若精神刺激过度,则出现"木旺克土"而胁肋胃脘攻痛。由此可见,对肝脾影响最大、最密切的莫过于肝气横逆犯胃,可直接关乎脾的健与运,即胃肠的通降与传导功能。常表现为胃脘壅实,肠腑不通而大便异常,阳明浊气上冲则嗳气口臭、反酸嘈杂,或胆气随胃上逆则口苦咽干、恶心易怒、舌苔黄腻、脉弦滑等,投以柴胡疏肝散、大承气汤化裁,使肝气得舒,腑气得通,浊邪得以清下,食浊瘀滞得以消融,气机逆乱迅即缓解,脘腹胀痛递次解除。可见,其病位在胃脘,无不涉及肝脾两脏,每以肝气侵犯胃腑致脾失健运为病理基础,最终以脾气虚弱、胃失和降的征象表现于临床。

针对胃脘痛存在肝胃气机失调这一基本病机,笔者认为,无论何种证型的胃炎,在治胃的同时,均应本着治胃当先疏调肝脏的原则,从调畅肝胃气机入手,可冀杜其肝气郁结横犯之源,以期恢复脾胃升降之职,从而达到治肝以安胃的效果。

在胃病的诱因中,饮食不节是罹病的重中之重。人与杂粮相伴,无所不及,今人尤多营养过剩,体丰痰湿隐伏,复因外邪、内伤叠加,极易化热伤胃,故临证湿热中阻者为多。盖胃病者,饮食杂乱,肥甘熏炸屡进,生热无度,暴饮暴食,嗜烟癖酒,仓廪不堪重负,甚至忍辱负重,日积月累,脾胃俱伤是也。再者,平素脾胃虚弱,劳倦过度,耗气伤血,中气虚馁,气虚及阳,寒自内生,如若饮食生冷,寒客中脘,凝滞脉络,诸证生焉。症见恶心,泛泛欲吐,胃不思谷,食入不化,脘中冷痛,得温则减,若寒凝腹中则腹痛泄泻、完谷不化。脾胃既病已久,病机未得尽除,若再遇外邪食伤促发,可引起急性胃肠炎。

脾为运化之官,清和则乾运,久病易使胃液残食凝聚,无所容受,久而久之脾气耗散,传化渐迟。但因胃热易饥,急于传化,脾伤不磨,必郁积成痛。胃为阳土,乃水谷之海,属多气多血之腑,总以和降为顺。若饮食所伤,脾即不运,胃即不腐,宿谷不化,最易聚湿化热,阻遏中焦,导致气机阻滞之实满证。由于湿热蒸灼胃膜,使之充血、红肿、糜烂出血。轻者秽浊之气上逆,则嗳气口臭、口舌干苦、胃痛反酸、便秘或溏黏不尽、舌苔黄腻等。重者除上症外,朝食暮吐,暮食朝呕,名曰反胃。胃热证型患者常诉有磨牙现象。磨牙有虚实,如咬牙龈者为湿热生风,单纯磨牙以痰热阻络或胃腑热极为多。

值得重视的是,幽门螺旋杆菌长期寄生感染破坏了胃内环境的阴阳平衡,导致胃黏膜的炎性病变,是慢性胃炎和消化道溃疡难以向愈的主要因素之一,尤其是萎缩性胃炎,病机变化的中心环节由轻到重、由浅入深,其特点是痛有定处,符合"久病入络"的病理变化规律。胃脘灼痛、体渐消瘦、身体疲倦等,缘因脾胃运化力差,造成身体对营养物质需求量大与脾胃生化吸收力弱的矛盾升级,机体抗御疾病的能力随之大为降低。萎缩性胃炎虽不像胃及十二指肠溃疡那样有规律性的痛剧,或进食则减,但终因瘀血阻络,故一般用药难以迅速缓解。

病有诸内必形于外,从舌象上不难发现,患者舌质淡暗、齿印显露、舌底静脉紫暗或舌现瘀点瘀斑、脉细涩及上述不良变化,均提示气虚不推血,血行迟缓不畅,佐证了由量变到质变的基本病理状态。胃病理切片统计显示,胃黏膜出现萎缩、肠上皮化生、不典型增生等,可谓是恶性病变的前奏期。此乃胃病之疾,绝非小病一桩。胃病缠身,食寝不宁,病机变化多端,为治疗增加了难度。笔者认为,拟定 30 天为一个疗程,大致经过 3～6 个疗程的系统合理治疗,方能扭转颓势,俾脾土旺则能为胃行其津液,胃得气阴滋养,气血顺行则趋安。

三、典型案例治法分析

1. 疏肝健脾　本法适用于肝郁脾虚胃不和之胃脘痛。症见胁胀隐痛,脘痛腹胀,神疲食少,大便溏稀,舌苔薄白,脉弦细等。

孙某,男,62 岁,少时饮食失节,宿患胃肠疾已数载,遍求多医初诊,经年未愈。刻下胃脘胀痛,胸闷胁紧,大便终年稀不成形,日行 1～2 次之多,思食而不敢多食,食则脘胀不舒,嗳气少寐,形瘦乏倦,舌苔薄白,舌质淡红有齿痕,六脉弦细。病系宿疾,因病致脾胃俱虚而失和,土虚木乘之,辨证为肝郁脾虚,拟疏木健脾和胃两顾。处方以逍遥散合参苓白术散出入:醋柴胡 10 g、杭白芍 12 g、全当归 10 g、党参 30 g、土炒白术 15 g、白茯苓 15 g、炒白扁豆 30 g、炒山药 30 g、莲子肉 30 g、大砂仁 10 g、醋香附 10 g、乌药 10 g、补骨脂 15 g、菟丝子 10 g、广木香 10 g、鸡内金 30 g、神曲 20 g、广陈皮 10 g。

6 天后复诊,病遂告瘥,纳食增量无碍,大便基本成形,日 1 次,体感倦怠,稍食凉则胃胀。药证切入,循序渐进,增炙黄芪 30 g、炒枳壳 10 g、延胡索 15 g,补通合璧,药中肯綮,为求远效,服药 16 剂后,遂改水丸以资巩固。

按:临床所见肝郁脾虚证,既有木郁的特点,又有脾虚的表现,或挟湿挟瘀的证候,乃虚实并有。从肝脾生克的关系而论,肝郁不疏,影响脾胃运化,肠腑传导异常,故见纳运失调,胁脘胀痛,神疲食少。中虚营血化生锐减,木失所养则郁而不达,可见疏肝是健脾的前提,健脾是育木之本。领悟前贤"劳者温之""损者益之""寒则热之""形不足者补之以气"和"疏其血气,令其条达"之要旨,必先顺其条达之性,开其郁遏之气,同时健脾和胃,达到治肝实脾、健脾疏肝的效果。当然,疏肝也不能简单理解为调畅气机,应泛指舒畅情志,疏利肝胆,畅运中州,疏通血脉,安定神志,缓急止痛等多向调节作用。选方逍遥与参苓相合,是肝脾胃肠同治的良方,方中柴胡帅诸药直入肝经,舒畅肝木,速去胃肠中郁滞之结气、饮食之积聚、寒热之邪气,以推陈致新;当归、白芍养肝血助肝用,并活血通络缓急止痛,三药协同而疏养并举,久用全无耗伤之忧;党参、白术、茯苓、扁豆、山药、莲子、陈皮健脾调中,顾护肠腑;香附、乌药、砂仁、枳壳、木香、延胡索行气宽中,除胀化瘀;久病肾元亦亏,取补骨脂、菟丝子温肾煦脾,上下合济,收效倍增;鸡内金、神曲或加谷麦芽,消食化滞,稳收全功。统疏肝理气、健脾和胃、辛散酸甘于一炉,疏调强中不伤正,不燥不腻利于康复。

2.畅胆和胃 本法适用于胆气上逆、胃失和降之胃脘痛。病如胆汁反流性胃炎、食管炎、浅表糜烂性胃炎、胆囊炎等。症见胃脘胀痛,连胁扯背,胸骨后堵闷不舒,口苦咽干,嘈杂吞酸,喜叹长气,每因情志因素加重,大便欠畅,舌苔薄黄,脉弦等。

刘某,男,42岁。胃镜确诊为浅表性胃炎、胆汁反流性胃炎并食管炎。病初胃痛较轻,无碍饮食、睡眠,对症用药即可缓解,随着病程的延长,饮食失节,目前脘胁痛胀,嗳气反酸,恶心漾漾,夜间反胃加重,胃至咽喉堵闷有异物感2年有余,曾按咽炎治疗未效,随求中药调治。舌苔薄黄腻,脉弦细。脉症合参,证属肝胆失疏,胆胃失和,升降乖违。治宜疏调肝胆,畅胆和胃降通,遣柴胡疏肝散合蒿芩清胆汤损益。处方:春柴胡10 g、生香附15 g、杭白芍15 g、姜半夏10 g、淡竹茹10 g、黄芩15 g、炒枳壳15 g、炒川楝子10 g、赤茯苓10 g、广陈皮10 g、碧玉散12 g、煅瓦楞30 g、炒谷芽30 g、绿萼梅10 g、茵陈蒿30 g。服药3剂,脘中宽舒,反酸恶心顿减,仍纳食胃胀,大便偏干,睡眠欠佳。原方增木香15 g、合欢皮30 g、瓜蒌30 g,连服25剂,病趋安稳。

按:胆汁反流性胃炎可单独存在,也可与其他胃炎同时存在,并可引起反流性食管炎,使病情变得更加复杂,本案患者即是如此。一般来讲,由于胆胃之气逆乱,挟痰热之邪集于中上焦,胃及食管黏膜均有不同程度的损伤,其胃动力障碍而排空延迟,故症状多端。方中柴胡、香附、枳壳、川楝子疏肝达胆,拨乱反正;半夏、竹茹、茯苓、陈皮、瓦楞子、谷芽健脾和胃,收敛止酸,开郁除烦,化食降逆;茵陈、黄芩、碧玉散合而用之清胆利胃,导胆气胃热以下行;诸药集成,使木气条达,少阳郁热可清,痰热得化,胆胃通降,气机畅顺,抑酸除满而收功。既符合中医传统理论与治则,又有现代检查诊断与临床所佐证。

3. **滋阴清热养胃**　本法适用于胃热阴亏之胃脘痛。临床以慢性萎缩性胃炎较为常见。症见胃脘灼痛,口干欲饮,饥不欲食,食则脘胀,嗳气体倦,大便秘结,舌红津乏或无苔,脉细数等。

高某,女,50岁,罹患胃病15载,西医诊断为中度萎缩性胃炎,伴肠上皮化生,四处求治多医未愈,终日胃热迫胸,胀痛纳少,嗳气频频,口干欲饮,心烦易急,夜寐因胃热而辗转不宁,频饮水自救,体瘦乏力,面色憔悴,大便4～5日一解,量少。舌红布瘀点,舌苔薄黄中间少苔,六脉均细数。证属胃火炽盛,阴虚亏损,脾虚不运,肝失所养,郁而失疏,血阻脉络。治宜清热养阴,健脾益胃,柔肝行气通脉;立方四君子汤和沙参麦冬汤化裁。处方:党参30 g、炒白术10 g、云茯苓15 g、北沙参30 g、麦门冬12 g、肥玉竹10 g、天花粉15 g、生地黄20 g、杭白芍15 g、枸杞子15 g、生百合15 g、淡竹茹10 g、广郁金10 g、生香附15 g、炒麦芽30 g。因途远不便,首次7剂煎服,烦热口干有所缓解,余症存焉。细端痼疾而胃之膜络均萎,非朝夕所安,故在后续调治中治则不变,随证加火麻仁、肉苁蓉、炒杏仁、生石膏、玄参清热养阴,增液润肠通便;枳壳、延胡索行气止痛化瘀;酸枣仁、合欢花养心解郁安神;鸡内金、神曲等以助纳化消导,如此前后调治2个月余,诸证向愈。

按:人生之本,秉承先后天,先天赋后天,后天养先天,承前启后,如日中天。人身之宝,莫贵乎气血,脾胃乃气血化生之源,故经云"有胃气则生,无胃气则亡"。脾胃之性各有好恶,脾为阴土(湿土),喜燥而恶湿,胃为阳土(燥土),喜润而恶燥,二者阴阳互用,燥湿相因,相辅相成地发挥着升清降浊、枢转气机、衍生气血的功效,在他脏的协助下,使"水液四布,五经并行,合于四时五脏阴阳,揆度以为常也"(《素问·经脉别论》)。究本案素瘦火热之体,情志饮食诸因叠加,肝郁化火,胃火炽盛,阴津耗夺,脾胃失和,表现为一派热盛津伤之征象。《内经》曰:"热淫所胜,治以甘寒,以酸收之。"方中沙参、麦冬、玉竹、天花粉、地黄、白芍、枸杞子、百合、竹茹共济,生津救液并能清热,不仅为滋阴生津之捷径,同时滋柔肝木以驯其亢。用生白芍之意不仅在于益阴柔肝、缓急止痛,更在于柔肝安脾、达胆和胃、疏利肠腑;生地甘润,最适于胃阴亏耗之证;玉竹甘寒体润,益阴润燥,生津止渴,具有清养而不碍邪的特性;枸杞子补肾生精,滋补强壮,能使先后天之本上下承接有序。从立方不难看出,除注重清热养阴外,健脾益气也不可忽视。大抵甘寒清火之药不可久恃,滋阴之药又不能扶脾开胃以复其运化之职,故方中参、术、苓补脾健胃以助运化,祈中埠健旺,脾阳得振,积热得清,胃津复常,津阳升腾四布,口干渴得以缓解,心胸和畅,谷充神爽也。香附、郁金行气解郁通脉,使气血脉络通泰,利病向愈。诸药协助,共熔甘寒、甘淡、甘酸、甘温、行气化瘀于一炉,而奏清热滋阴、健脾益胃、疏肝行气止痛之良效。

4. 消化通导　本法适用于中焦湿热蕴阻、腑气不通之胃脘痛。症见胃脘堵塞疼痛,吐酸,纳食后加重,口干苦且有异味,晨间恶心欲呕,大便秘结或溏黏不爽,舌苔白黄腻等。

吴某,女,34 岁。向有胃病史,产后上班过早,处事不悦,剑下攻撑作痛连背,呃气稍舒,口苦黏腻,纳谷不馨,厌油欲呕,胸闷易怒,大便 2~3 日一解,量少欲解不尽。舌苔黄腻,脉弦略滑。窃思诸证,此乃湿热交阻于中,脾胃失和,肠腑传导失常,治宜清化湿热、健运通导,方以芩连二陈汤加味。处方:黄芩15 g、川黄连10 g、清半夏 10 g、云茯苓 20 g、广陈皮 12 g、炒白术 15 g、广木香15 g、炒枳实 18 g、川厚朴 10 g、淡竹茹 10 g、绵茵陈 30 g、煅乌贼骨 30 g、节菖蒲 15 g、鸡内金 30 g、熟大黄 25 g、莱菔子 15 g、炒谷芽 30 g。服药 3 剂,腑通胀消,如释重负,舌苔已去大半,饭后胃不舒,呃气,证归湿热未净,气机欠畅。宗方加佩兰 10 g、砂仁 10 g、延胡索 15 g、焦槟榔 10 g,去熟大黄,共服 12 剂,诸证悉消。

按:素患胃病多年,产后补养失当,工作劳倦,情怀不悦,肝气郁结,脾胃乃伤,湿热蕴中,运纳失常,肠腑传导滞缓。药用芩、连直达病所,清化中焦胃肠之湿热,使在里之邪得以清彻,立足于祛邪易早而务尽,以免邪恋根固而伤正。若邪滞日久,困脾遏运,碍胃纳化,正如《内经》所云:"以苦燥之,以淡泄之。"半夏、白术、茯苓、竹茹、莱菔子、陈皮健脾燥湿豁痰,降脾胃之逆乱。朱丹溪云:"实脾土,燥脾湿,是治痰之本也。"菖蒲、佩兰芳香悦脾、化浊开胃,茵陈苦平流利,三者宣畅中气,清热利湿不伤正,尤对湿热中阻者效佳。木香、枳实、厚朴,宽中行气化湿导滞,以降为通,施通三焦。熟大黄泻下作用较缓,不仅能通腑泻浊,使邪气顿衰且上下气机通调无阻,而有行痰通络之功,当中病即止。鸡内金乃血肉有情之品,磨谷消导,唯此佳良。湿热蕴中,脾阳虚损而不能运化水湿,湿浊为脾所恶,必药以温而燥之,用药燥以化湿,利以清湿,健运以胜湿。总之,燥湿也好,利湿也罢,总为脾胃所好,但应以燥而不伤阴,清则不伤正,利而不损液为原则,中正平衡为妥。需应注意,湿热缠绵日久,脾气往往被抑,阴液耗亏则气阴两虚,症见心慌气短,易疲出汗,面色少华,脉细弱等,方中应加用太子参、党参、白术或黄芪等。

5.醒脾开胃　本法适用于饮食不节、脾胃运纳弱化、宿食停积、气机失畅之脾胃病。症见胃胀不思食,恶心厌油,腹胀便秘或溏,面黄体瘦,懒动思睡,呃气不畅,舌苔薄白或白腻,舌质淡,脉细沉等。

刘某,男,15岁。胃不思食,食则胃脘胀满,嗳气则舒,懒动少语,大便秘结,3~4天一解且量少,体渐消瘦,面色憔悴。舌苔薄白腻,脉沉细等。证属饮食自倍,脾胃乃伤,运化吸收无权,久则积而不消,气郁渐深,气失顺降。纵然胃病千变万化,只要胃不思纳、神疲体瘦,自然予以醒脾开胃、助化消导立法。处方:党参18g、炒白术12g、云茯苓15g、法半夏9g、春砂仁10g、广木香10g、青连翘10g、莱菔子9g、神曲15g、炒麦芽15g、炒山楂10g、荷叶9g、鸡内金15g、广陈皮10g。施药6剂,复诊述眠差思食,语气有力,药效虽有起色,仍腑气未通,嗳气并存。二诊加服杭白芍10g、肉苁蓉10g、炒杏仁6g、炒枳壳10g等,行气导滞通便,续进6剂,脾阳已苏,大便已通,胃气已振,易饥思食,面色渐显红润,此乃药证机转,守方缓图,眷顾脾胃以巩固疗效。

按:患者自幼习嗜零食,生凉不节,朝伤暮损,脾胃乃伤,势必运化呆滞。气机升降反作,腑气不通,故胃不思纳,少食则脘胀腹满,嗳气呕恶,呈上逆之势。脾胃有伤,邪气久客,正气必虚,健运通宣并行是为中治之道也,非借甘温之气不能补。方中党参为君补益中气,扶脾养胃以助生发之气;白术、茯苓健脾化湿以资运化,并辅参强脾;半夏、陈皮、山楂、莱菔子、麦芽、内金、荷叶醒脾开胃,消食导滞;砂仁、木香、枳壳行气宽中,补中有行,处处顾佑气机升降条达;脾虚运差,胃纳欠化,难免有残食停留,宿而化热,用一味连翘甘寒清平,清化郁热之结聚,亦为后续通腑独立奇功;加用白芍、苁蓉、杏仁滋阴润肠,助肺宣通,腑气一通则三焦皆畅。

临证调治小儿患者,因发育尚未健全,脾胃消化功能尚差,根据其"稚阴稚阳""易虚易实"的生理特点,一旦罹病,每虚多而实少或虚实夹杂,故应以健脾胃为主。本着虚证宜补的原则,补气多用党参、白术、太子参,但补中寓清,常用内金、砂仁、焦三仙、谷芽等;补忌竣补,勿滞脾胃之枢机;胀满宜消导,药用枳壳、莱菔子,但切不可过于消;脾虚湿盛,湿证宜清,药用茯苓、薏米、连翘、黄芩,但不可过燥伤胃;阴虚当滋阴,沙参、麦冬、玉竹之属,但不可过于滋腻,以免遏抑脾阳,碍胃纳化。总之,小儿用药以中正平和为妥。

6. 温中散寒 本法适用于脾胃虚寒性胃脘痛。症见胃痛悠悠或剧痛,空腹尤显,喜食热饮,得温则减,身乏肢凉,腹胀便稀,舌体胖淡,苔薄白或腻,脉沉细等。

张某,男,26岁。2年前夏日曾狂饮冰镇饮料,午进生冷拼盘,夜半胃痛发作,伴肠鸣泻下水样便数次,体冷,呕吐所进物3次,虽经输液调治缓解,尔后稍有饮食不慎或气候变化则便稀,腹胀怕冷,手足不温,神倦腰酸,时常胃胀,纳食一般。舌苔薄白稍腻,脉细。证属脾胃虚寒,下元失煦;治宜温中散寒,温补肾阳,振运脾胃,方拟良附丸加味。处方:高良姜10 g、香附12 g、党参30 g、炒白术15 g、白茯苓15 g、砂仁10 g、补骨脂10 g、肉豆蔻10 g、荜澄茄10 g、台乌药12 g、莲子肉30 g、鸡内金30 g、广木香10 g、川桂枝10 g、炒谷芽30 g。服药4剂,大便成形,手足已温,胃有饥饿感。虽有缓解,仍有余症,上方随证出入,连服18剂,诸证悉消,体健无恙。

按:脾胃均属戊己土,但脾为阴土,胃为阳土,当二者发生病变后,脾易向"阴道虚"转化,胃则向"阳道实"转化。本案患者饮食不节,寒暑不避,寒邪犯胃,客于中宫而暴病。虽经治疗,但后天根基已伤,平时稍有不慎即发病。寒伤中土,"阳衰土湿,水谷消迟,谷精堙郁,不能化气,陈腐壅遏,阻滞脾土,木气遏陷……中气不运,升降失职"(《四圣心源》)。诠释了脾损则不能运化,胃伤则不能受纳,脾胃俱伤纳化皆难,久之元气斯弱,火不煦土,表现为大便滑溏、脘腹痛胀、得温则舒、怠惰思睡等。寒则收引,客于胃肠,聚而不散,胃肠处于痉挛不已的状态,遇凉则重,得温则缓,故"寒则温之",以温暖中宫、重振脾阳为正治。药用良姜、乌药、荜澄茄、桂枝、木香、香附、砂仁温里散寒,助阳化气,行气止痛;党参、白术、茯苓益气健脾渗湿以固其本;莲子肉、菟丝子、补骨脂禀气温和,温而不燥,补而不滞,补肾益脾止泻双顾。同时,借莲子益心安神之功舒畅情志。内金、谷芽消食助化乃调脾胃病之必备。

7. 辛开苦降 本法适用于寒热互结错杂、胃肠功能失调之胃脘痛。症见脘中痞满作痛,呕恶不舒,不思饮食,肠鸣下利,舌苔白黄腻,脉弦滑等。

曹某,女,56岁。胃胀痛2年余,加重3个月,口苦泛酸,口干不欲饮,黏腻不爽,腹胀,大便稀秘不定而不畅快,舌苔白腻边黄,脉细滑等。证属湿热交结,治宜辛开苦降,遣半夏泻心汤加味调治。处方:清半夏10 g、黄芩12 g、党参20 g、川黄连10 g、干姜9 g、炒枳壳30 g、生香附15 g、春砂仁10 g、云茯苓15 g、炒白术15 g、川厚朴10 g、生薏米30 g、节菖蒲15 g、延胡索15 g、鸡内金30 g、广陈皮10 g、淡竹茹10 g、煅瓦楞30 g、炒麦芽30 g。服药4剂,口干减轻,脘腹痛胀亦减,纳谷有增,大便仍欠通畅,舌苔白黄腻,为湿热作祟之故,治当药随机转,二诊添熟大黄20 g,速引湿热下行,药后大便顺通,邪随便清,诸证顿消。

按:寒者热之,热者寒之乃治则之常也,然临床胃肠病湿热并见时,若一味温补则寒邪未清而热邪更盛,若一味清热则胃热未除而寒湿益甚,庶辛开苦降,寒热并用,或补清兼施,即求本之道也。本例寒热之邪交阻于中焦,虽然升降失常,毕竟升多降少。药用黄连、黄芩、竹茹、半夏、陈皮清热燥湿,除满以降之;参、苓、术以补之;干姜一味当辛以开之;枳壳、香附、砂仁、厚朴、延胡索、菖蒲行气化湿,以顺其升降则脾胃自和而湿热可清;其中菖蒲味辛苦性温,专入心、脾、胃经,芳香辛散,独擅辟秽清浊,化湿开胃,醒神健脑开窍,盖湿郁化热阻中、脘痞不饥、头蒙神倦者,投之尤善。延胡索一味不仅行气止痛解痉,又可活血行瘀通脉,胃脘疼痛之疾每多用之,只是用量据情而斟酌。总之,湿热并重或邪盛正虚,攻补两难之际,只有力保胃气,方可加以祛邪,战守俱备则方兴未艾。

胃土以燥纳物,脾土以湿化气,物为气之源,气乃化物之原动力。若脾气不布,则胃燥而不能食,食少而不化;若湿气太重,则谷亦不化,临证可见腹满胀痛之痰饮或泄泻等。故治脾胃之病患,不外寒热虚实两端,应恪守病机,务必明辨而后治之。

8. 疏肝化瘀通络　本法适用于胃病日久,肝胃不和,病久入络,营气痹窒,脉络瘀阻之胃脘痛。症见胁脘既痛且胀,屡痛不休,痛如针刺,心胸烦闷,性急且怒,咽干口苦,呃逆纳滞,大便欠畅,舌苔薄黄,舌布瘀点或舌底静脉紫暗,脉弦细涩等。

岳某,男,58岁。宿疾胃炎、冠心病数载,屡施中西药而病情跌宕不休。近2年来胃脘心区疼痛如针刺,连扯肩背,胸闷气短,嗳气则舒,食少吞酸,心烦少寐,大便偏干,舌质红暗,舌苔薄黄,脉弦细涩等。证属肝气失疏,肺气不宣,气血瘀阻。拟疏肝理气,宣肺化瘀通络调治。处方:醋柴胡 10 g、生香附 15 g、广郁金 15 g、血丹参 15 g、延胡索 18 g、苦桔梗 10 g、广木香 15 g、炒川楝子 10 g、杭白芍 15 g、当归 15 g、玫瑰花 10 g、云茯苓 15 g、全瓜蒌 30 g、醋莪术 10 g、佛手片 10 g、合欢皮 30 g、泽兰叶 10 g、炒麦芽 30 g、炒白术 10 g。3 剂心胃痛瘥,睡眠改善,大便通顺,仍不思饮食,稍食甜物则易反酸,增益鸡内金、煅瓦楞等,服药 21 剂,药毕其功。

按:本例早患胸痹、胃病迁延,疼痛加剧,脉症合参,必有瘀血阻滞心胃脉络之虑。一旦气滞血瘀,脉道失畅,其疼痛性质不同寻常。根据肺主气,心主血脉,肝主疏泄,气血随行之规律,活血化瘀法治疗心胃同病时,当上宣肺气,中疏肝气,通调脾胃之气,气助血行,瘀消脉畅,其病豁然向愈。方中柴胡、香附、郁金、川楝子、佛手、木香疏肝理气解郁,宽胸利膈;延胡索、丹参、白芍、当归、莪术、泽兰养血活血,祛瘀通脉而不伤正;茯苓、白术、麦芽、内金健脾和胃,助运纳化两顾;瓜蒌不仅具有宽胸散结、清化痰浊和润肠通便之能,还具有舒条肝郁之功;以一味桔梗为引领,功擅宣肃肺气,顺畅心气,与郁金为伍则舒条肝气,又防木气凌盛而克脾犯胃;玫瑰花与合欢皮(或合欢花)相合,共奏柔肝木、益心脾、解郁安神、醒脾和胃、行气活血止痛之功,性价平和,其效多途。

通过临证领悟张介宾引王应震云:"见痰休治痰,见血休治血……明得个中趣,方是医中杰。"病证不同,病本各异,病机复杂,故见痰与血不能简单而单纯地化痰止血,应知本溯源,以免走弯路。

第五节　慢性胃炎分而治之

慢性胃炎属中医学胃脘痛、痞满、嘈杂、腹胀等范畴,发病率较高,为常见慢性疾病。病因概由劳倦内伤,情志失调,饮食失节,嗜酒无度,喜食甘味油腻辛辣,宿食内停,碍脾滞胃,可谓"饮食自倍,肠胃乃伤"。归纳临床表现,患者常主诉胃痛胀满,嗳气反酸,嘈杂不舒等标实证,或诉胃脘隐痛怕冷,喜温得按痛减,体倦乏力,纳呆便溏,舌体淡胖,边现齿印,脉细沉等,多病程较长,表现为"病久多虚"的脾胃虚弱证。简言之,该病本虚标实,虚实相兼,寒热错杂,气滞血瘀,经历了漫长而复杂的病理变化过程发展而来。临床上经内镜和病理检查可确诊为何种类型的胃炎,这为辨病辨证相结合提供了更加实际的客观依据。

根据内镜下所观察到的胃黏膜充血、红肿、糜烂、出血以及隆起增生、肠上皮化生等异常改变,通常分为浅表性胃炎、浅表糜烂性胃炎、胆汁反流性胃炎、萎缩性胃炎4种类型。针对上述胃炎不同的病理变化征象和临床表现特点,结合多年的临床体会认为,应以患者首诉最痛苦的症状为主要矛盾点入手,分清虚实加以辨证施治,做到有的放矢,遣方用药更加切合临床实际,且效果更令人满意。

一、慢性浅表性胃炎

单纯浅表性胃炎是慢性胃炎中较轻且常见的一个类型。胃镜示胃黏膜呈现不同程度的粗糙、充血、水肿和分泌物增多等病理改变。传统认为多发于成年人,但近年来青少年发病率有逐年增加的趋势。患者大都长期起居无常,饮食不节,饥饱冷热不均,甜食油炸屡进,烟酒辛辣不忌,加之工作紧张,精神压力过大等,综合因素致使脾胃备受损伤而胃病由生。可谓是"病从口入",是吃出来的自我损伤性疾病。

就本病的临床表现来看,多为脘中痞满或隐痛,反酸嗳气,病情时好时差,常因饮食不调、寒热失宜、情绪因素而诱发加重,使胃的受纳、消磨、排空等功能受挫而影响食欲。需要指出的是,脾胃虚实而致的痛与胀,皆与气机不通相关,脾胃愈虚,则气机愈不畅。当然要分清具体情况,如火盛则气郁,寒客则气凝,食停则气滞,湿留则气阻,血瘀则气先滞,痰聚血瘀则气亦滞等,无论其病机是虚是实,均以胃气阻滞、升降失常为共有。

肝脾的生理病理特点决定其与气血运行关系密切,若肝失疏泄,气郁日久,易致血随气滞而瘀阻胃络,使胃长期处于充血、水肿及微循环障碍状态,运化失畅状态益甚。或肝疏太过,横逆犯胃,胃酸分泌异常旺盛而形成自我攻击因子,使本已充血、水肿的胃黏膜反复遭受损伤,脾胃的运纳升降久久难复。这一基本病理机制十分吻合慢性胃炎的发病规律,符合"虚则太阴脾""实则阳明胃"的特征,与"不通则胀""不通则痛"相一致。

通过临床实践,主张从脾胃生理和病变机理特点入手,扼守肝胆脾胃同居中焦,主司疏运,统调气机,连通上下,为气机升降之要冲出发,力求中焦一通而百通的理念,故善治脾胃病者乃善治百病也。

1.胃胀型 本型的特点是脾胃运纳呆滞,中焦气机壅塞,并贯穿病变的始终。这就增加了木郁乘之的机会,使病机变得更加复杂,但气滞所涉及的脏腑主要集中在中焦脾胃。因此,在健运脾胃的同时,必须充分考虑予以适当疏柔肝木之品,方能收到事半功倍的效果。

就具体的症状而言,症见胃脘痞满,往往胀甚于痛,胸闷不舒,嗳气不畅或暂觉宽舒,晨起手面部作胀,纳少而不知饥,或进食即脘腹作胀,情志郁闷加重,舌胖有齿痕,舌苔薄白或白腻,脉细沉等。治宜疏木振中,理气消胀。方选逍遥丸加减:醋柴胡 10 g、杭白芍 15 g、炒白术 10 g、云茯苓 15 g、川芎 10 g、生香附 15 g、路路通 10 g、鸡内金 30 g、春砂仁 10 g、生木香 10 g、醋延胡索 12 g、煅乌贼骨 30 g、干姜 6 g、合欢花 10 g。方中柴胡与白芍为对,疏柔相使,以驯肝木横逆之贼,欲求"木郁达之"之效;内金、白术、茯苓、合欢花健脾醒胃解郁,尽收助其纳化之效;香附、延胡索、木香、砂仁、川芎行气宽中化瘀滞;取干姜一味,意在助他药温振中宫,激发脾胃运纳功能;乌贼骨具有制酸止痛,收敛止血,保护胃黏膜之特长,对胃黏膜炎性病变屡用屡效,乃必备之品;对于萎缩性胃炎因腺体萎缩而胃酸分泌可能减少的情况下也不必顾忌,同样可收到护膜止痛、健脾祛湿、安定情志之效,如此大胆投之也无妨。

王某,女,50 岁,2009 年 3 月初诊。

确诊浅表性胃炎已 10 余年,胃胀满,时有隐痛,不时嗳气,食后胃胀,夜中反酸,大便稀,日行 1~2 次,体力不足。舌淡有齿印,苔薄白,脉细数。属脾虚胃胀型胃脘痛,予上方加党参 30 g、炒山药 20 g。服药 4 剂,大便日一次,胃胀平息,续进 6 剂,安然无恙。

2. 胃痛胃酸型　本型在浅表性胃炎中多以实证为主,此"实"主要表现为肝胃气滞、湿热蕴中或气滞血瘀等证候。患者常表现为胃脘痛重,或痛胀并见,但以痛为主,常连胁扯背,反酸嘈杂,或睡中易被呛醒而影响睡眠,或夜不得平卧,食甘腻之物则反酸胃痛加重,口干易怒,呃逆口苦,大便干或不爽,舌苔薄黄或黄腻,脉弦等,证属肝失疏泄,胃失和降。

就肝的疏泄失常而论,不外乎肝气郁结与肝疏太过两端,就本型的表现症状来看,应归于肝疏太过所致。古人有"肝经郁火吐吞酸""病久入络"之说。肝胆内寄相火,肝木郁而不达则易化火,疏泄太过,横逆克脾犯胃,使脾胃承接传导失常。治宜清柔肝木,以防太过,培土抑酸,行气化瘀缓急。基础方为:醋柴胡 9 g、杭白芍 15 g、炒白术 15 g、云茯苓 24 g、龙胆草 9 g、瓦楞子 50 g、川黄连 10 g、吴茱萸 6 g、川楝子 10 g、竹茹 12 g、清半夏 9 g、枳实 15 g、广郁金 10 g、鸡内金 30 g、延胡索 15 g、广陈皮 12 g、炒神曲 30 g。

房某,女,20 岁,2003 年 8 月初诊。

宿患胃疾 3 年余,一年前胃镜诊断为浅表性胃炎、胆囊炎,刻下胃痛且胀,牵肋掣背,泛酸嘈杂,思食而不敢多食,但进餐后胃痛减轻,大便干艰,口中干苦,时有恶心,神疲易乏。舌苔黄微腻,脉弦细等。证属肝强犯胃,胆胃失和,嘈杂气逆,脾化反常,纳谷不馨。服药 4 剂,反酸基本控制,夜眠趋安,胃痛亦瘥。仍口干苦,守方加玉竹 10 g、连翘 15 g,清胃解毒,生津益胃,又进 9 剂,病情稳定。

根据《内经》"诸逆冲上,皆属于火……诸呕吐酸,暴注下迫,皆属于热"的理论,刘河间认为:"火盛制金,不能平木,则肝木自盛,故为酸也。"取柴胡合白芍疏柔肝木,以迎合体阴用阳之特性,不至于"亢则害",而"承乃制";川连与吴萸乃左金丸方,药性一寒一热,辛开苦降,伍龙胆草,清泻肝经横逆之火,和胃达胆而降逆,实乃药简灵验之良方;增益瓦楞(或乌贼骨)护膜收敛,散瘀缓痉;依据气血相关论,延胡索、郁金、枳实、川楝子行气畅中,化瘀通络,解郁安神;茯苓、白术、内金、陈皮培土安中,顾护其本;竹茹、清夏专入胆胃经,善于清热除烦,降逆止呕;诸药合用,共奏清中有柔、行中有补、补通相向之效,顿收肝疏平和、脾健胃和胆昌之功,熔抑酸化瘀、气机顺畅于一炉,药中正和平而收功。

二、浅表糜烂性胃炎

慢性浅表性胃炎若失治误治,久拖不愈则易发展为糜烂性胃炎,临床上此类胃炎合并胆汁反流或消化性溃疡亦不少见。《医学正传》云:"致病之由,多因纵恣口腹,喜好辛酸,恣饮热酒煎簋,复食寒凉生冷,朝伤暮损,日积月深,自郁成积,自积成痰,痰成煎熬,血亦妄行,痰血相杂,妨碍升降,故胃脘疼痛。"由此看来,慢性胃炎并非朝夕所致。尤其到糜烂性胃炎阶段,其防御性屏障大为衰减,但胃酸分泌却又不断地刺激胃黏膜,久之致其发生糜烂或出血为主要病理改变而反复难愈,甚至发展成溃疡。患者常常以胃痛为主,或痛而不休,或空腹、夜间痛醒,每以进食而减轻,酷似胃溃疡之规律性疼痛。若情志不遂或饮食稍有不慎则胃痛加重,这可能与血行不畅、血瘀胃络有关。除此之外,患者常见胃胀呃逆,反酸体瘦,夜寐欠佳,口中异味,大便干结等症。自幽门螺旋杆菌发现以来,证实了胃黏膜充血、水肿、糜烂出血均与感染该菌的数量与病变程度密切相关。观察发现,该型胃炎人群中,幽门螺旋杆菌阳性率达 70% ~ 80%,是疾病难愈的罪魁祸首,为用药施治增加一定的难度。

1.疼痛型 糜烂性胃炎的疼痛一般分为血瘀性和虚寒性两种。气滞血瘀则疼痛较剧,痛似针刺或烧灼,疼痛部位较为固定,常痛彻背部,伴有胃胀,嗳气不畅,心烦易怒,大便干少,舌苔薄黄,脉弦涩等,治宜行气化瘀以开通,参陈修园丹参饮加味,基础方为:血丹参15 g、檀香10 g、广郁金15 g、广木香15 g、延胡索15 g、炒枳壳15 g、佛手15 g、路路通15 g、八月札10 g、生香附15 g、乌贼骨30 g、鸡内金30 g、浙贝母15 g、云茯苓15 g、合欢皮30 g、炒谷芽30 g。寒邪客于中宫,凝聚胃络则胃中冷痛,喜食热饮,得温则减,脘腹作胀,大便时有溏稀,舌苔薄白或白腻,舌体淡胖,脉弦细等。治宜温中祛寒,健运脾胃以消胀。主方以厚朴温中汤加减:川厚朴10 g、广陈皮10 g、肉豆蔻10 g、云茯苓15 g、炒白术15 g、干姜9 g、台乌药10 g、广木香10 g、延胡索15 g、炒山药30 g、春砂仁10 g、焦神曲30 g。

肖某,女,57 岁,2008 年9 月初诊。

既往饥饱无度,生冷失控,损伤脾胃,寒湿内生,寒性收引,湿邪碍运,胃腹冷痛,一年四季饮凉遇冷则剧,得温则缓,口淡纳呆,食后胃胀,伴恶心嗳气,大便不实伴肠鸣,晨起如厕1～2 次,面失润华,体渐消瘦。舌苔薄白腻,六脉细沉。证属胃病及脾,中埠虚寒,湿蕴萌生,寒邪聚于胃肠,其气凝顿,致胃肠痉挛不已,故胃痛腹胀遇冷加重,喜食热饮。湿蕴胃肠必影响脾运胃纳,又互相制约,病程缠绵。本着"寒则热之""太阳脾土得阳始运"和"中焦如衡,非平不安"之训,治宜辛温散寒,健中化湿。守上方加益智仁10 g、党参30 g,温益脾肾固其本。上方首进6 剂,痛胀缓解,大便成形,药中矢的,共服药16 剂,病愈稳定,体重增加。

2.口臭便黏型 在临床所接访的胃病患者中,每以口臭、大便欲解不尽、黏滞不畅为主诉症状,西药叠用不效而慕求中药调治者不乏其例。患者内镜检查结果显示,胃黏膜大都有明显的充血、水肿、糜烂和散在的出血点,以及分泌物增多等炎性改变,或伴有胆汁反流、十二指肠球炎等。多有烟酒辛辣嗜好,脾胃素有食积蕴热,舌苔白腻或黄厚腻不等,说明表里炎症的表现征象是相一致的。

古人早就认识到口为脾之窍,涎为脾之液,口气通于胃。那么既然湿热蕴中,胃中腐败之气必然上冲,异味熏人,或湿热重着黏腻下注大肠,气机失畅,腹胀便黏,虽几经如厕仍欲解不尽而下坠。又因幽门螺旋杆菌的侵染,邪毒愈加侵蚀损伤胃体,胃中灼热、反酸嘈杂、口苦呕恶、脘痛纳呆等一派胃家湿热之象。临证采用清化湿热、健中理气导滞法,方以芩连二陈汤化裁,加木香、厚朴行气化湿;通腑推荡之大黄、枳实;制酸收敛之瓦楞子;蒲公英、三七粉、白及解毒止血不留瘀,随证调治,均能收到近、远期理想疗效。

马某,男,38 岁,2006 年 6 月初诊。

主诉口中异味,大便黏且不顺畅,胃胀痛加重 3 个月而就诊。素有烟酒辛辣嗜好,脾胃素有积湿蕴热,症见嗳腐吞酸、口苦乏味等。舌苔黄厚腻,脉弦滑。胃镜诊断为浅表糜烂性胃炎。综观病症,属湿热蕴中、传化升降失常。治宜清通治其标,健运助化治其本。方以芩连二陈汤加减:黄芩 10 g、川黄连 10 g、清半夏 10 g、云茯苓 15 g、陈皮 15 g、枳实 15 g、乌贼骨 30 g、川厚朴 15 g、白及 10 g、仙鹤草 10 g、熟大黄 18 g、蒲公英 30 g、炒谷芽 30 g。服药 3 剂,解出垢浊粪便 3 次,胃胀痛反酸均瘥,纳食知味,但饭后仍觉胃中不适。守方去大黄,加炒白术 10 g、鸡内金 30 g,连服 15 剂,诸症无恙。对于湿热阻中,口臭便秘不畅,舌苔黄厚腻者,投以芩、连、大黄共用,意在因芩连虽有清热之功,但无清泻之力,配大黄则既能清热,又能推荡通滞。缘由芩连味苦性滞而气燥,与大黄均为寒药,但大黄走而不守,芩连守而不走,一燥一润,一通一塞,故治疗湿热之邪蕴聚中焦,用大黄之意不仅仅在于攻下,而在于取其清泄邪热滞浊之性。三药适时为对,有着相辅相成、相得益彰之妙用。

三、胆汁反流性胃炎

胆汁反流性胃炎在慢性胃炎中也极为常见,每多引起反流性食管炎。目前认为,胆汁反流与胃纳肠滞多由幽门括约肌功能障碍引起。胃酸和胃蛋白酶及幽门螺旋杆菌对胃黏膜的损害是慢性胃炎的主要机制。笔者认为,胆汁不按常序注入肠腑,而反流于胃内,并与胃酸相混合,对胃黏膜的损伤更为严重,进一步破坏了胃内消化环境,使防御性屏障功能渐趋衰减,造成了胆胃契合功能紊乱,患者不仅表现为胃脘烧灼样疼痛,泛恶嘈杂,口苦咽干,性情急怒等,且常并发反流性食管炎而倍感胸骨后紧缩闷痛,咽痛或有异物黏着不适,甚至干咳等,被误为慢性咽炎而久治不效者也不乏其例。

在生理功能上,肝胆脾胃同居中焦,肝脾共性主升,胆胃则宜同降,共同斡旋气机。《临证指南医案》云:"胃宜降则和,脾宜升则健。"胆为中清之府,内藏洁净之汁,协同胃气同降,疏注肠道,共同发挥着对饮食物的消化、吸收作用,说明了胆胃之气和谐顺降,胃气方有生机。如若情志抑郁,谋虑过度,肝胆失于疏泄,则横犯脾胃;不良的嗜好,饮食积滞,导致湿热蕴阻,气血失畅;或素患胆疾,胆气犯胃,均可引起胆胃气逆,脾失健运,浊阴失降,清浊相混,升降反作。可见,肝郁胆逆、胃气失降是发病的关键。临床表现为胃脘痛胀,呕恶嘈杂,口咽干苦,烧心嗳气,夜眠欠安,心烦易怒,舌苔薄黄或黄腻等。温习《素问·气厥论》云"胃移热于胆,亦曰食亦",说明了胃热可及胆,甚则伤胆,致木疏失常,胆汁反流入于胃。故《医宗己任编》云:"独有一种肝胆之火移入于胃。"进一步阐明了肝胆失疏、脾胃之气呆滞则脘痛痞满。胆失宁谧,横逆则胃失和降,呕恶逆作,口苦咽干。临床所见诸如肝胆湿热型肝炎、胆囊炎、胆石症等均可出现上述胆胃失和的证候,应视为胆胃同病。从内镜所观察到的胆汁反流性胃炎的情况分析,不但因十二指肠的病变导致幽门舒缩之屏障功能性失调,而且与肝胆疏导功能异常,使胆汁反流于胃,形成胆郁则胃滞、胆逆则胃反有着不可忽视的联系。

笔者根据胃病先疏肝、胆胃同降的论点,调治胆汁反流性胃炎的基本用药经验如下。疏肝畅胆用柴胡、香附、川楝子、青皮;清胆用龙胆草、栀子、蒲公英、青蒿;利胆用茵陈、金钱草、郁金;和胃降逆用半夏、竹茹、旋覆花、代赭石、鸡内金、枳实、白芍;胆热犯胃,清胃用黄连、生石膏、知母、熟大黄;气逆胀甚用佛手、苏梗、延胡索、香橼;制酸止痛用瓦楞子、乌贼骨;化瘀止痛用丹参、甘松、檀香、莪术;改善食欲用炒谷麦芽、神曲、莱菔子。

本病是由于多种因素引起的胃黏膜病变,导致内分泌以及胆胃动力学方面的异常,表现为食物滞留,消化减退,排空延迟,产气增多而不降反逆。临证当主症与次症兼顾,兼承具体选药配伍与剂量大小相结合的组方原则。综观胆汁反流性胃炎的病因病机与临床表现特点,该病以肝失疏泄、胆气上逆、胃失和降、脾失健运为主要病理机制,故治以疏调肝胆、和胃降逆为基本原则。临证取柴胡、香附、郁金、枳实、茵陈、金钱草、竹茹、蒲公英、白芍、延胡索、川连、川楝子、鸡内金、乌贼骨、陈皮组成的疏清和降汤为基本方。若见反胃嘈杂,胃脘胀痛,胁痛嗳气,口干纳呆,便干不爽,小便黄,舌苔黄腻,脉弦数等症,为肝胃不和或肝胆蕴热,主方加丹皮、黄芩、炒谷芽;症见口苦恶心,泛酸烧心,胃胀呃逆,脘痛彻背,烦怒便结,口臭纳呆,舌红苔黄腻,脉弦等,为胆热犯胃,主方加龙胆草、大黄;若见泛酸或吐清水,胃中冷痛,胀满纳少,呃逆亦频,神疲乏力,大便溏薄,舌苔薄白,脉细沉等,为中虚有寒,主方加党参、吴茱萸、佛手、白术;见有食欲较差,纳少不化,胃时刺痛,形体瘦弱,面色少华,舌边尖或有瘀点,脉细涩等,加太子参、黄芪、丹参、谷麦芽;若肝郁日久,化热伤阴,而致肝胃阴亏者,加玉竹、生地等。总之,要通常达变,药随证需。遵"中焦如衡,非平不安"之要旨,明辨虚实、寒热之盛衰,巧用药物的偏性纠正病理的偏颇。目的在于通补兼施,以求通勿过伐,补勿过滞腻;升降同调,燥润兼顾,疏勿过散,敛勿过涩;寒热并用,寒勿过苦,热勿过燥,辛开苦降,动静结合,尽快促使肝胆脾胃恢复协调一致的平衡状态。

1.烧心反酸型 曹某,男,45岁。2014年12月初诊。

反酸烧心,夜半尤甚,常被呛醒而不得平卧,曾2次胃镜检查均诊断为慢性胃炎、贲门水肿、反流性食管炎。服西药奥美拉唑、吗丁啉、达喜等治疗3个月,停药即发。刻下除上症外,胃痛胀连背,胸骨后烧灼,咽痛口苦,大便不畅。舌苔薄黄,脉弦数。证属胆胃失和,郁热内生,热伤胃体,诸证丛生。治宜疏肝清胆,和胃降逆,方以疏清和降汤加丹皮10 g、连翘15 g、法半夏10 g、浙贝母12 g。因路途较远不便,服药7剂,夜能安眠,仍空腹烧心,大便欠畅。守方加知母10 g、熟大黄15 g、沙参18 g,取药7剂煎服,再诊时大便通顺,诸证递减,宗基本方稍作调整后加工药丸善后。

2.呕恶痛胀型 李某,男,51岁,2005年4月初诊。

宿疾胆囊炎,2年前胃镜查出慢性浅表性胃炎伴胆汁反流,诉脘胁痛胀,晨起呕恶口苦,心烦易怒,嗳气纳呆,口中黏腻,大便量少不畅快,时吞酸烧心。舌苔滑腻,脉弦滑数。证属胆热犯胃,升降反作。根据胆随胃降、胃随胆升、胆胃同降的概念,以治胃病当清胆,胆病则清胃,疏肝健脾以通为顺之大法,主方加半夏10 g、栀子10 g、龙胆草10 g、熟大黄10 g。初投2剂,大便日行2次,舌苔薄黄,呕恶已止,纳食渐增。观苔寻症知其邪热损之大半,方中即裁减栀子、龙胆草、大黄苦寒之品,守方加木香10 g、菖蒲15 g、神曲30 g以增行气宽中、醒胃消导之力,前后调治半个月,已恢复正常工作。

四、萎缩性胃炎

萎缩性胃炎系在慢性浅表性胃炎的基础上演变的结果。病情缠绵,大多经历了慢性化发展、进行性加重的过程。不仅腺体萎缩,常伴有肠上皮化生和非典型性增生现象。由于胃酸及胃蛋白酶分泌相对或绝对减少,其消化、吸收、蠕动功能大为低下。长期的病变过程使病情极易反复,治疗更为棘手。按中医传统认识,本病的病因病机不外两点。①情志所伤:肝气郁结,肝胃失和,气机失畅,脘中胀痛贯穿病史全过程。气郁日久,化火伤津,胃膜失养枯萎,血瘀其中,由轻至重,由浅而深,形成萎废不用,又涩滞气机,传化无序,升降无由的病理机制。②饮食所伤:脾胃虚损,食积湿生,湿热蕴聚,阻碍气机,败伤胃膜,纳化功能低下,使病情缠绵难愈。单就萎缩性胃炎之情感与饮食两大致病主因而言,均可致中气虚弱,脾运失职,胃滞不化,两者互为影响,久之则出现血瘀胃络,由虚致实,虚实兼有的症候群,如胃脘胀痛、烧心嗳气、纳谷受限、体乏消瘦、眠差便秘、贫血、机体免疫功能低下等。表明萎缩性胃炎既是一个独立的慢性胃病,也可以看作是分泌与消化功能逐渐降低的全身性疾病。在临床观察的大宗病例中,萎缩性胃炎多伴有十二指肠球炎、胆汁反流以及食管炎等。如果合并的病变得不到恰当有效的治疗,那么对萎缩性胃炎的治疗就难以取得满意的效果。尤其对中度以上萎缩性胃炎出现肠上皮化生或不典型增生的患者,同时又合并幽门螺旋杆菌感染时,治疗周期就会更长,一般 1 个月为一疗程,需系统治疗 3~6 个月。

从病机与辨证方面探讨,该病多虚实并存,实证为肝胃气滞、血瘀或湿热中阻,这在合并胆汁反流和浅表糜烂性胃炎时最为常见。我们称之为复合型萎缩性胃炎,实证表现贯穿病程始中,患者被胃痛胀俱有、烧心嘈杂、腹胀便秘所困扰。治疗分别通过调理肝胃气机、清化湿热、化瘀通络等展开,尽快清除主症,以便树立信心,系统有效地接受治疗。针对萎缩性胃炎合并胆汁反流或食管炎者,常表现为胃中烧灼、泛酸、口苦恶心、剑下至咽下紧闷不舒、易饥而不敢多食等,病机概为肝失调达、胆气逆犯、胃失和降、痰热阻中。应采取疏利肝胆,和胃清通的原则。疏肝用柴胡配白芍、香附、郁金,疏寓柔中、久用全无弊端。湿热蕴中,阻气败胃,如果不清,病无愈期,药用川连、黄芩、茵陈、蒲公英、菖蒲,清化湿热,利胆护胃。脾胃失和必当健通,药如炒白术、茯苓、陈皮、木香、枳实(枳壳)、内金,最为常用,可谓必备之品。胃膜腺体之萎,也必有血瘀其中,血瘀之见症不必俱悉。清初著名医家叶天氏针对胃病的发生机理强调"痰凝血瘀"为病,并指出胃痛久而屡发,必有凝痰聚瘀,形成"痰瘀有形之阻"。提出"通络之法",祛痰化瘀以韭汁、桃红、半夏散瘀结、化痰凝,以通中,为后世治胃病开辟了新途径。方中酌用三七粉(冲)、丹参、莪术,注重引瘀不伤正,瘀去新生为妥。对肠上皮化生以及不典型增生者,应视为癌变前期,方中增益半枝莲、蜂房、白花蛇舌草、重楼等抗变异之品,任选应用。烧心反酸、呕恶纳呆在合并胃黏膜糜烂和胆汁反流时较为常见,取瓦楞子、浙贝、白及、蒲公英、竹茹、半夏、旋覆花等,既止酸降逆,又散结缓急保护胃黏膜,促其向愈。

在临床所见所接诊的患者中,大都接受过抑酸及促胃肠动力西药的诊疗,但一经停药其胃痛胀、反酸等症状极易反弹如故。中医的优势在于辨清虚实主次,急则治标,缓则治本,或标本兼治,遣方用药,配伍与剂量不仅针对病变所造成的局部损伤,更注重调理和调动脏腑的生理功能,恢复和重建整体阴阳平衡。

就萎缩性胃炎之虚证而言,单纯气虚与阴虚之人并不多见,一般均虚实兼存,补气药常用党参、白术、黄芪之辈;益胃阴药如玉竹、白芍、沙参、百合为妥。补气与养阴要注意不可妄加峻剂,要平补通降,以免使气机壅滞徒增,导致实则愈甚,虚则愈虚,病无愈期。

案一:吕某,男,72岁,2012年3月初诊。

向有慢性胃病已数载,今胃镜诊断为浅表萎缩性胃炎(中度)、胆汁反流、食管裂孔疝,病理报告显示肠上皮化生伴隆起。总觉胃中空虚嘈杂,腹胀肠鸣,大便黏不成形,日解2~3次之多。纳谷不甘,体重锐减,多次西医治疗未能如愿。舌苔白厚腻,脉细沉。证属脾虚湿蕴,运纳失常;拟健脾胜湿,助胃纳化。处方:潞党参30 g、土炒白术15 g、茯苓24 g、炒山药30 g、鸡内金30 g、广陈皮12 g、广木香10 g、煅瓦楞子30 g、半枝莲15 g、荜澄茄10 g、法半夏10 g、节菖蒲15 g、蒲公英18 g、三七粉5 g(冲)。首服6剂,腹中空虚不显,胀势亦轻,大便减至1~2次,时有剑下隐痛,余症依旧。原方增益炒谷麦芽各30 g,延胡索15 g,续进15剂,苔薄白,脉平和,体重增加。

案二:于某,女,48岁,2011年8月初诊。

3年前在当地医院确诊为浅表萎缩性胃炎、十二指肠球炎、胆汁反流、胃息肉。刻下胃痛且胀,口咽干苦,口气亦重,嗳气吞酸,胸骨后烧灼闷胀,大便干结,眼圈黑蒙。舌苔黄腻,脉弦紧。证属脾虚胃热,胆气横犯,腐浊衍生,血瘀胃络。治宜健疏并举,清化和降两顾。处方:清半夏10 g、炒白术15 g、云茯苓15 g、广陈皮12 g、川黄连10 g、连翘15 g、淡竹茹10 g、血丹参15 g、煅瓦楞子30 g、绵茵陈18 g、生香附15 g、广郁金15 g、炒杏仁15 g、鸡内金30 g、杭白芍15 g。水煎服药6剂后复诊,诉烧心胃痛俱瘥,口咽清爽知饥思食,唯大便偏干,夜寝多梦。二诊守方添肉苁蓉 10 g、柏子仁 15 g,通便安神以善后。

第六节　结肠炎临证治验探讨

肠腑的生理特点集中在"传化"与"通降",《内经》有"大肠者,传导之官,变化出焉"之论。明确告诫其特点是以通为用,以降为顺,循序为常,不通则滞,滞则腹满便乱。在其传导的功能上,与他脏有着密切的关联。肺主一身之气,与大肠相表里,肺之宣降与大肠传导休戚相关。脾主运化,胃纳谷腐化,共谋气血化生,气机升降之源枢。大肠的传导得益于精血之濡润,中气之斡旋推助。肝主疏泄,疏调五脏六腑之气血,令其条达而不病。肾主二便,为元气之本,五脏六腑皆赖肾阳温助则有勃勃生机。可见大肠与五脏相联相使,在动态中传导而不滞,是脏腑生理功能的集中体现。

结肠炎的病机突出在"通降"紊乱。六腑的特点是传化物而不藏,实而不能满,在五脏的协调下只有保持有规律的舒展平衡,通降传导之性,盖能奏其传化而不藏之功。胃肠为市,无物不受,易被他脏影响,或被邪气浸淫而隐居其中。如外邪所凑,肺气失宣,气机闭塞,上窍闭则下窍失通,大肠传导迟缓;肺经燥热,移热于大肠则津枯便结。故前人有"开上窍以通下窍""釜上揭盖"等治疗大法,即是调治大便异常而别具匠心的经验。

脾胃若化源不足,肠失血濡,气机壅滞,推便不能,胃肠炽热,热燥伤津,积热与气机郁滞并存,或肾阳与肾阴亏虚失衡,阴寒与血瘀同在等,均可造成大肠传导失常,糟粕宿滞,临床表现以腹痛、腹胀、腹泻或便秘交替为主,且粪便常裹夹红白黏液,下坠不畅,病程冗长,易反复发作,缠绵难愈,虽称得上是全身性疾病,但毕竟局限于结肠而名之。针对结肠镜检查发现,由于其黏膜充血、水肿,甚至形成溃疡等实质性病理变化,临证需辨病辨证施治用药,仅将治验体会归结如下。

一、化湿清利,扶土导滞

适用于脾胃虚弱、湿浊下注型。素往饮食泛泛失节,久之脾胃虚损每况愈下,难以运化水谷,输布精微,使水反为湿,谷反为滞,湿反为痰,清浊不分,留阻中脘,混杂而下,留恋肠间,淫乱曲肠,气机失利,传化失司;症见脘腹作痛,不思纳食,大便时干时溏,或夹带白色黏冻,缠绵发作,腹胀肠鸣,饮食稍有不慎,则便次频增而下坠,舌苔薄白或白腻,脉细等。化湿清利是扶正的前提,治宜培补中埠、行气通滞以匡复运纳传化功能。

刘某,女,42 岁,1995 年 5 月 10 日初诊。

询得左下腹痛胀隐隐 3 年余,时轻时重,大便常附着白色黏冻,日 3～4 次不等,下坠不畅,食后胃胀,口干嗳气,体乏困倦,午后体温常在 37.5℃左右,此乃脾虚湿困,土郁发热也。观舌苔白腻边黄,脉细濡。结肠镜检查诊断为溃疡性结肠炎。辨析属中虚失运,痰湿交阻,留恋击蚀肠壁,传化失司,病则泄泻。《沈氏尊生书》云:"泄泻,脾病也,脾受湿而不能渗泄,致伤阑门元气,不能分别水谷,并入大肠而成泻。"脾虚胃弱、湿痰互结、留恋肠道之溃疡性结肠炎泄泻与一般之腹泻不同,若徒进苦寒之品恐伤脾败胃,如尽补难免中满滞气,闭门留寇。治宜化湿清利、扶土导滞并进,用药清灵平和,缓图为安。三仁汤合甘露消毒丹化裁:生薏仁 30 g、苦杏仁 9 g、白蔻仁 10 g、川厚朴 12 g、节菖蒲 15 g、姜半夏 9 g、连翘 15 g、炒白术 15 g、煨木香 10 g、炮姜 9 g、白头翁 12 g、红藤 15 g、焦槟榔 10 g、广陈皮 10 g、土茯苓 15 g,4 剂。二诊身热退尽,便带黏液减少,纳谷欠佳,身乏思睡,苔脉同前。原方加党参 18 g、葛根 15 g、鸡内金 30 g、泽泻 15 g,又投药 6 剂,苔化纳增,大便成形,日行 1～2 次,腹痛亦轻。守方随证调治月余,豁然而愈,随访一年未再复发。

李中梓在《医宗必读》中告诫:"使湿从小便而去,如农人治涝,导其下流。"经云:"治湿不利小便,非其治也。"每于临证习用泽泻利小便而实大便即是此意。调治慢性结肠炎若余邪未净易阻碍气机,气机不利又易恋邪,故宿积未清又新邪萌生。因此,在健益脾胃之际,务必加用理气之药,常用木香、枳壳、乌药、苏梗、陈皮等,理气开通,一旦气机畅达,则邪无安藏之地。

二、清热燥湿,解毒清肠

适用于湿热蕴阻胃肠,邪毒较盛者。脾为阴土,得阳始运,特点是喜燥而恶湿;胃为阳土,得润则安而恶燥。故调脾胃之用药取舍,燥润之间需再三斟酌。溃疡性结肠炎多虚实寒热互见,然急性发作期往往腹痛腹泻、脓血混下、里急后重、毫无食欲、舌苔黄腻、脉弦滑数,属湿热壅盛征象,非一般肠腔积滞,虽日泻数次亦难以驱之。可谓邪滞黏着肠道,侵蚀膜壁,犹如蚁筑巢穴。辨得邪盛正争时,既要心细,更求大胆,清热燥湿,解毒清肠,攻其不备,退邪消滞,通达腑气。效仿白头翁汤、葛根芩连汤合方出入。基础方:白头翁 20 g、川黄连 15 g、粉葛根 15 g、条芩 15 g、生地榆 30 g、败酱草 12 g、秦皮 15 g、五倍子 10 g、白及 10 g、炮姜 6 g、炒白芍 15 g、苦桔梗 10 g、生木香 30 g、延胡索 30 g、三七粉 6 g（冲）、广陈皮 15 g、云茯苓 20 g、焦槟榔 15 g、熟大黄粉 20 g（兑药液冲服，待腑通脓血便消失则停药），或加柴胡配煅龙骨（或牡蛎），既能去肠胃中结气、饮食之积气、寒热之邪气，又可解毒收敛。在服药的同时，予五倍子、地榆、苦参、三七、土茯苓水煎保留灌肠。方中秦皮独具清热解毒、燥湿收敛止血之功。在大队清解药中加入炮姜意在甘温反佐。有研究认为，五倍子含有 70% ~ 80% 的鞣酸，收敛作用强，能促使黏膜溃疡面蛋白质凝固，形成保护膜，有效改善溃疡面的愈合。

姜某，女，32 岁，2006 年 8 月 12 日初诊。

3 年前经某医院确诊为溃疡性结肠炎，反复发作，屡服西药治疗，效果一般。因低热腹痛，泻下秽臭脓血便 3 ~ 5 次，伴肛热下坠加重 20 余天来诊。腹胀恶心，口臭纳呆，体温 38℃。粪便化验显示黏液（＋＋＋），红细胞（＋＋），白细胞（＋＋）。舌苔黄腻，脉弦数。证属湿热蕴蒸，下迫肠腑，气机受阻。治乃"热者清之""塞者通之"，拟清热燥湿、解毒清肠法。予基础方 2 剂煎服，随解出秽臭粪便 3 次，肛热即清，体温正常，粪便检验黏液（＋＋），析之热势已清八九，湿邪尚未清彻。二诊原方去大黄，加生薏仁 30 g，施药 3 剂，并取灌肠方保留灌肠。三诊时患述口爽欲食，腹痛止，大便日行 1 ~ 2 次，稍带黏液，身体倦乏，舌苔薄白腻，脉细。药证合拍，脾健胃开，随调方续进。潞党参 30 g、土炒白术 15 g、云茯苓 15 g、煨木香 15 g、炒白芍 15 g、白头翁 15 g、炮姜 10 g、鸡内金 30 g、红藤 18 g、地榆炭 20 g、炒山药 30 g、蒲公英 20 g、神曲 15 g。继续保留灌肠。先后调治 29 天而愈。嘱忌食鱼虾、生冷、辛辣刺激之物，保持心情舒畅。

三、柔肝缓急，振中安肠

慢性结肠炎常见腹痛且胀，痛胀必有气滞。脾气所虚之时，肝旺侮土犯脾而致腹痛且泻，为临床多见，每因情绪不悦而诱发加重。吴鹤皋曰："泻责之脾，痛责之肝，肝责之实，脾责之虚，脾虚肝实，故令痛泻。"说明土木两脏相互影响而为病。《景岳全书》曰："凡遇怒气便作泄泻者，必先以怒时夹食致伤脾胃，故但有所犯，即随触而发，此肝脾二脏之病也。盖以肝木克土，脾气受伤则病使然。"本法适用于肝旺脾弱之泄泻。纵观古今临床，多以痛泻要方加味治之。

金某,男,55 岁,2008 年 4 月 20 日初诊。

4 年前患结肠炎,左下腹痛,时轻时重,每因恼怒辄发,腹痛肠鸣即泻,泻后痛休,便软不实,少则日行 2～3 次,多则 3～4 次,纳少体疲,眼眶黑晕,舌苔薄白,脉弦细。四诊合参,证属肝强脾弱之木克土位,痛泻颇有规律。治宜柔肝缓急,振中安肠。处方:炒白术 15 g、炒白芍 15 g、防风 10 g、广郁金 10 g、潞党参 25 g、煨木香 12 g、台乌药 10 g、补骨脂 12 g、炮姜 10 g、莲子肉 30 g、蒲公英 15 g、延胡索 15 g。服药 6 剂,痛泻基本缓解,便实纳增。在后续方药中加入合欢花、鸡内金、炒谷麦芽、当归等柔肝解郁、消食化滞之品,再进 12 剂,病安无恙。

痛泻要方中白术健脾和胃止泻,白芍柔肝缓急止痛,防风辛甘升散,以搜除脾家之湿邪,陈皮燥湿和胃理气,四药相伍,协调肝脾,宣畅气机,止痛止泻为治痛泻之良方。笔者认为,既然痛则即泻,乃咎于肝旺克土所为。按照五行生克论,肺与大肠相系,金能克木,临证在方中伍以郁金而入肺肝二经,在白芍的协同下佐金以抑木,平修肝之太过,往往事半功倍。再者,郁金入气分而行气解郁,安神定志,入血分而活血行瘀,可谓一药多途。

四、温肾煦脾,厚肠固泻

脾土如釜,肾者命门似薪,脾、胃、肠的功能赖以肾阳的温煦才能运化健旺,协调一致。洞泄不休,内伤虚劳,脾虚及肾,命门火衰,脾阳不升,统摄提升乏力,清浊发作。症见黎明之前脘腹不和,肠鸣泄泻,伴肛门下坠,待泻后暂觉安顿。平时表现为纳食不运,完谷不化,受寒凉则加重,得温则安,手足欠温,腰膝酸冷,形体消瘦乏力,舌淡胖,苔薄白,脉细沉等一派虚寒之象。李中梓认为"肾主二便,封藏之本,况虽属水,真阳寓焉……此火一衰,何以运行三焦,腐熟水谷乎。故积虚者必挟寒,脾虚者必补肾。"经云"寒则温之",治宜温肾煦脾,厚肠固泻;主方以四神丸、养脏汤合方出入。基本方:补骨脂 10 g、肉豆蔻 10 g、五味子 10 g、潞党参 30 g、炒白术 15 g、炒白芍 15 g、煨木香 10 g、煨诃子 9 g、菟丝子 15 g、炒山药 30 g、延胡索 15 g、金樱子 10 g、熟附片 6 g。如气虚下陷便后脱肛者酌加柴胡、升麻;失眠者加合欢皮、酸枣仁;纳谷不化者加鸡内金。

梁某,男,65 岁,2013 年 4 月 15 日初诊。

罹患慢性结肠炎,腹痛腹泻,日如厕 3～4 次,虽中西药治疗,经年不愈已十余载。时下胃胀不化,腹痛隐隐,便溏日 2～3 次,形瘦欠温,足踝虚浮,小便清长,腰胫酸软,记忆力减退。舌苔薄白腻,脉细尺弱等。证属脾肾俱亏之泄泻,拟温肾煦脾,厚肠固泻。病程已久,缓图求正,先予上方6剂,药毕足肿见消,便尚成形,日行1~2次,便前肠鸣,脘胀纳差如往,经上消化道钡餐检查为浅表性胃炎。思肾阳萌复,脾运未健,胃口未开,缘溏泻积久,命火不足,脾运胃纳呆滞。复诊增益智仁温阳固摄,俾离照当空,阴霾自散。加炒枳壳、云茯苓、炒谷麦芽、炙黄芪等益气健脾、行气化滞,跟进调治32天,病体康复。

《内经》曰:"脾病者,虚则腹痛肠鸣,飧泄不化。"笔者认为,久泻缠身,迁延不愈,中宫必虚。人体营卫气血、五脏六腑的荣养有赖于胃气。也就是说,五脏六腑、表里之间皆源于谷气精微而相授,化生气血而灌濡脏腑。若气血不足则五脏六腑、四肢百骸皆失所养,故填补肾之阴阳全赖以谷气为前提。如脾胃不健,纵投补肾益精温阳之品也难以消纳吸收,势必绕道而行,途远费工,难以奏效。疾病纵然有千变万化,自当先以健脾胃为大法,是治病求本之捷径。同时,把握气机升降出入无器不有,脾胃既是元气之本,又是升降运动之枢,临证时刻将调补中宫的方法灵活适用于各种疾病的治疗中,只要有胃气,无不获安在即。反之,脾胃一旦虚败,将护失宜,则是疾病产生的主要根源。

第七节　便秘从脏腑论治

便秘是临床常见病之一,由于病因不同,病变机理不一,所涉及的脏腑有别,大便秘结的程度及病程长短有异,证型病机错综复杂。病位虽在大肠,但病机无不涉及肺、肝、脾、胃、肾诸脏腑。可以说,五脏六腑皆令人秘,缘非一脏之故也。故经有"魄门亦为五脏使"之旨。人一生中难免因患急性疾病的过程中蒙受便秘的困惑而烦恼。如内分泌失调及代谢性疾病、肠易激综合征、慢性胃肠病、心脑血管病、手术或产后、药物不良反应、老年习惯性便秘等。腑气通畅与否,攸关脏腑功能的协调。伏主知因,治病求本,是中医治病之规矩。

一、脏腑因气相应

人体脏腑之间的密切联系主要表现在生理功能上互为表里,阴阳相配,动静协调,故各有所司,又相互协作,既相互促进,又相互制约,且病理上相互影响。肝胆关系密切,如"肝气虽强,非胆不决,肝胆相济,勇敢乃成"。肝病常影响胆,胆病治肝,以疏通为治。肺主治节,与大肠气化相通,若邪热阻肺,或肺气愤郁而出现咳喘憋闷,可通过"揭壶开盖",上病治下之通腑泄热法,使肺气得以宣降,诸证悉平。脾胃间的关系是"脾为胃行其津液",而纳运协调,升降相因,燥湿互济,相互为用,共同完成对水谷的消化、吸收、转布。

从脾胃病理上的相互影响来讲,《血证论》指出,"胃实脾虚则能食不化""脾气不布则胃燥而不能食,食少而不能化",阐明了脾胃的密切关系。如果胃不腐熟会影响脾的运化,脾失健运也会影响胃的纳化,二者相互依存。临证脾病治胃以开导为主,胃病治脾以健运通降为要。肾与膀胱相表里,若肾病治从膀胱入手,常以利尿为主;若膀胱罹病,小便困难,多立足于从肾论治,使气化和煦,则小便调顺。如心经有热,可用导赤散从小肠而出等等。脏腑之间这种同气相应的特殊关系,即脏气归于腑、腑气之精归于脏的共济关系,保证了气机升降、化生气血、布运精微、升清降浊、水液代谢无阻,在不同的新陈代谢过程中将产生的废液残渣排出体外,可谓摄其所需,排其所弃,维持了机体内环境阴阳的动态平衡,这就是机体脏腑系统效应的具体表现。

就便秘的病因病机而言,是由多种因素致使脏腑之间功能失调相兼为病。如体虚肠燥津亏之人而被邪热侵扰;气虚阳弱之体不耐寒凉饮食所伤;气机阻滞,饮食积聚而化热伤阴;大肠传导弱化形成津凝郁阻,而因虚致壅等。概而言之,便秘的形成不外乎寒、热、虚、实。上述便秘的症候表现又常兼杂而变化,如邪热蕴积与气机郁滞,久之化热可导致热结,热结而伤津液又可导致阴虚便秘。无论何种类型的便秘,均揭示脏腑功能发生了病理性改变,集中在肠胃。总之,实者在于邪滞胃肠,壅滞不通;虚者在于肠失温润,推动无力。临证要知常达变,察因由,辨虚实,据标本缓急,分而治之。

二、从肺论治

肺主一身之气,专司清肃宣降,独主治节,具有调节人体脏腑气血和谐的功能。肺与大肠互为表里,一气相通,上下呼应,大肠的传导有赖于肺气的宣发肃降,肺气宣降则大肠腑气通畅,出入有序,保证了大肠受津液的滋润而不便秘。再者,肺与天气相通,又为娇嫩之脏,最易被风热燥邪所伤,肺津被劫,使其宣发肃降无度,气壅上逆则哮喘,肺之燥热下移大肠,致肠道津涸,粪便干结不通。或肺气虚弱,宣发治节不利,气而郁滞,使上窍闭则下窍不通,大肠传导不力也可形成便秘。另外,肺为水之上源,脾主运化水液,有赖于肺气宣降协助才得以实现。若肺宣失司,脾运受限,水津不能布,则肠道易干,故前人有"开上窍以通下窍"之训,即是从肺论治大便秘结的经验结晶。叶天士在治疗肺疾导致的便秘时,常用诸如紫菀、桔梗、杏仁、枇杷叶等辛开苦降、宣通肺气药,使气畅津布而便秘自通。临床上常见咳喘患者由于肺失宣肃而直接影响到大肠的传导功能,表现为大便秘结或不爽,用通气调腑的方法病情随之缓解。所以,从肠论治咳喘,治虽在肠腑,意在理肺,一旦腑气得通,气机逆乱平息,又可使痰饮积滞得以降泄,肺即复肃降。

曾治李某,男,年方86岁,自幼吸烟,素患支气管炎并肺气肿,逢天气变化咳喘加重,胸闷脘痞,纳少乏力,动则出汗,口干咯痰不爽,面色黄,溲黄便秘,3~4日不解,临厕努挣不下,舌苔薄白,脉细数等。证属肺虚宣肃无力,大肠传导无权之便秘。治宜益气宣肺,和中通腑。方用四君子汤和三子养亲汤化裁:党参30 g、太子参30 g、生白术10 g、云茯苓16 g、炒苏子10 g、白芥子9 g、功劳叶10 g、炒杏仁10 g、苦桔梗10 g、炙紫菀10 g、瓜蒌仁20 g、肉苁蓉15 g、广木香10 g、炒神曲15 g。服药6剂出汗减少,痰易咯出,大便2日一解,仍显乏力,口咽干,宗方加沙参30 g、桑白皮15 g、炒枳壳10 g,续进6剂,大便顺通,咳喘息平。

临证对于因肺阴不足而肠枯便秘者,由于咳闷痰少,口咽干燥,头晕耳鸣,食少烦热,大便干结难解,如果单纯从润肠通便施治,恐肺气郁闭不肃降,肺津亏乏不布,大便尚难畅通;如单纯滋养肺阴,大便也难通利。治宜用百合固金汤合润肠丸加减,可收到滋益肺气、润肠通便双顾的效果。临证施治便秘,本着从肺系这一整体观出发,常用桂枝、杏仁以宣肺,紫菀以肃肺,黄芩、瓜蒌以清肺化痰,桑白皮、葶苈子以泻肺,五味子、白果以敛肺,沙参、百合、枇杷叶以润肺,党参、太子参以补肺等,往往受到事半功倍的效果。

三、从肝论治

肝藏血,体阴用阳,主司疏泄调达,保证全身气血流畅,气机升降自如,脏腑功能协调,使肺升胃降因合,肠腑传导通顺无碍。如所欲不遂,情志郁闷,肝失条达,其结果以气机郁滞、"木郁土壅"最为常见。脾胃运化升降失司,水谷精微不得输布,聚湿成痰,蕴郁化热,中焦沤滞,邪热直通肠腑,证属热结实秘。患者常胸闷脘滞,呃逆口干,腹胀便结等。本着治病求本,肝用宣泄,胃肠宣通的原则,不仅疏肝气、调胃气、泻热邪,还需与宣肺气相结合。方用四逆散合大承气汤以疏运通肺泻热。药用柴胡、枳实、厚朴、白芍、大黄、焦槟榔、桔梗、杏仁、瓜蒌、陈皮、香附、炒麦芽等。

根据肝与肺一主疏泄,一主宣降,共同调畅气机之职能,二者的关系是肝能舒启肺金,使宣降出入而司治节之权,使津布而润肠腑。一旦肝气郁结,肺失治节,必然导致肠腑传化障碍。从另一方面讲,肺气宣发能助动肝疏,若肺气愤郁,也会影响肝木疏泄,双重因素导致大肠失于传导而塞滞不用。本着寻因求原的原则,当肝肺同治。药用柴胡、当归、白芍、香附、杏仁、桔梗、火麻仁等。

临床所见慢性肝病患者多久久不愈,忧思谋虑,肝之阴血精耗内夺,肝虚无从疏泄,不仅气机受阻,且不能调节气血津液于五脏六腑,肠道难得濡养,便结乃成。患者常以胁痛隐隐、心烦易怒、腹胀便秘等为主要症状。治宜养肝血、柔肝体、助肝用,佐以宣肺令之清肃,冀肝体得养,肝用有节,肺宣肠健,方用一贯煎加减。药用生地、当归、枸杞子、白芍、香附、杏仁、枳实、郁李仁、瓜蒌、制首乌、沙参等。失眠加酸枣仁,胁痛加川楝子,口苦加黄芩,食少加谷麦芽。

曾治张某,女,57岁。失眠半年余,夜卧辗转不寐,心绪烦乱,苦恼不已,易怒善忘,咽干目涩,便干3～4日一解,费力不畅,舌苔薄黄,脉弦细等。证属肝郁化火,阴亏肠燥;治宜疏肝解郁,滋阴降火,润肠通便。药选柴胡10 g、当归身15 g、杭白芍15 g、醋香附15 g、炒杏仁10 g、知母10 g、火麻仁15 g、炒枳实10 g、枸杞子15 g、全瓜蒌30 g、炒酸枣仁30 g、合欢皮30 g、血丹参15 g、百合10 g、炙甘草10 g,寻方调治半月,诸证消平,安然入眠。

四、从脾论治

人以脾胃为本,纳五谷,化精微,其清者入营,浊者入卫,阴阳则平秘之。脾与胃关系密切,胃气纳腐是为脾的运化水谷精微奠定基础,脾的运化升清输布是为胃的继续纳食水谷提供保障,两者相辅相成,非彼不能。脾主升清,胃主降浊是脾胃纳化功能的表现形式,影响着人体气机的升降出入。脾主升清以运津液上承,胃主降浊以运糟粕下行,通过肠腑排出体外。当然,上述过程离不开肺主治节及肝胆疏泄的资助。

脾与大肠有着密切的联系,《素问·灵兰秘典论》曰:"脾胃者,仓廪之官,五味出焉;大肠者传导之官,变化出焉。"这一过程说明了胃、大小肠均为脾所统摄而发挥作用。如果脾的运化失常,热侵则便秘,受寒则腹泻,中虚则直肠下垂,脾不统血则便血,脾胃虚弱则腹胀便溏,脾阴不足、燥化伤津则便秘或排出不畅,张仲景将此称为"脾约"。上述病变的发生说明脾统大肠,脾若失统,可使大肠功能紊乱,而发生多种疾病。故《灵枢·本藏》篇曰:"脾下则下加于大肠,下加于大肠,则脏苦受邪。"再者,由于饮食所伤,久之脾虚运化迟缓,转化无权,水液代谢受到影响,可致津反为痰,谷反为滞,瘀而为痰,古有"脾为生痰之源"的说法。痰蕴于中出现脘痞恶心,纳呆呕吐,口黏腻不爽,体困乏力,腹胀便干,或溏黏不畅,舌苔白腻等。湿为阴邪,最易阻碍气机,患者不仅腹胀明显,且大便黏,欲解不尽,或伴下坠。治当以辛苦之味开化而行之,药以厚朴、枳实、薏米、陈皮、白术、茯苓、杏仁、半夏、木香、槟榔、黄芩、乌药、竹茹等。热重于湿者药用黄连、黄芩、半夏、茯苓、白术、陈皮、厚朴、莱菔子、枳实、熟大黄、桔梗、枳壳等,以健脾畅中,通腑泄热。便秘用桔梗,意在加强脾气散精,上归于肺之功,一则保证心血充足畅达,治心护肺并进,对同时伴有心肺疾患者有益;二则桔梗合枳实(或枳壳),桔梗以升,枳实以降,通达上焦,通调中焦,旋通三焦,腑气通则五脏六腑皆通。

脾为气机升降之枢,一旦脾被寒、热、食、湿、血、痰等所困,均可使气机阻滞,升降乖违,大肠传导受阻,治疗以行气导滞为主,首选枳壳、木香、槟榔、香附、佛手、香橼等。脾虚者加党参、白术;夹湿者加薏米、茯苓;纳少不化者加谷麦芽;均围绕欲使腑气通达而施治。胃肠通则上下通,中脘壅则上下阻,惟木香、枳壳、槟榔堪当重任。

临床上也有一体多病之人,杂药屡进,久必败伤脾胃而影响大肠传化。症见形体瘦弱,体冷倦乏,脘腹作胀,纳谷欠化,嗳气便秘,甚则脱肛、脏垂。实乃脾虚便秘,其粪质并不干硬,但临证乏力而难解,治应以健脾益气为主。药选炙黄芪、党参、生白术利益中气;枳壳、木香、砂仁调畅生机,使补而不滞;杏仁、火麻仁、肉苁蓉调肠通便;鸡内金、神曲助胃清纳。如此气足必当行之,气足顺通应当濡润之,以防顾此失彼。党参补气一药多途,其药性中正和平,张山雷认为:"党参力能补脾养胃,润肺生津,健运中气……尤其可贵者,则健脾运而不燥,滋胃阴而不湿,润肺而不犯寒凉,养血而不偏滋腻,鼓舞清阳,振动中气,而无刚燥之弊。"对于脾虚便秘,李东垣提出"脾胃虚则九窍不通"之说,认为是清阳不升、浊阴不降的结果。治疗重用黄芪、党参补气升阳,为治疗气虚便秘开创了新的途径。

观前人治杂病之便秘,如老人久病者与产妇。丹溪用四物汤,东垣用通幽汤,或加苁蓉、枸杞子、柏子仁、芝麻、松子仁、人乳、梨汁、蜂蜜类,随手取效。总的来说,调治便秘,古人有清法、导法、补法;有先补后攻、先攻后补、攻补并行等诸法,应根据病情辨治。尤其是老年人,脾胃较为虚弱,牙齿咀嚼不利,故以饮食不消,脘腹易胀,便秘或便溏交替,大便极为困难,且欲解不尽最为常见。可谓便虽出于魄门,然需中气之斡旋推动与津液以滋濡,方能传导下行。若脾气虚惫,则运化失键,化生之源不足,必然影响大肠的传导。故对老年人便秘的调理,要以脾胃为中心,以气血、阴阳为纲而贯穿始终。

曾治王某,男,77岁。主诉便秘已有数载,虽有便意,每临厕便细而难排出,便质并不干燥,久蹲乏力,体力不支,舌苔薄白,脉细。高龄之人,中气虚馁,大肠失于传送之故也。投以黄芪、党参补益脾胃之气,木香行气以防补而不滞;杏仁、火麻仁润通肠腑;肉苁蓉补肾阳以助脾运,润肠通便,补阳而不燥,滋润而不腻;炒谷芽健脾开胃,消食和中。调治半月,中虚得振,体力渐增,纳谷甘馨,便通畅顺。

五、从胃肠论治

胃与大肠相通,同属阳明,大肠传导禀气于胃,胃纳谷腐化,以降为和,将消磨吸收之精微在脾的共同作用下输布营养周身,而将废浊糟粕下传大肠,经大小肠泌别清浊的变化再排出体外,故胃肠以通降为顺。《内经》曰:"水谷者,常并居于胃中,成糟粕而俱下于大肠。""大肠者,传导之官,变化出焉。""脾、胃、大肠、小肠、三焦、膀胱者仓廪之本,营之居也,名曰器,能化糟粕,转味而入出者也。"足以说明大肠的主要生理功能就是和胃、脾、小肠、三焦、膀胱密切配合,通过传化更迭的节律性消化活动,共同完成并保障消化吸收水谷精微,供养脏腑保持正常功能,同时,大肠又将糟粕之物变化为粪便而排出体外。

胃与大肠同为阳腑,多气多血,湿热之病最为常见,如结肠炎、痢疾、痔疮等。在临床观察中发现,素体肥胖或阳盛之人,过食辛辣厚味,喜食甘甜,吸烟癖酒,诸因交融,乃至胃肠蕴湿化热,耗精伤液,形成便秘。又如七情过度,五志化火,或他脏传入胃肠,如肺热肺燥、心肝火旺,均可移热大肠,使胃热肠燥,大便干如羊粪。因胃肠功能失常所导致的便秘主要有以下几种类型。

1. **胃肠实热** 患者常表现为大便秘结,数日不通,腹部胀痛且拒按,身热口臭,神昏谵语,烦动不宁,肛门灼热,小便短赤,舌苔黄褐或褐燥,脉弦数有力等。证属实热留滞胃肠,燥结闭塞之故,应为阳明腑实证,临床常见于中风中脏腑之人。根据"六腑以通为用""实则泻之"的理论,法当通腑泄热,荡涤胃肠积滞,促进代谢,急下存阴。若燥屎不去,邪无出处,热不外达,必更劫炼津液,故清彻邪热为关键,祛之结粪相对为标。常用药有大黄、芒硝、枳实、黄芩、厚朴、半夏、莱菔子、陈皮、瓜蒌等。清热泻下药具有改善胃肠血液循环,增加胃肠消化液的分泌,促进蠕动等功能,可增快毒物的排出,故泻下虽在局部,收效却遍及全身。

2. **胃肠湿热** 证因外感暑湿之邪,或饮食不节,食入不洁之物等,使湿热蕴积胃腑,下注于大肠。症见脘腹胀痛,腹泻或下痢后重,或大便溏泻,屡解不尽,肛门热灼,纳呆口干不欲饮,身重肢倦,小便黄赤,舌苔黄腻,脉弦滑数等。治应清热化湿,药用黄连、黄芩、栀子、黄柏、秦皮、苦参、白头翁、穿心莲、泽泻、桔梗、薏米、茯苓、陈皮、木香、枳实等。在具体方药的使用方面,若热重于湿者用白头翁汤、黄连解毒汤;湿重于热者用甘露消毒丹、三仁汤、连朴饮;湿热并重者用黄连除湿汤。

3. **胃肠阴亏** 常见于热病、久病之人,老人或产妇阴液匮乏,致使胃肠长期处于津亏失于濡养润清的状态,大便干结形如盘珠,数日一解,费力难以解出,口臭干渴,腹胀少食,舌红少津,苔黄脉细。治以滋阴润燥通腑法,常用药如地黄、当归、肉苁蓉、玄参、白芍、柏子仁、龟板、郁李仁、杏仁、火麻仁、首乌、枣仁、怀牛膝等。具体到方药,若滋阴增液,方用增液汤、六味地黄汤;润肠通便,用五仁丸、麻子仁丸;肺燥而大肠津液亏虚便秘者,用养阴清肺汤;血虚津液不足者,用四物汤加白芍、首乌、肉苁蓉等。

4. **胃肠冷秘** 临床常见于恣食生冷,滞留胃肠,久之胃液凝聚,无所容受,或过用苦寒药物,损伤阳气,或外感寒邪积聚,导致中下焦阴寒凝结,阳气失通,气机阻滞,津液失布,大肠终失传导而成冷秘。症见大便或干或不干,但排便困难,体乏肢冷,腹中冷痛,喜按,得温则减,腰酸膝软,小便清长,舌淡苔薄白,脉细沉等。治宜温中散寒、通调腑道。方用附子理中汤加减:附子、党参、白术益气散寒以治其本;当归、麻子仁、杏仁养血润肠,宣肺通便;木香、砂仁、鸡内金补中寓行,宽中利肠,交通上下,助运使通。胃肠的特点是以通为和,无论虚实便秘,均有气机失畅的成分存在,采用理气宽肠法对助推大便颇有裨益。常用药如木香、枳实、枳壳、香附、乌药、槟榔、陈皮等。若行气导滞、泻热利肠,可用木香槟榔丸、香砂枳术丸、枳实导滞丸等;如伴有血瘀,可选用元胡、川芎、桃红、郁金、三七、姜黄、莪术等;津伤口干渴加花粉、沙参;失眠加酸枣仁、夜交藤;食少不化加炒谷麦芽、神曲、鸡内金。

曾治李某,男,67岁,素患高血压已十余载。初春午后突发中风,神识欠清,身热烦动,喉间痰鸣,口中浊气喷人。经静脉输入低分子右旋糖酐、醒脑静、清开灵等治疗,病情有所缓解。但左半身不遂,语言不利,脘腹胀满,大便已6日未下,舌苔黄褐燥,脉弦数等。缕析脉证,知属邪留阳明,痰热腑实,予以清热化痰,通腑泄浊法。处方:生大黄粉5 g(冲)、芒硝3 g(冲)、川厚朴15 g、枳实15 g、金瓜蒌30 g、黄芩15 g、清半夏10 g、石菖蒲15 g、炒地龙10 g、芫蔚子15 g、川牛膝15 g、广陈皮10 g、鲜竹沥水30毫升。药后大便顺通而下,腹胀顿消,神识已清,痰清思食。守方随证加减以理善后,不仅扭转病势,且语言肢体功能恢复良好。

六、从肾论治

人之始生,先成于精。肾为先天之本,五脏六腑之根,肾精充裕则脏腑滋荣。肾司二便,与大肠、膀胱关系密切。人之衰老,肾精先枯,后累及诸脏。然老年人除脾胃俱虚、胃肠积年凝涩、郁滞不畅外,又由于天癸精血渐亏,而脏腑功能衰减。可见,先后天之本俱虚是老年人气血亏虚不能濡养和推动肠腑传导的主要病机。当然,人至中老年自我调节的能力锐减,复与劳倦、忧郁、伤食、痰积等诸因素密切相关。故在调补先天的同时,还要护佑后天,调气血、解诸郁、消积导滞等综合考虑。

1. 阴虚便秘 肾阴亏虚便秘者,症见便干如盘珠,努挣难下,伴有头晕耳鸣,腰膝酸软,心烦少寐,或伴肛裂,舌红苔少,脉沉细数等。证因肾之精血不足,不能濡养腑道。治宜滋肾增液行舟,药用熟地黄、山药、山萸肉、枸杞子、菟丝子、玄参、生地黄、郁李仁、当归、木香、杏仁、太子参、陈皮等。诸药相伍,滋阴润燥而不腻,能润而清热,能通而平和,达到阴复舟行,缓润通便之效果。肾阴亏乏便秘之人,不外阴亏宜滋养润通,热结宜清通。由于证情不会单一,可随证加入酸枣仁、白芍、百合、五味子、瓜蒌等,酸甘合化,大有增益安眠润通之功效。若同时见有胃阴不足,如口干欲饮、口舌干裂、舌红绛无苔,加沙参、玉竹、麦冬、花粉。

2. 阳虚便秘 肾为水火之脏,内寓真阴真阳,肾脏一虚,诸脏皆危。人至高年或久病之人肾阴已亏,阴虚及阳,既不能温濡脾胃大肠,更使肠腑愈加趋于传导迟钝,食物残渣久滞难清,故大便经年困难,粪质虽不干结,但久蹲不下,伴有肢冷体乏、腰酸脊寒、面㿠少华、不思纳食、脘腹作胀、舌苔薄白、脉细沉等。治宜温壮先天、滋润通便,方用金匮肾气丸加减,药选制附片、肉桂、山萸肉、肉苁蓉、麻子仁、枸杞子、瓜蒌、香附、白术、茯苓、当归、枳壳等。

曾治王某,女,75岁。虚弱怕风,形寒肢冷,腰凉背楚,神疲不耐劳,牙齿松动大部已脱,大便不干,但如厕则费力难下,多次服用果导、芦荟胶囊等,一旦停药便难愈重。舌苔薄黄,六脉细弱,尺脉尤显。证属肾阳虚惫,肠腑传导无权,治宜温振肾元、滋振大肠,方用金匮肾气丸随证加减。调治半月余,逆转病势,便出自然。

第八节　乙型肝炎的临证辨治

一、病因机理

病毒性肝炎的致病原因为肝炎病毒,从中医学分析,甲肝系湿热蕴蒸肝胆,上熏下注,弥漫三焦,其特点是身热黄疸显著,且病急而身重,通常采用清热解毒、通腑利湿法,加之适当调节饮食即可见效。乙型肝炎与之不同的是湿热疫毒深入营血脏腑,潜伏期长,起病较缓,多数症状不明显,黄疸发生较少而轻,转氨酶升高难降易反复,病变迁延起伏,这也是导致肝硬化、肝癌的潜在因素。

1.湿热交结　湿热深伏营血,专事淫蚀肝胆,缠绵难祛的湿热邪毒具有损伤肝胆、遏止肝用、抑制胆决、伐伤阳气、阻碍脾运导致气血失衡的作用,是导致肝炎慢性化发展、转氨酶反复升高的基本因素。

2.正虚邪恋　邪毒久羁,耗伤气血,肝病殃脾及肾,整体脏腑功能必将虚弱乏力,在长期的病理过程中正气已无力驱邪,从而促使本病向着慢性化发展,甚至造成肝硬化的必由之途径。在乙型肝炎中,脾虚往往贯穿始终。从患者面色苍黄、脘胀纳呆、神疲懒言、女子带下等不难看出,脾胃虚损已久,气血化生功能低下,肝失藏血之源,从而使脾虚经久难复,新陈代谢与免疫功能低下,正不胜邪,正虚邪恋,导致病情难以逆转,凤根在于"湿热邪毒未尽,肝脾肾气虚血亏"。

3.气血郁阻　肝家受邪,失于疏泄,必致气郁,气血如影随形,气郁则血滞,日久遂成血瘀。脾气虚则化源不足,气血运行无力则血瘀阻滞,症见眶圈青晕、肝脾肿大、肝区作痛、舌紫等。瘀证但见一证便是,不必俱悉。瘀证加重了肝血循环障碍,肝细胞进一步缺血缺氧,久之纤维组织增生,是促使病情慢性化发展和加重的标志。所以,慢性肝炎不仅有损伤性病理变化,同时有失调性变化,促使其病机更加复杂。因此,调补气血便成为治疗乙肝的重要环节。即对气血不仅要从根本上补养,还要讲究合理的调理。调理气血包括疏肝理气、健运中州、活血化瘀等。就目前的医疗条件和水平来讲,乙型肝炎完全可控、可防、可治。如早期发现并进行正确系统有效的治疗,完全可以控制发展,促其向愈。断断续续不规律用药治疗、求医用药杂乱无章、长期过劳生活无规律、习嗜饮酒吸烟、"忿怒萦思"等诸因相凑是造成慢性化发展不可忽视的因素,临床应重视。

二、分型论治

乙型肝炎虽证候多端,究其本不外邪、虚、瘀三者互为因果,综合因素叠加的连锁反应。临床上,纯虚或纯实证较为少见,多本虚标实、虚实兼有,只是偏重程度不同而已。但有一点可以肯定,慢性肝炎属肝郁脾虚证者十有八九,存在于病变的全过程,且随着病情的发展越来越突出。因此,临床上应尤其重视调补仓廪之官在肝病恢复中的重要性。本着"治肝求脾,实脾保肝,益肾养肝"的治则,通常权衡,立法施药,务求实效。临证将其归纳为5个类型,简述如下。

1.肝郁脾虚型　此型多见于病程稳定期,肝功能损伤较轻,乙肝表面抗原滴度较低。症见面色欠华,胸胁闷痛,脘胀纳呆,身体易于劳倦,心烦忧郁,大便溏软,舌苔薄白,边有齿印。证属木郁土虚,治宜养血疏肝,健脾振中。

2.肝郁脾虚湿热型　本证除有肝郁脾虚的症状外,尚见有恶心厌油腻,口中干苦,肢倦乏力,动辄易怒,便溏不爽,舌苔白腻或黄腻,脉弦细滑等症。转氨酶升高较著,病毒复制活跃,病情处于发展阶段。治宜疏健清化。

3.肝郁脾虚挟瘀浊型　病程过长,"病久入络,气血皆窒",导致邪毒更加结聚内陷,胶着难去,使症状加重。症见面色晦滞,肝区胀痛板滞,肝脾肿大,周身疲惫,脘胀少食,心烦少寐,舌苔白腻,舌现瘀点,脉弦沉细等。治当疏肝理中,化瘀清邪两顾。

4.肝郁脾虚肾亏型　多见于早期肝硬化,由慢性乙肝演变而来。症见面色灰黄,神情疲惫,肝区隐痛,食欲不振,腰酸目涩,鼻龈衄血,筋挛抽搐,舌根苔腻,脉沉细涩,舌下静脉青紫,舌现瘀斑。治宜补虚固本,行气化瘀,佐以软坚防变。

5.肝硬化腹水型　此型当归属中医之"鼓胀"范畴,是慢性肝炎迁延的结果。从无形到有形,大致经历了从量变到质变的过程。《格致余论》指出:"此病之起,或三五年,或十余年,根深矣,势笃矣。"在其漫长的演变过程中,根本在于肝、脾、肾俱亏,已失去代偿功能,门静脉瘀血,化生血浆蛋白减少。这与中医之肝失疏泄,脾失健运,肾失温化,气血郁滞,隧道壅塞,"血不行则为水"的论点是一致的。治当先扶正,攻补兼施,因势利导,欲求病转坦途。

在长期的医疗实践中,治疗乙肝紧扣病位在肝、其治在脾这个主线,围绕气、血、邪、虚、瘀之主次,以此为契机,遣陈老验方复肝饮,分别适用于以上各型,随证增益,缓图收功。方药如柴胡、当归、白芍、黄芪、白术、茯苓、丹参、川芎、女贞子、茵陈、紫河车、香附、郁金、延胡索、枳壳、白花蛇舌草、鸡内金、半枝莲、陈皮等。此方有 3 个特点,其一是重用黄芪、白术、茯苓、鸡内金加砂仁,健脾益气助化;其二是重用当归、白芍、女贞子、紫河车,酸甘化阴,养肝补血;其三是用柴胡、香附、郁金、枳壳、元胡、丹参、川楝子、茵陈、陈皮等疏调肝胆,行气活血;四是用白花蛇舌草、半枝莲廓清血分之余毒。本方主次分明,颇具多途径、多向调节的综合效用。现代药理研究证实,柴胡、黄芪、白术、白芍、当归、丹参等对疏肝健脾、补虚化瘀药具有较好的促进肝血循环、抗肝损伤、避免肝糖原减少、抑制纤维组织增生、防止脂质累积、提高机体免疫机能等作用。若湿热邪毒较重,酌加丹皮、连翘、白茅根、紫草等,即可清血分之热,又能解血分之毒,清除病因,助其向愈。瘀证显者加泽兰、三七、赤芍、红花;肝脾肿大加水红花子、炮山甲;肾亏者加菟丝子、杜仲;肝硬化腹水加鳖甲、两头尖、龟板、冬瓜皮、腹水草、仙人头、马鞭草、三七等。临床对 60 例慢性乙型肝炎的治疗观察显示,不仅改善了"虚""瘀"的证候,伴随着肝强脾健、气顺血畅、瘀去浊清,肝功能也逐渐得以恢复,病毒复制得以抑制,症状体征得以消失,总有效率达到 83% 以上。证实了调理肝脾肾、纠正脾虚、扶正祛邪在治疗乙肝中的重要意义。

三、用药配伍宜忌

在审证求因的基础上,药物的选择与配伍应用给药是取效的关键。如清热解毒法作为治疗本病的正治之法已为共识,但值得注意的是肝炎病毒既然深伏久蕴,决非朝夕所能收功。若单用一法治疗,或过用、久用苦寒清解之品,使原本已虚损的阳气愈加虚弱,更不易托邪外出。同时,久服易败伤后天之根基,实难取得理想的疗效。对此,遵陈师"用热不得远寒,用寒不得废热"的原则,在大队清解祛邪方药中以黄芪、党参、白术等甘温药相佐,补虚扶正祛邪,相辅相成,不仅效果明显,久用全无伤正之虑,为后续治疗奠定基础。联想到乙肝之湿热邪毒抑伤人体阳气的一面,一般来讲,慢性乙肝应注重扶助阳气,才能提高疗效、缩短病程,药用菟丝子、仙灵脾、肉桂等。阳虚症状重者,可加制附子。

慢性肝病之血证,如鼻衄、龈衄较为常见,虽有阴虚火旺或湿热动血的因素存在,但肝病之出血证有其特殊性,多与肝虚不能藏血、脾虚不能统血、虚中挟瘀密切相关。对此,选用黄芪、当归、白芍、丹参、三七、牡丹皮、仙鹤草、白茅根,补中寓清,补大于清,防止节外生枝,从根本上复两脏藏摄之职,使阴平阳秘,气血条达,内外通泰,多能应手取效。三七这味药止血不留瘀,化瘀不伤正,不温不燥,对慢性肝病之虚瘀证尤为适宜。临床上根据化验结果,将转氨酶升高作为判断肝功能损伤的标志而采取相应治疗措施是必要的,但中医治疗应放宽视野,不能囿于见酶降酶之中,应时刻遵守"伏主先因""治病求本"之道,坚持"保肝降酶"这一基本原则,才能使近期疗效明显,远期疗效巩固而不反弹。

对于乙肝发展到肝硬化腹水阶段,其本缘于正虚,特点是来渐去迟。为求正果,应恪守"养正则积自除"之训,从补虚扶正入手,培补脾土。土能制水,疏调肝脏,温振肾元,宣肃肺气,使脏腑共荣共济,促进代谢,辅以化瘀软坚,药用黄芪、党参、白术、茯苓、鸡内金、水红花子、菟丝子、附子、大腹皮、冬瓜皮、香附、紫菀、红景天、三七、丹参、仙人头等,此时若用一般活血化瘀药尚难去除陈瘀旧血,可加用鳖甲、山甲之类血肉有情之品,增益软坚消积散结之力,守方以恒,慢中求快,稳中求胜。从临床体悟来看,三棱、莪术、甘遂之辈虽化瘀逐水力强,但若一味破瘀强攻,虽可取效于一时,但往往造成大量电解质、蛋白质有效体液的丢失,易犯"虚虚之戒"致使变证多端难以预料。故《格致余论》指出"欲求速效,自求祸耳",实为经验之谈。

陈师对药物配对使用十分讲究,独有效验,有药味相同、功能相近者,有阴阳相配、动静结合者。针对肝气郁结的病机,善用柴胡配当归和白芍,一疏一补,疏养并举。柴胡专入肝胆经,为疏调肝胆之要药,正如《神农本草经》所载"主心腹,去肠胃中结气,饮食积聚,寒热邪气,推陈致新。久服轻身",并将其列为上品;若配茵陈、枳实、白芍独取疏肝利胆、促进代谢之功;丹参伍白芍、延胡索和血续脉,化瘀行滞,缓急止痛;黄芪与当归、丹参为对,益气养血活血,补而灵动;枳壳合白术对脾虚气壅尤为适宜;大便溏黏不爽,多为湿热壅滞肠腑,取枳实配槟榔与杏仁启上达下,行气导滞,腑气一通,收效遍及全身;鳖甲配冬瓜皮、车前子、赤小豆软坚散结,利水而不伤阴,对肝硬化腹水者最为适用。

四、用药疗程

慢性肝病多病程久远,病情甚为复杂,确有治病如抽丝之虑,往往急切难除。医患双方坚守"耐心"二字,持之以恒,稳中取胜。通过大宗病例观察,多在服药 20 天左右其症状可逐渐缓解,用药 1～2 个月后转氨酶稳步下降,坚持用药 6 个月,病毒复制指标才能得以抑制。就目前而言,所谓转阴的灵丹妙药实属无稽之谈,恐留未来攻研破解。

就疗效的判断标准要注意三点:一是主诉症状和体征的改善,这是检验疗效的客观依据;二是肝功能的改善,主要包括转氨酶和胆红素;三是乙肝病毒定量测定较治疗前的对比情况,这是通过化验而获得的佐证。总之,坚持连续服药,足够的疗程是取得理想疗效极为重要的前提。即便是各项检测指标都恢复正常后,仍需要坚持服药 1～2 个月,以资巩固,对远期疗效大有裨益。根据"人卧血归于脏"之经旨,在治疗期间应做到饮食有节,起居有常,注意休息与适宜的活动锻炼,畅情悦志相结合,对缩短疗程、早日康复大有裨益。

第九节　下法在重型肝炎中的运用

重症肝炎的特点是发病急骤,变化快,肝功能损伤严重,黄疸急剧加深,肝胆激进性缩小,病情危笃之下很快出现肝臭、出血、肝性脑病、肺水肿等多脏器功能衰竭综合征,病情险恶,预后殊为不良。虽然发病率不高,约占肝炎病例的 0.2%～0.3%,但死亡率却高达 75%～90%,故有恶性肝炎之称。《诸病源候论·急黄候》指出:"因为热毒所加,故卒然发黄,心满气喘,命在顷刻,故云急黄也。"概括了急性与亚急性重型肝炎的发病特征。

一、病因病机分析

中医学认为,本病之起咎于感受湿热疫疠之邪,毒性较强,患者易感性较高,平素劳累过度,饮食用药失当,免疫功能低下为发病创造条件。病机因缘大致有以下几点。

1. 湿热毒邪蕴郁肝胆,盖由量变到骤变不已,肝胆共失疏泄,胆汁失循于常道,伴随湿热蒸腾而逆犯,泛溢内外上下,则目睛身肤共现黄染,色如金橘,身热口渴,心烦不宁,胸闷气喘,便干溲赤且短少,脘腹作胀等。

2. 湿热蕴内,瘀热毒火叠加,弥漫三焦,阻碍气机,水气互结,三焦失通,甚则热毒炽盛攻心,神识昏蒙不识人。

3.湿热交结,肆疫败伤肝胆,侵犯脾胃,形成痰热腑实,或内窜心包,扰乱神明,迫血妄行等急险危证。

临证按病情急慢轻重分为急性重型、亚急性和重型肝炎3种类型加以施治。我们体会发现,下法在重型肝炎的治疗中起着举足轻重的作用,除清营解毒外,通腑泄利也应为基本治则,这对起死回生有着重要的意义。

二、分型论治

1.急性重型肝炎 初期(1~3天)为热毒炽盛期。此期里热炽盛,毒邪蕴蒸肝胆,盘踞脾胃,蒸迫胃肠,充斥三焦内外,使上下不得宣通,气机升降反作,病势急迫。症见壮热烦躁,黄疸急起并迅速加深,肤黄如金橘,烦渴欲饮,呕恶交作,中脘痞满,大便秘结,溲赤短少,舌红,苔黄腻或黄褐,脉滑疾等。呈现一派热毒炽盛、痰热腑实之象。大有灼伤真阴、脏腑精气即将消耗殆尽之趋势。前贤程郊青谓之"不急下之,热毒里蒸,糜烂速及肠胃矣,阴虚不足阳填也。"此时病笃之际当务之急宜清热解毒、通腑泄热。一是使邪毒速有下行之路,腑气通则五脏安矣。二是急下存阴,为后续治疗奠定基础。此可谓釜底抽薪,一举而双得,方宗茵陈蒿汤加枳实、黄芩、龙胆草、竹茹、连翘、丹参等。方中重用大黄10 g,研粉冲服,一般在药后4小时即收泻下之效,以挫病势,截断肝性脑病的发生。

若病至3~5天,除上述见症外,出现神情恍惚,或谵语嗜睡,为腑热攻心,邪陷心包,扰及神明。治疗应守其大法不变,方宗茵陈蒿汤加丹皮、连翘、黄连、赤芍、菖蒲、郁金化痰开窍。配服安宫牛黄丸、紫雪丹以增加效力,解毒逐秽,清心开窍。若患者处于昏迷状态,肢体抽搐,系热势鸱张,肝风内动,气血逆乱,风火相煽,挟痰浊蒙塞清窍。亟宜通下以清上,激浊以扬清,清热以解毒,醒脑开窍以复神明。以茵陈蒿汤加黄连、连翘、紫草、丹皮、丹参、菖蒲、郁金、钩藤、全蝎、僵蚕、枳实、黄角粉、猴枣粉,诸药水煎后鼻饲加保留灌肠。若同时配合静脉滴注清开灵、丹参注射液并补充相应液体,多管齐下,对扭转病情确有获益。经治疗病情稳定后,血胆红素逐渐降低,而转氨酶升高,说明胆酶分离现象改善,是病情向好的方向转化的标志。此时身黄变浅,但有脘胀纳呆,便秘溲黄,舌苔白腻或黄腻等,此乃邪热仍盛,治当乘胜追击,以防反弹。方用茵陈蒿汤、甘露消毒丹、柴芍六君子汤合方化裁,药如茵陈、山栀、大黄、白蔻、佩兰、菖蒲、连翘、败酱草、丹参、柴胡、砂仁、茯苓、枳实、香附、木香、鸡内金、炒谷芽、白花蛇舌草、马鞭草、田基黄等。诸药合用,清热通腑,疏利肝胆,健脾开胃化浊,活血化瘀辟秽,合力攻邪以复正尽快促其向愈。

2. **亚急性重型肝炎** 亚急性重型肝炎临床较为多见,病势相对较缓,早期与普通急性黄疸性肝炎相类似,若不加以重视,后果不堪设想。本病多因邪毒炽盛、肝胆失疏、枢机不利所致,极易入营动血,症见黄疸深重不退、神情倦怠、脘腹胀甚、高度厌食、恶心泛泛、口干不思饮、溲黄便秘、舌苔黄腻、脉象滑数等。数日内患者血清胆红素明显升高,凝血时间延长,或出血发斑,甚则腹水或肝功能衰竭。一般来讲,亚急性重型肝炎患者多在发病 20 天左右时易发生消化道出血,应引起足够重视。本病治宜苦清通利、解毒化瘀、疏肝健脾。方用茵陈蒿汤、黄连解毒汤、犀角地黄汤加减。药如茵陈、山栀、大黄、黄连、生地、竹茹、牛角粉、枳实、青黛、丹皮、茯苓、砂仁、连翘、柴胡、郁金、香附、赤芍、丹参、鸡骨草、垂盆草。腹水者加鳖甲、蝼蛄、仙人头、冬瓜皮、大腹皮;出血发斑者加三七粉(6 g 冲)、白茅根;腹胀重,舌苔浊腻不化者加莱菔子、焦槟榔以助化行气导滞。

3. **慢性重型肝炎** 慢性重型肝炎病情极为复杂,多在慢性活动性肝炎的基础上发展而来,大致经历了从量变到质变的过程。但就临床表现来看,基本与亚急性重型肝炎相雷同。治疗应视病情而定,或通腑泻浊,或清热解毒,或凉血化瘀、退黄保肝,须时时顾护胃气及腑气,以通为宜。本型的特点是病程较长,中后期往往邪毒遏伏,正虚而邪恋,治宜扶正祛邪,处处顾护整体。方用柴芍六君子汤加茵陈、白花蛇舌草、紫草、丹参、鳖甲、丹皮、鸡内金、女贞子、灵芝、当归、白术、茯苓、香附、枳实等。

三、体会

清下法在中医临床中占有重要地位,尤其是重症肝炎用之意义非凡。王孟英指出:"邪有下行之路,所谓腑气通则脏气安也。"前人在疗治疫疠大病时独辟蹊径的创举至今仍有效地指导着临床。通过"急下"手段,抓住"救逆"实质,虽泻下局限于肠胃,其根本出发点在于为阳明实热昌盛的全身病变而整体考虑,真正抓住了病机变化的矛盾焦点。这种治疗措施的运用,泻下虽在局部,疗效却遍及全身。对于重症肝炎处于危变时刻患者具有转危为安的实际意义。张仲景《伤寒杂病论》中的茵陈蒿汤,无疑为专治肝胆病之阳黄而设立。方中茵陈为治黄疸的良药之一,此药既能清热,又能利湿退黄,配以栀子苦寒泻火,通利三焦,使湿热之邪从小便而解。大黄一药最善于荡涤肠胃郁热,祛痰浊逐邪毒,更有凉血消瘀之功效。三药合用共奏清化肝胆湿热、通达三焦、前后分消之效。药理研究证实,金钱草的利胆作用在于促进肝细胞的分泌,使肝胆管内胆汁增多,内压增高,胆道括约肌松弛,而利于胆汁的排出。同时,具有利尿作用,促进腹水消退,恢复食欲,有利于整体病情的改善。临床上,疾病的发生发展,无论是实是虚,多有血瘀的成分贯穿始终,只是轻重程度不同而已,但对于疾病的转归却至关重要。为此,方中运用活血化瘀药不仅是防微杜渐之举,更在于不断改善肝血循环,保肝降酶,对防止病情反弹有重要临床价值。此外,中医向来把顾护脾胃作为治疗诸病之本,方中顾脾护胃药尤不可缺,时刻运化脾气、益养胃气为上工也。

临床实践证明,由于重度肝炎患者受邪深重,湿热交着且炽盛多变,症见神萎嗜睡、口秽喷鼻,属腑气闭结、阳明腑实证,故应清泻肝胆之火,通腑泻浊,荡涤气血热毒,尽快导污浊下行,则神情渐爽,诸症转变。可见下法在重症肝炎之运用适时,疗效非同小可。

《伤寒论》中提出的阳明与少阴急下证,从证论而言,应不止为热证与实证而论,为"急下存阴""泻热救逆"具有双重特殊定义。再如对热毒内盛,耗精伤液,由邪盛向正虚过度,甚至出现厥逆危变的证候时,创造性地提出"急下",这对我们从中探索其证治机理以及救治重症肝炎中后期的危证同样有着临床指导意义。再看陆九芝所肯定的"病至此下可愈,不下则危,迟则虽下亦危,不下必危矣,下法之当急如此"理论,究其实质均具有截断病机转变的深层意义,只是未开宗明义而已。关于重症肝炎并发血证,必有邪郁瘀滞的一面,如妄投诸如仙鹤草、侧柏叶、地榆炭等止血固涩之品,而不注重活血化瘀,则不仅难以达到止血的目的,相反可能加重出血。在抢救治疗过程中,适时静脉滴注丹参注射液、清开灵注射液及生脉注射液等,可活血化瘀,清热解毒,改善肝血循环,保护和促进肝细胞的修复再生,防止或减少出血的发生发展,疗效满意。这就是中医药治疗疑难重症多向调节的优势所在。至于在病变发展过程中突然出现大量呕血或便血,血压随之下降,此乃脱证毕露,即一脱则厥,阴阳离绝,患者往往头晕肢冷无力。临证对重症肝炎的一般出血倾向多以犀角地黄汤、黄连解毒汤化裁,尤须重用大黄解毒降浊、凉血化瘀,用之得当,握有起死回生之效。

重症肝炎并发腹水往往在黄疸上升阶段或高峰期出现,虽来势较快,但腹水量并不多,且伴严重腹胀。现代医学研究认为,腹水形成的主要原因是病毒的侵袭,导致肝细胞病变坏死程度较重,肝脏静脉血栓形成,迫使胆小管与淋巴循环发生障碍。中医学认为,其原因乃湿热邪毒炽盛,弥漫三焦,脉络瘀阻,以致湿浊潴留,互为因果,停聚成臌。在治疗上应本着清热解毒的原则,浊泄则气消瘀融,终致瘀去黄疸退,气行水自消。方药选用茵陈、大黄、栀子、虎杖、大腹皮、鸡内金、黄芪、茯苓、香附、厚朴、枳实、丹参、三七、垂盆草、陈皮、白茅根、柴胡、赤芍、陈皮等。若湿浊凝结较深重,腹胀气多于水者,加苍术、砂仁、乌药、桔梗、菖蒲健脾运化,宣畅气机;湿热蕴结下焦,腹胀而小便不利时,选用猪苓、滑石、车前草等淡渗利水,但不必用量过大,以免伤阴;若湿热邪毒伤阴,舌红绛且苔少,口渴烦动,脉细者,去厚朴、大腹皮,加旱莲草、天葵子、冬瓜皮等利水而不伤阴之品。重症肝炎之腹水,虽以祛邪为重,切不可妄加攻逐。如滥用大戟、甘遂、芫花之类峻猛逐水药,因其毒性较大,以防加速病情恶化。总之,根据急则治其标,缓则治其本的原则,随机应变,药证合拍,方能力挽狂澜。

内毒素血症是慢性重型淤胆型肝炎演变为重症肝炎的主要因素之一,患者常以间歇性乏力、不规则发热及腹胀为主症,多次查体均示肝功能轻度异常,经治疗后可改善,但易反复波动,每因情绪波动或劳累而加重。内毒素血症的常见证型有血瘀脾虚、热毒炽盛、阴虚血热,部分病例可出现阳明热盛。血瘀脾虚型的临床特点不外午后发热、血瘀明显与黄疸、腹水为主。其基本病机为瘀血内停,久成干血,积而化热,可谓血滞而成瘀,瘀血内郁而化热,所以午后发热系血瘀所致。《内经》云"诸湿肿满皆属于脾",故腹水是脾虚显露矣。至于黄疸,多由病程日久,血凝成瘀,瘀热相恃而成。《诸病源候论》中明示:"血瘀在内,则时时体热而发黄。"《寓意草》曰:"胆气热,汁满而溢于外,以渐渗于经络,则身目俱黄。"综上所述,血瘀日久,暗伤营血,阴血亏虚则发热,瘀热相搏是黄疸持久不退并进行性加深的基本原因,脾虚与黄疸的发展与存在有着直接关联。从治疗的角度看,瘀不去则热不解,正气虚则邪难除。治宜凉血活血祛瘀,健脾益气扶正祛邪,多管齐下,效在其中。药选赤芍、丹皮、金银花凉血解毒;当归、丹参、红花活血养血行瘀;黄芪、鸡内金健脾益气助运;葛根不仅生津止渴解毒,更能鼓振正气;瓜蒌宽胸散结,化瘀开郁通便。正如王秉衡言之:"栝楼实润燥开结,荡热涤痰,夫人知之,而不知其疏肝郁,润肝燥,平肝逆,缓肝急之功有独擅也。"证属热毒炽盛或阳明热盛者,临证可根据分型选用清热解毒药如金银花、蒲公英、板蓝根、白花蛇舌草、山豆根、败酱草等以清除内毒素,保护肝脏,防止内毒素引起的过氧化作用;大黄、丹参、连翘、栀子、地丁、黄芩等抑制肠道细菌生长,防止菌群失调,以达到减少肠内毒素产生的目的,具有攻下良效之大黄,可有效排出胃肠积滞,祛瘀泻实,减少内毒素吸收,改善内环境平衡;补益药中的白芍、当归、白术、黄芪、红景天与活血药之丹参、川芎、虎杖相伍,既益气养血柔肝健脾,又行气活血化瘀,缓急止痛,增强机体免疫机能,促进内毒素清除。总之,在综合辨清虚实的前提下,选药组方要因人因病而定量增减,既符施药原则,更要符合中医章法,防止滥用或乱用药。待病情稳定或处于恢复期时,应清淡饮食,保持大便通畅,避免劳累,确保心情舒畅,积极配合治疗并注意卧床休息,这对于完全康复十分重要。

第十节　慢性肝炎证治六法与运用

清代名医程国彭在《医学心悟》中创立"汗、吐、下、和、清、消、温、补"八法,治病示人以规矩,至今仍有效地指导着临床。鉴于慢性肝炎病程迁延,病机复杂,证候各异,究其主要矛盾概由痰、湿、虚、瘀互为因果,彼此牵涉影响,导致本虚标实,虚实兼杂。临证总结出疏肝解郁、清热化湿、通调气机、健脾益气、化痰祛瘀、益肾养肝六法。此六法在具体运用中既有侧重,又相互交融配合,而将疏化、健益法贯穿于诸法之中,方能收到较为理想的效果。兹就六法的临床应用分述于下。

一、疏肝解郁法

众所周知,肝主司谋虑情志,大凡慢性肝炎,肝气郁结之病理变化常贯穿于始终,且常因情志抑郁而加重病情。气血相伴,形影相随,气郁的背后必有血瘀,患者胁肋胀痛即为佐证。肝气条达、血无瘀阻是萌生之基础,疏肝解郁,"疏其血气,令其条达",俾能使气血冲和,脏腑和谐,脉络通达,既是治未病而防患于未然之举措,也是治疗本病之重要环节。疏法的辨证要点是脉症合参,根据肝胆的生理特点和"初病多实,久病多虚"的原则,首先辨清是实郁还是虚郁。早期多为实郁,胁肋痛胀较著,心烦易怒,情志不悦则加重,治以疏达为主,常用柴胡、香附、郁金、佛手、合欢花、玫瑰花等药。疏肝之品多有辛燥伤阴之虞,故应配伍当归、白芍、枸杞、功劳叶等。而养柔益阴之药往往又有阻碍气机的一面,故同时加入陈皮、枳壳、川芎、丹参等行气化瘀之品佐助,更为妥当。如此疏中有柔,柔中有行,刚柔相济,功效倍增,可放心使用。肝气郁结是导致脏腑气血失调的重要因素,不仅有气郁本经而致肝区胀痛、忧郁烦怒、胸闷乳胀,又极易凌脾犯胃,抑制中焦升降,而气机壅滞,出现脘痞撑胀、食少纳呆等症。基于此,"见肝之病,知肝传脾",故疏肝勿忘调脾和中。在疏调肝胆的方中适当配伍白术、茯苓、苏梗、砂仁、内金、炒谷芽等扶脾畅中之品,对扭转病机、提高疗效大有裨益。

李某,男,52岁,素有高血压、关节炎病史多年,长期服药治疗,由于肝区胀痛扯背、烦怒少寐、脘堵纳减而体检,发现乙肝病毒携带呈"大三阳",谷丙转氨酶 92 U/L,总胆红素 27 U/L,钡餐透视诊为胃炎。舌苔薄黄,脉弦紧。证属肝郁气滞,中焦郁阻,拟疏肝解郁,健脾行气畅中。立方:柴胡 10 g、白芍 15 g、香附 15 g、木香 15 g、玫瑰花 10 g、白术 15 g、连翘 15 g、砂仁 10 g、枳实 15 g、元胡 15 g、茵陈 30 g、蜂房 10 g、陈皮 10 g、炒谷芽 30 g。服药 6 剂后肝区胀痛显减,又 7 剂,诸证趋安。

二、清化湿热法

1. 清肝利胆法　肝与胆通,互为表里,肝泌精汁贮于胆,胆以通为用,泻注肠道以助消化所用。肝木疏土促进脾之运化、胃之和降,然肝气侮犯脾胃必通过胆之决断。病理上肝病常影响胆,胆病常波及肝,故有肝胆相依、体用皆同的说法。乙型肝炎的慢性化发展过程,缘由湿热毒邪浸淫黏着伐蚀肝胆,困束肝体,耗伤肝血,遏制肝用,胆泻不利,邪浊无以出,肝胆脾胃功能失调,症见肝区闷热板滞、胀痛不舒、口苦咽干、倦怠纳差、恶心漾漾、情绪不稳、大便黏臭不畅、小便黄,舌苔白黄腻,脉弦滑或数等。"十一脏皆取决于胆",病根出于肝,可取"旁敲侧推"法,而取治于胆。通过拨通枢机,促进胆之泄利,速速驱逐肝胆之毒邪外出,可谓达胆益肝之治也。方宗蒿芩清胆汤化裁,药用青蒿、茯苓、黄芩、碧玉散、枳壳、竹茹、金钱草、薏米、丹皮、陈皮、香附、郁金、延胡索等。临床上疏肝利胆无法截然分开,胁痛明显者加丝瓜络、白芍、丹参,食欲不振加焦三仙。

2. 健脾化湿法　综观慢性肝炎患者脘胀纳少、身重乏力、晨起面目虚浮、手足作胀等症,窃思皆由肝病及脾,脾虚运迟,湿由脾生而反困脾运,阻碍气机所致。遵照吴鞠通"湿为阴邪,当从中焦求治"的原则,施以健脾利湿清浊法,脾健自能化湿,又可防湿郁化热酿痰,从根本上截断病势转化。方用三仁汤、参苓白术散加减,药用薏米、白蔻、党参、茯苓、茵陈、菖蒲、荷叶、陈皮、白茅根、佩兰、白术、砂仁、枳壳、厚朴等。取药中正平和,避免苦寒而败坏根基,则百药难施。

闫某,女,37岁,查出患乙型肝炎2年余,整日忧虑愁闷不解,身困乏力,肝区作胀,纳少呃逆,晨起恶心,口干苦有异味,手胀便溏,服用拉米夫定而肝功能正常。舌苔薄黄腻,脉细。证属肝郁脾虚,湿阻中运;治拟疏肝健脾,理气和胃。处方:柴胡10 g、香附15 g、郁金15 g、党参30 g、茯苓30 g、炒白术10 g、鸡内金15 g、木香15 g、竹茹15 g、茵陈30 g、生薏仁30 g、荷叶10 g、藿香10 g、焦槟榔10 g、陈皮10 g。服药7剂,大便顺畅,脘中宽舒,食欲日增。方药对症,随证调治半月余,诸证尽消。

三、通调气机法

气血贵乎流通,流通不已,生机不息。肝郁气结,中焦气机壅滞乃至肝脾失和,胆胃不降,其主要矛盾集中在中焦,症见脘胀胁痛、嗳气呃逆、饭后饱胀等,治宜开启中焦气枢,气血渊源既开,脾健肝荣,肝疏脾运,相辅相成。药用木香、枳壳、佛手、香附、白术、茯苓、砂仁、郁金、柴胡、延胡索、木瓜、陈皮等。

四、化痰祛瘀法

古人有"怪病多痰"之说,慢性肝炎虽为常见病,但从病邪深伏、症状隐匿、缠绵难愈的特点来看,颇有"怪病"之象。这无不与湿热为痰,痰凝致瘀,痰瘀互结有关。细究本源,肝气郁滞,横逆犯脾,脾虚则聚湿浊而成痰。《医宗必读》云:"脾土虚弱,清者难升,浊者难降,留中滞膈,瘀而成痰。"再如肝郁化火,煎津灼液而酿痰。乙癸同源,病久及肾,肾虚不能化水亦为痰。可见脏虚皆能生痰,痰是瘀的前提,无疑对肝病久久难复增加了变数。凡症见面容青暗、胁痛加重、眶圈黑晕、齿鼻衄血、朱砂赤掌、颜面胸前红丝赤缕、经闭、痛经、肝脾肿大、质韧或硬、唇暗、舌有瘀点或舌下静脉紫暗等表现,均为痰瘀互结、血瘀阻络的外在表现,应视为病情加重的标志。因此,本法须在补虚扶正的前提下使用较为恰当。方以当归补血汤合二陈汤、四君子汤加减,常用药为黄芪、当归、党参、白术、茯苓、半夏、陈皮、枳实、香附、丹参、泽兰、红花、川芎、白芍、鳖甲、炮山甲、两头尖、白茅根、沉香等。

孙某,女,42岁,患慢性肝炎3年余,常感右胁刺痛,气恼尤著,心烦多梦,脘胀纳呆,体疲乏力,月经量少,色黑衍期,挟有瘀块,下眼睑青晕。舌苔薄黄,脉弦细,舌下静脉青紫。判为肝气郁滞,脾虚失运,痰瘀阻络。拟肝脾双调,化瘀清痰。处方:柴胡 10 g、香附 15 g、郁金 15 g、党参 30 g、生白术 15 g、茯苓 30 g、鸡内金 30 g、丹参 15 g、泽兰 10 g、生蒲黄 10 g、橘红 10 g、三七粉 6 g、枳壳 15 g、玫瑰花 10 g、延胡索 15 g、当归 15 g、石菖蒲 15 g、陈皮 10 g。服药 10 剂胁痛显差,脘胀亦轻,又 10 剂,月经顺至,量多色正,心烦已消,食欲正常。

五、健脾益气法

脾为后天之本,气血化生之源,肝藏血则必源于脾。故有"脾虚则四肢不用,五脏不安"之训。多数慢乙肝患者的脾虚证尤为突出,症见面色苍黄、神情倦怠、肢乏思困、纳谷不馨、脘痞嗳气、腑行溏稀或带下清稀。舌淡胖大,尖边齿印,舌苔薄白,脉弦细或沉细等,常伴随着病情的进展而愈加明显。归根结底有两点:一是湿热毒邪久羁肝胆,肝病传脾,脾阳渐差;二是过用清热苦寒之剂,伐伤中阳,化生匮乏,故而脾气虚则肝气亦虚。由此可见,脾气虚弱不能化血充肝是肝病久久不复之根本。若营气本虚不及时培养,肝之损害则无以修复。《难经》谓"损其肝者缓其中",总以振奋中州为要务,实属仲师"见肝之病,知肝传脾,当先实脾"之法为调治肝病的正治之法也。常用柴胡六君子汤加减出入,药如柴胡、白芍、党参、白术、茯苓、黄芪、黄精、当归、砂仁、丹参、香附、郁金、木香、延胡索、鸡内金、红景天、枸杞子、枳壳、陈皮等。若气虚重者加大黄芪用量(60~90 g);湿热明显者加茵陈、丹皮、薏米、六月雪、鸡骨草;心烦少寐者加合欢花、合欢皮、酸枣仁、百合等。

王某,男,40 岁,患迁延性肝类 3 年余,肝区胀痛,周身疲乏无力不耐劳,脘胀嗳气,时有吞酸,大便稀日行 1~2 次。多次查肝功能示谷丙转氨酶:97~112 U/L,谷草转氨酶:53~75 U/L,经多方调治均未恢复正常。舌苔白腻,脉沉细。证属病旷日久,脾气内伤,湿邪蕴生,中阳失运;拟培补中空,解郁化浊。处方:生黄芪 60 g、党参 30 g、红景天 15 g、香附 15 g、郁金 15 g、延胡索 18 g、枳壳30 g、鸡内金30 g、茵陈 30 g、田基黄 20 g、垂盆草 15 g、三七粉 6 g(冲)、灵芝 15 g、女贞子15 g、丹参 18 g、白茅根 20 g、茯苓 30 g、陈皮 10 g。随证调治月余,3 次查肝功能正常,诸证尽消,恢复正常工作。

六、益肾养肝法

肝的生理特点是体阴而用阳,当以气为用,以血为物质基础,故肝之为病宜养不宜伐。"肝为罢极之本",肝病者之所以不耐劳,凤根在于肝脾之气血亏虚,既不能满足自身需求,又不能调节气血分布周身,导致诸筋百节皆失其养。

乙癸同源,脾肾相关,病久尤多伤肾之候,症见形神疲惫、懈怠懒动、腰酸胫软、头晕耳鸣、胁痛脘胀、目睛干涩、手足心热、经少闭绝、性欲低下、心绪烦乱、爪甲凹陷等。辨证论治本着肝体受伤穷必及肾出发,养肝血,益肾阴,阴阳同求,肝肾同治。《金匮要略》云:"肝之病,补用酸,助用焦苦,益用甘味之药调之。"方用当归补血汤、一贯煎、六味地黄丸合方化裁。常用药如黄芪、当归、生地黄、白芍、山萸肉、枸杞子、沙参、女贞子、紫河车、木瓜、功劳叶、怀牛膝、桑寄生、酸枣仁等。滋补肝肾药味多阴柔,有碍脾运,必佐以疏肝行气活血通络之品,可防味厚遏制脾胃纳化之功。药选香附、木香、砂仁、陈皮、枳壳、苏梗、郁金、赤芍、丹参、玫瑰花、泽兰等。兼有湿热者伍以甘寒清利之品,如丹皮、茵陈、连翘、薏仁等。肾阳虚者加菟丝子、仙灵脾、益智仁等。伴有高血压、高脂血症者配以生石决明、草决明、生山楂、白蒺藜、夏枯草等。

邱某,男,46岁,3年前患乙型肝炎,肝功能反复异常,曾先后3次住院,肝功基本正常出院,后又反复,叠治乏效,惟寄望于中医药治疗。刻下面晦滞,肝区隐痛,腰酸眩晕,口咽干涩,齿龈渗血,纳谷欠佳,形神俱惫。舌苔薄黄,舌质红暗,脉弦细尺弱。肝右胁下1.6 cm,质中,脾侧卧位胁下2 cm。肝功能示:谷丙转氨酶86 U/L,血清总蛋白69 g/L,白蛋白36 g/L,球蛋白31 g/L。证属毒邪留恋,肝肾双亏,气滞血瘀;治宜滋养肝肾,化瘀清毒。处方:党参30 g、当归15 g、白芍15 g、生地15 g、山萸肉10 g、枸杞子15 g、菟丝子10 g、丹参15 g、旱莲草10 g、茵陈30 g、白花蛇舌草15 g、制鳖甲15 g、焦山楂10 g、陈皮10 g。连服10剂,腰酸胫软减轻,咽干胁痛改善,精神亦振,仍食欲较差,睡眠一般,大便偏干,苔脉同前。肝病已久,虚难速补,绝非旦夕可收功。后在原方的基础上随证加入三七、龟板、灵芝、蚤休、香附、枣仁、内金、赤芍等坚阴益肝、行气化瘀、助化安神清毒之品,共调治2个月余,查肝功能各项指标均正常,未再复发。

第十一节 肝硬化防治之要

早期肝硬化在中医文献中隶属于"癥""癖""积"的范畴,是严重危害人类健康的疾病之一。已知肝纤维化是由各种慢性肝病实质性损害向肝硬化转化的必由之径。若得以有效治疗,妥善调养,完全可以阻止其发展,预后较为乐观。笔者经多年的临床探索认为,防微杜渐有着重要的临床意义。

一、病因病机演变规律

肝硬化是多种慢性肝病呈弥漫性、进行性病变的结果。临床上由慢性肝炎形成者居多，其特点是发展较缓慢，症状较隐匿，潜伏期长，由渐至甚，历经数十年不等。代偿期症状不明显，通常在查体时才被发现有肝硬化，甚至部分患者出现腹水后才发现肝组织呈广泛纤维化与肝内再生结节等。造成肝纤维化的病因不同，其组织学变化也不尽一致，但如酒精性肝硬化、胆汁淤积和肝炎后肝硬化等，无论是导致肝实质细胞炎性坏死或增生及所占空间的改变，其结果是相同的。

尤其是慢性病毒性肝炎患者经临床治疗后胁肋胀痛、脘痞纳呆、腰酸身倦等症状均有所减轻或消失，但肝功能异常仍然存在，这种情况并不少见。如不从病理学角度加以控制，迟早由慢乙肝逐步转变为肝纤维化、肝硬化、肝癌。就起因而言不外两种情况：一是忽视了乙肝之湿热疫毒入血侵肝，对肝组织不断进行隐形侵袭。因肝脏新陈代谢较为旺盛，且自我代偿和修复能力极强，临床上部分乙肝病毒携带者，肝功能正常，又无症状可辨，但在查体时却发现慢性肝病征象。二是酒食不节，损肝伤脾败胃，酿生湿热，蕴壅中焦，土呆木郁，脾不能为胃行其津液，聚而成湿，停而成痰，积之既久，痰凝积聚。或乙肝湿热邪毒直接侵入人体，弥散于血液，遍布于周身，宿踞于肝胆，殃及脾胃，穷必及肾，造成以肝、脾、肾为中心的脏腑功能性失调和虚损性变化为基本病机而贯穿始终。就其演变规律来看，早期均有湿与热双重因素的存在，往往久羁不去，蚀伐肝胆之阴阳，肝郁气滞在先而疏泄不及，脾受克抑，运化低下，气血化生不足，血运不畅，导致肝气郁结，脾胃不和。患者表现为胁胀脘满、纳少嗳气、烦怒恶心、大便溏黏、肝功能异常等。故张仲景"见肝之病，知肝传脾，当先实脾"的先见论，确有"防"与"治"的双重意义，体现了"上工治未病"的指导思想。

伴随着病情的延伸，至中期阶段形成气血瘀阻于肝经脉络的状态，出现肝脾肿大，胁肋胀痛加重，胸闷脘痞，体倦困乏，舌底静脉暗紫，大便干溏不均等，可谓从无形到有形，大致经历了从量变到质变的发展过程。《格致余论》云："此病之起或三五年，或十余年，根深矣，势笃矣。"病至后期，肝、脾、肾亏虚日甚，整体代谢紊乱，湿滞痰蕴血瘀，导致炎性反应与变态反应，肝内血液循环与淋巴循环障碍的病理变化在肝硬化发生机理中占有极为重要的位置。《金匮要略》云"血不利则为水"，水湿内停遂成臌胀。症见腹水盈盈，胃脘撑胀，青筋外露,纳呆鼻衄,面黄体倦,赤砂朱掌,大便溏稀,腰酸耳鸣,腿肿尿少等。

综上所知,肝硬化不论早期、中期、晚期,有无腹水的形成,"邪""虚""瘀"均为主要病机,互为因果,错综复杂,其轴心在于肝、脾、肾俱亏是导致肝硬化发生的内在基础,气血凝滞于肝脉是主要因素而贯穿始终。因此,阻断肝纤维化的过程是防治多种慢性肝病的关键。

二、辨治用药基本策略

(一)前驱期(早期)

肝硬化初期基本病机不外湿热蕴羁肝胆二经,湿为阴邪,其性重着,湿郁化热,耗伤气血,伤阴败阳,肝气郁闭,失其舒展,是为"木郁土壅",肝病及脾无疑是本病的发展趋势。肝胆、脾胃功能不得协调一致,气血逆乱,清浊混杂是肝功能反复异常的病理祸端。去除致病因素,恢复其正常相互资生的生理功能至关重要。治以祛邪扶正,杜微防变。药选柴胡、茵陈、虎杖、六月雪、赤芍、香附、郁金、白术、丹参、白芍、茯苓、黄芪、当归、白茅根、栀子、枳实、鸡骨草、陈皮、薏米、紫草、五灵脂、三七、鸡内金、延胡索、白花蛇舌草等。柴胡乃疏肝之要药,不仅率诸药直入肝胆经,且独具疏肝解郁、宣畅气血、升清阳降浊气、和调脾胃、通利三焦之功能,故《本草经》谓之"推陈致新"而列为上品。药理研究证实,柴胡可抗肝损伤,抑制肝纤维组织增生,并防止肝脂肪沉积。湿热邪毒以肝胆为大本营,处于正邪交争相持的局面,是导致转氨酶居高难降的元凶。茵陈、栀子、鸡骨草、垂盆草、六月雪、白花蛇舌草清肝胆之湿热,理肝胆之郁,保肝降酶。通过清利肝胆使阴霾尽散,少阳之气得以舒展升发,则五脏皆有生机。临床实践证明,用西药专事降酶乃治标之举,不可取,保肝之本治在脾。黄芪、白术、茯苓、灵芝益气健脾养肝,益护后天之本,鼓舞正气,增益免疫功能。资料表明,机体细胞免疫功能低下,缺乏杀灭病毒的防御机能是导致乙肝病毒长期滞留体内,乙肝转向肝纤维化进而发展为肝硬化的基本因素。药理研究证实,黄芪、灵芝含有多种氨基酸,具有扩张血管、改善血液循环、防止肝糖原减少和保护肝细胞的作用,是治疗慢性肝病气血亏虚证不可多得的良药。枳实与白芍相伍,一阴一阳,阳开阴合,一动一静,两药具有明显的增加胆道平滑肌舒缩功能,促使胆汁排泄,加快代谢的双向调节作用,对保肝降酶十分有利。虎杖善清肝胆湿热以解毒,化瘀通脉兼利尿,不寒不燥而平和。赤芍与紫草配对专入血分,即清血分之热,又解血分之毒,活血化瘀而不伤正。香附味辛、苦、甘,性平,辛能散,苦能降,甘能缓,芳香性平而无寒热之偏胜。长于疏肝解郁,理气止痛而通行三焦,故有"气病之总司,妇科之主帅"之称。肝为藏血之脏,气为血之帅,气行则血行,肝气调和则血行通畅,此乃选用香附之本意也。郁金辛开苦降,芳香宣达,性寒又能清解,入气分以行气解郁,入血分以凉血化瘀,为血中之气药,与香附为对,相得益彰。陈皮、薏米、茅根健脾和胃燥湿,利湿清浊,治遵前人"治湿不利小便,非其治也"之旨。

有学者用逍遥散治疗实验性肝损伤的研究指出,当归、茯苓加三七抗肝细胞实质性坏死效果最为显著。实践也证明,由于湿热伤脾,脾阳虚损,生化不旺,进而肾阳亦虚,症见腰膝酸冷、腹胀便溏、身倦肢凉、女子白带、男子阳痿等,药选黄芪、党参、红景天、白术、茯苓、仙灵脾、菟丝子等,扶正祛邪,提高机体免疫功能功不可没,故为必备之药。

举凡病家有舌苔白腻或黄腻、大便溏黏不畅等湿热之邪较盛的外在证候特征,肝功能各项酶的指标大都高于正常水平,药选田基黄、女贞子、苦参、黄芩、败酱草、垂盆草、大黄等,尤其是大黄使用得适时得当,对扭转病势有着举足轻重的影响。使用苦寒清解实乃治标权宜之计,可暂施而不可久也。一旦邪毒顿挫,宜转方治本,否则伤肝殃脾败胃,必然招致偾事。当然,在使用苦寒药物之际,如同时佐以诸如芪、参、术、苓、甘草等甘温之品,能恰到好处地发挥事半功倍之效。

肝脾同病已为常态规律,胁痛脘胀、纳差不化宜用川楝子、丝瓜络、佛手、香附、郁金、八月札、鸡内金、木香、炒谷麦芽等。若见鼻衄、牙龈出血,加仙鹤草、侧柏叶、金银花、白茅根、丹皮、地榆。肝肾阴虚宜选山萸肉、枸杞子、白芍、当归。山萸肉补益肝肾,壮旺肝气,既可滋阴,又可补阳,印证了张锡纯"山萸肉得木气最浓,酸收之中,大具开通之力,以木性喜条达之故也"的经验之谈。但需注意的是,凡蕴郁肝胆之乙肝邪毒,与肝胆亲和力最强,蚀肝性极险,且比一般外感湿热更难以清彻,需用诸如半枝莲、重楼、蜂房、土茯苓、白花蛇舌草、虎杖、三七、赤芍、桃仁等清热解毒、活血化瘀药效果更为理想。其中,赤芍入血分,凉血活血祛瘀止痛,改善肝血循环,退黄并促进肝功能修复。入气分又有调理气机之功效。丹皮与白芍共奏防止或减轻肝纤维化,柔肝续脉之功,有利于肝细胞再生。经研究证实,莪术具有较好的调气活血、开胃进食、制酸止痛和保护胃黏膜等多重调节作用,如此谨守病机,选药组方,以求补中寓疏,振奋肝脏生理机能,自能开其郁遏之气,复其条达之性,使脾升胃降胆畅,气血流畅而百脉通泰,诸证自消。

（二）中期

依临床之见,若慢性肝病继续发展,肝病及脾日久,脾气虚馁,气血化源不足,难以益养肝木,肝气愈加弱化,肝血亏耗益显,肝胆疲于升发,疏通无力,肝虚血瘀、脾虚乏运成为主要矛盾。瘀久必有气虚,气虚则运血无力,形成因瘀致虚与因虚致瘀的恶性循环,使受损的肝细胞难以修复再生,由此衍成痼疾而更难挽回败局。临床上患者常因病久缠绵不愈而情志怫郁,甚至悲观自卑,加重肝郁,郁结之气必累及血脉而瘀血更盛。症见胁痛脘胀、嗳气少食、口淡乏味、神疲思睡、面黄少华或面色灰滞、大便多溏薄、舌现瘀点等。

针对上述病机,若单纯疏肝往往无济于事,遵"厥阴不治取之阳明"之训,拟以健脾培中为主,辅柔肝活血祛瘀法,药选黄芪、党参、白术、当归、白芍、女贞子、丹参、红花、泽兰、三七、香附、郁金、玫瑰花、木香、鸡内金、山萸肉、丝瓜络、菟丝子、山楂片、姜黄、白花蛇舌草、赤芍、水红花子等。一般来讲,治肝重在补肝化瘀去癥结。补肝有补肝气与补肝血之不同,临证肝硬化中期阶段肝气虚较为突出,患者多身倦不支、神情萎靡、胸闷气短、腑行溏稀、四肢欠温、六脉沉细、舌苔白腻、舌质淡暗。治宜首选黄芪且用量宜大(60～90 g),有时为增益疗效配加党参、白术、红景天等。肝气虚常为肝阳虚的先导,选用菟丝子即是此意。对于肝肾阴虚者妙用山萸肉、枸杞子使肾精充足,木气敦厚,酸甘之中颇具开通之力。常用当归与白芍为对,乃阴阳相求、动静结合、酸甘合化,具有生血而活血以柔肝养木、宣通气血,使血有所归,内可润泽脏腑,外可通达肌表。故两药尤为养肝血柔肝体、缓急止痛之要药,与补气药相得益彰。益气养阴是活血化瘀的前提,气壮血行是理顺气血关系的必须,备选黄芪、党参、丹参、三七、红花、水红花子、丝瓜络、泽兰、桃仁等,扶正化瘀,双管齐下。气行则血畅,首选香附、佛手、木香、枳壳、苏梗、川楝子、川芎配郁金,行气宣郁以开导,势在必得。鸡内金、白术、茯苓、陈皮是调理脾胃常用之品,俾脾胃功能健旺,肝脾协调,滋疏脏腑则百脉通泰,沉疴亦可复起也。单就丝瓜络而言,擅长直通肝脉以助化瘀,使肝血流通畅达而肝郁得解,可收"疏其血气,令其条达"之效。姜黄一药,行气活血开郁积,专事疏肝通络,清湿行痹,协调三焦气机升降。若与白花蛇舌草、当归、郁金为伍,解毒祛邪,清热除湿,理气而不散,清热不过寒,除湿不过燥,活血促新生,共奏攘外安内、防微杜渐之效用。恶心纳呆、心烦失眠是肝病常有的症状,常选用神曲、谷麦芽、莱菔子、酸枣仁、夜交藤、合欢皮、柏子仁、焦远志等。便溏用莲子肉、炒山药、补骨脂、生薏仁等。总之,药随证变而增损,使扶正化瘀同步,瘀从气化,毒随瘀解,恢复脏腑功能,对防治肝硬化无疑是良好的开端。

(三)失代偿前期

病程旷久,肝脾虚中夹瘀的矛盾日渐突显,使病变组织微循环障碍愈加严重。肝硬化的主要病机是血瘀于肝,除直接影响肝血循环和本身的营养供给外,势必加重肝细胞的损伤和肝纤维化的发展进程。患者多肝脾肿大,肝功能异常,甚至出现门静脉高压及腹水等。症见痛居胁下,形体消瘦,身疲乏力,纳少腹胀,颈胸部现蜘蛛痣或朱砂掌,面色晦暗,舌淡有瘀斑,舌下脉络粗紫,脉细沉涩;实验室检查见血清中白蛋白、白细胞、红细胞、血小板均相应减少,证属肝脾同病,气血瘀阻。朱丹溪《活法机要》云:“壮人无积,虚人则有之。”说明瘀血阻滞、痰瘀夹杂、癥积肝脾是病机要点。虽有形可征,究其本源于正虚。以笔者之见,采用活血化瘀法虽为正治之法,但仅囿于对症治疗而已。应辨清肝硬化之“虚”“瘀”同病阶段,治疗紧扣“瘀”字的同时,更注重“虚”字。若不谨守病机,综合辨证,见瘀即化瘀,或不识时机而用药,非但无功,反会弄巧成拙。遵前贤治肝病“当先实脾”“养正则积自除”之铭句,恪守化瘀散结当先扶正的原则,务必慢中求快,稳中求胜,使之愈出自然而不反弹。

可以说,早期使用活血化瘀药如丹参、赤芍、川芎等,是本着“上工治未病”,防患于未然而设。鉴于肝硬化失代偿前期乃气血亏虚为本,瘀血阻滞为标,但此时的瘀血非一般活血药物而能动摇,应时刻不忘扶正乃是散结消积取效之要,补而不滞,消不伤正,瘀去新生,拟方健脾益肝化瘀汤治之,或许有所弋获。方药组成:生黄芪50 g、全当归15 g杭白芍15 g、生白术15 g、云茯苓20 g、醋香附15 g、广郁金15 g、鸡内金30 g、血丹参18 g、绵茵陈30 g、赤灵芝15 g、菟丝子15 g、女贞子15 g、水红花子20 g、炙鳖甲20 g、三七粉6 g(冲)、虎杖15 g、山萸肉12 g、醋莪术10 g、广木香15 g、炒谷芽30 g、生甘草10 g,水煎早晚分服。肝为刚脏,体质阴柔,善疏而用阳,性喜条达而恶抑郁。可知初病在气,久病气血皆亏,虚郁乏疏,木侮脾土,气血化源枯竭而木失所荣,肝气极虚难任疏导,临证用药在疏肝不应的情况下柴胡、枳实等可摒弃不用,重点从肝、脾、肾生克与制约气血的关系上着眼,以纠正失和的状态。《难经·十四难》曰“损其肝者缓其中"为治肝实脾指点迷津。务使正气来复,郁滞得开而瘀血徐为消融,可给予补气化瘀药出入。方中黄芪乃气药之圣,能通达内外,使脾阳得以斡旋上下而化生气血,使肝胆在阳气的鼓舞下呈现出生机勃勃的局面则舒畅条达。黄芪在术、苓、内金的协助下益气健脾和中,以增资纳运为目的,实乃治本之举。一旦脾胃旺盛,肝木复兴则指日可待。乙癸同源,精血互化,取山萸肉、当归、白芍养肝血益肝阴,补益肾精,以期抒发疏泄条达之职能,冀气血流畅,尽收瘀血渐趋消散而营卫畅达之功。瘀血隐患于肝脾是慢肝的重要病理环节,在养正的前提下,用丹参、鳖甲、三七、水红花子(或生瓦楞),化瘀软坚不伤正,陈垄去而癥瘕尽,瘀去新生,对纠正肝功能,改善白、球蛋白比值,调节机体免疫均有益。木香、香附宽胸利膈,通调三焦上下,使未瘀之血动而流畅,已瘀之血散而祛之,又可防补益药壅滞之弊端。灵脂、菟丝子、甘草益肝肾,抗氧化,促进肝细胞修复与再生。茵陈之气清芬,清肝利胆,促进代谢。鳖甲乃血肉有情之品,入血分而走阴分,与肝脾同气相求,长于滋阴软坚散结而不伤正,为治肝脾肿大之要药。若与水红花子为伍,专入肝经,不仅能活血消积,清肝明目,更善治腹内癥块积聚。研究证实可有效降低肝门静脉压力,减少肝纤维组织增生。综上所述,病至肝硬化期并非一般祛瘀药所能斩获而顾及,理应首选鳖甲,或配合诸如龟板、水蛭、蝼蛄、鸡内金、瓦楞子等坚阴逐瘀而不伤正之品,从根本上搜除肝脾之陈旧瘀血,舒软肝脾。患者大便黏滞不畅、舌苔白腻等湿热较为明显者,可选用黄芩配焦槟榔、桔梗开发上焦,清化中焦行气导滞于下焦,腑通则邪清。肾之阴阳亏虚在所难免,应加用女贞子、枸杞子、仙灵脾等。如此选药配伍组方,集实脾保肝益肾、疏柔清化、扶正祛邪、滋补强壮于一体,不仅提高疗效,且可缩短疗程。

第十二节 辨证论治胆结石

胆结石又称胆石症,临床较为常见,有研究表明,40岁以上人群中患有胆石症者约占五分之一,女多于男。因结石有的如泥沙,有的坚如岩石而得名。胆石症隶属于中医学"胆胀""胁痛""黄疸"之范畴。胆胀病之谓源于《灵枢·胀论》,有"胆胀者,胁下痛胀,口中苦,善太息"之详述。医所共知,胆石症治疗较为棘手。现代医学提倡碎石,通过腹腔镜取石,但易复发。有的施行手术摘除胆囊,虽立竿见影,但纳呆腹胀、消化不良、营养匮乏、消瘦易疲等术后综合征难以改善。中医治疗胆石症从整体观和辨证论治出发,临证采用疏利、消通、化瘀、散结、补虚等,多途径、多导向、多层次、局部与整体调节相结合,通过中药药理作用的多元性,其镇痛、溶石、排石的疗效及防止再复发的机理是客观存在的,其中寓有必然的科学哲理,最终均能收到拨乱匡正的效果,从而避免了不必要的手术带来的创伤及术后诸多不良反应。试想采用中西医结合的途径,双管齐下,尽快解除胆道痉挛性梗阻状态,达到消炎、镇痛、排石的目的,不失为重要的治疗思路。

胆囊和肾是主宰人体新陈代谢的重要器官,由于内外诸因素的不良影响而导致其功能失调,自然成为结石的好发部位。说明结石是人体物质代谢障碍而形成的病理产物。由于个体差异,其成因是多方面的。现代医学认为,不良的生活习惯,诸如不合理的膳食结构,频进高脂食品,嗜爱甜食,不吃早餐,喜静少动,缺乏锻炼,身体肥胖,过度节食减肥,习惯性便秘等,均可导致胆囊功能失调,排泄迟缓,其中的胆盐、胆固醇、卵磷脂等成分在胆内滞留,过度浓缩促使结石的形成。再如胆囊炎反复不愈,由于长期大量炎性坏死的黏膜脱落,致使胆固醇浓缩和胆红素沉积,构成了结石形成的因果关系。

一、病因病机

在中医看来,胆石症的形成归咎于内因与外因矛盾的相互激化而导致的脏腑功能失调。最为常见的因素大致有以下几种。

1. 情志拂郁,肝胆失疏　肝脏主藏血而司疏泄,以血为体,以气为用,为阴阳的统一体,故"体阴而用阳"。肝主疏泄的含意在于舒畅、调达、宣散与流通等多项生理功能。胆附着于肝下,以脉相联通。肝的上述生理特性均在胆主"决断"的协动下进行,故经有"十一脏皆取决于胆"的说法。肝胆内寄少阳生发之气,"凡上升之气,自肝而出"。肝胆疏和则气生,发育万物,鼓舞诸脏之生化,正如唐容川所言,"木之性,主于疏泄,食气入胃,全赖肝木之气以疏泄之,而水谷乃化"。在病理上,如若情志不遂,肝木疏泄失常,胆腑随之失降而变证多端。首先导致三焦气机紊乱,故有"万病不离于郁,诸郁皆属于肝"之说,"气生百病,百病生于气"也是这个道理。如肝郁本经症见胁痛、胸闷、乳胀等肝气郁结证;肝郁化火上扰则出现头痛、头胀、头晕等;肝气犯中则表现为脘胀恶心、嗳气纳呆、呕吐等。由此看来,肝病不论虚实都可引起脾胃升降功能失调。情志不遂,肝先受之,失其疏泄条达,气机郁结而表现为胁肋胀痛、脘痞胸闷、口干呃逆、善太息、情绪低落、纳食不振等。肝胆内寄相火,肝气郁结不展,气有余便是火,炼津为痰,气机愈加受阻,气阻痰凝,痰瘀互结,日久成石。肝气郁结,胆失疏降,胆汁排泄受阻,郁积沉聚而成石。木气横犯脾胃,中气壅滞,升降失常,故胆石症患者多以脘胁胀满不舒、口苦嗳气、厌油纳呆而就诊。患者每因工作压力过大,精神高度紧张或心理恐惧等因素而诱发加重。又因气行失畅,血随气滞,瘀阻脉络,不通则痛。

2.饮食失常,脾胃乃伤 脾者,仓廪之本,胃者水谷之海,共同主司运化纳腐水谷,气血化生,气机升降,升清降浊之职,故谓之后天生命之本。胆石症可以说是一种代谢障碍性病症,其生成与发展多因饮食不节,寒热无度,暴饮暴食,嗜酒为常,肥甘屡进,久之脾胃乃伤。或与素禀脾虚湿盛之体,中气虚馁,运化功能低下,湿蕴痰生为患密切相关。从肝胆脾胃生理关系上讲,同居中焦为邻,肝脾同主升为贵,胆胃以降为和,共同斡旋气机。《灵枢·本输》谓胆为"中精之腑",内藏精汁,疏注入肠道以助消化吸收。"胃为水谷之海",主司受纳腐热水谷的过程,当需肝胆之疏调方能实现纳化推动而下行。故胆胃贵乎于同降下行乃为常态。如若一旦情志受挫,胆病及胃,胃失通降,胃病及胆,导致饮食积滞,湿热内蕴,胃热移于胆,胆胃气逆,浊降失常,则症见口苦呕恶、脘胀胁痛等。张景岳指出:"以饮食劳倦而致胁痛者,此脾胃之所传也。"研究表明,诸如十二指肠壅积症、十二指肠球炎、十二指肠球部溃疡等,由于其炎症、充血、水肿或瘢痕的形成,多使胆汁排泄受阻,久之可引起胆囊炎,胆石症的发生也与此有着相关性。在此病理状态下,胃的纳化功能又进一步被制约,故临证所见患者脘胀、呕恶、食欲较差等症状尤为突出。又如临床上常见的胆汁反流性胃炎,由于幽门驰缩功能失调使胆汁反流于胃,加重了胃炎的病情,这便是胆胃失和失降,导致同病相关的结果。脾胃虽为气机升降之枢,但其健运尚需肝胆之疏调,故有"土赖木疏""木疏土运"之说。饮食入胃后,气血的生成、谷物化为精微之传输布达、津液的运行、物质的有效代谢等,均在肝胆主司疏泄调节的前提下进行。同样,脾胃化生气血则输送肝脏而主藏之。肝得中埠化生的气血则疏泄条达生生不息,此乃肝脾彼此互资、互生、互用焉。临床上所见肝脾、胆胃失和者,常因个体化之不同而出现挟食、挟湿、挟热、挟郁、挟痰等多重代谢紊乱证。往往复因劳倦、情伤、免疫低下、饮食不洁等导致急性胃肠炎继而加重胆石症、胆囊炎病情。根据"病久入络"的病机演变规律,患者多以疼痛为主,如胁痛如针刺,痛有定处,舌质变暗或有瘀点,舌下静脉怒紫,脉象多弦细涩等。石块居于胆中,不时刺激胆壁而发出痛的信号,说明胆为中正清净之腑,容不得半点杂物而妨碍胆汁排泄,故应积极治疗方为上策。

二、辨证施治

由于气滞、郁热、湿阻、痰瘀、虚损等因素所形成的结石,构成了胆石症的基本病机,且多病程日久,反复不愈,邪恋不去,概为虚实两途。

1.疏利肝胆,理气通降　临床所见,胆石症不论寒热虚实,均以肝胆瘀滞,不通则胀,胀甚则痛,或痛胀兼有为其共性。由于虽同病而病因病机之差异,有的属气机壅滞而不通,有的为寒热交结而不通,有的为湿热互织而失通,有的因脾虚失运而不通,有的属阴亏则涩而不通等。因此,施治用药总要围绕"六腑以通为用"而展开。肝胆脾胃总以升降协调,性喜通利而忌壅滞,痛乃疏运不及,治则在于疏通气机,使上下通调,升清降浊,归属分明。所谓"通",就是疏壅滞,祛其瘀积,承胆胃主导下行和顺之生理特性而推陈致新,最终推荡结石等异物下降而排出体外。一般来讲,初病在气,症以胀为主,治宜疏利肝胆,通调气机。宗"木郁达之"之旨,药以辛散之品配以柔肝滋养之味,达到疏柔并举,促进肝胆疏泄条达有序的目的。常用药有柴胡、香附、木香、佛手、当归、白芍、郁金、娑罗子、枳壳、合欢花、苏梗、木蝴蝶、八月札等。挟热者加丹皮、川楝子;挟痰者加半夏、陈皮、厚朴;痛胀并存为气郁血滞脉络,加丝瓜络、泽兰、玫瑰花。

曾治孟某,女,75岁。明确诊断患有胆石症并胆囊炎,已十余年,主诉常感右胁作胀连背,情绪波动则重,进食后易脘胀,嗳气则舒,大便偏黏,日行一次。舌苔薄白腻,脉弦细。治以疏肝利胆,理气和中。处方柴胡10 g、香附15 g、郁金15 g、白芍15 g、炒川楝子10 g、枳实30 g、佛手20 g、木香15 g、茵陈30 g、延胡索30 g、熟大黄15 g、鸡内金30 g、陈皮10 g。药后胆气随胃降,胃气随胆通,气畅痛止,病自安然。

2.清肝利胆,通调腑道　胆石症在稳定期若如常人,安然无恙。但临床上常见胆石症合并胆囊炎患者,因情志激惹或暴饮暴食,嗜酒过度,或食用不洁之食物而急性发作,症见胆区剧痛阵作,甚则发热目黄,呕恶溲黄。舌苔黄腻,脉弦滑数。究其病机乃湿热蕴郁肝胆,胆石阻滞,壅遏气机,胆汁疏泄不利,阳明腑实,不通则痛且胀。根据"六腑以通为用"的生理特点,通则不痛,痛随通减以及"急则治其标"的原则,治宜重在于"通",故拟清肝利胆、理气通腑法。常用药有柴胡、茵陈、金钱草、栀子、枳实、蒲公英、川楝子、鸡内金、鱼脑石、川牛膝、海金砂、延胡索、熟大黄、路路通等。

曾治张某,女,68岁,患有胆囊炎、胆石症、十二指肠球炎十余年,3天前食用油腻之物后突感胆区疼痛渐剧,伴恶心呕吐胃纳物2次,口中干苦,病后未解大便,溲黄。自服消炎止痛药未效而就诊。舌苔白黄腻,脉弦数。治宜清肝泻胆,理气通腑。处方:柴胡12 g、龙胆草10 g、茵陈30 g、金钱草20 g、海金砂30 g、枳实30 g、香附20 g、郁金20 g、川楝子10 g、蒲公英30 g、沉香粉6 g(冲)、桔梗10 g、鱼脑石30 g、川牛膝15 g、竹茹15 g、生大黄10 g(后入)。药后腑通得下,少阳阳明邪实浊热清解,遂收斩关夺隘之功。

临床上通之法虽多,但在治疗胆石症时,通腑泻下必不可少。大黄一药,性味苦寒,善主沉降,走而不守,独具推荡通腑泻浊之功。不通其腑,无以荡击结石,不疏其肝,胆泻不利。方用桔梗一药,意在提壶揭盖,开宣肺气,通调肠腑,十分符合肺与大肠相表里之所用。方中大黄的用量应根据病情之不同而细细斟酌为妥,目的在于通下一次,症减大半,中病即止,或待腑通痛止后再予以善后调理。临床观察所见,胆石症患者均不同程度并发胆囊炎、胆汁淤积,常因不同诱发因素而急性发作,故通腑利胆为正治之法。因热而瘀者,宜清而通之,药用蒲公英、大黄、栀子、枳实、丹皮、赤芍、焦槟榔。因湿而瘀者,宜清化而通之,药用茵陈、金钱草、生薏仁、茯苓、滑石、青黛、白茅根、木香、陈皮。因气滞而郁者,宜行气开郁,行而通之,药用枳壳、延胡索、香附、郁金、苏梗、川楝子、玫瑰花、佛手、香橼、川芎等。痛重者加沉香配白芍、丹参。此外,胆石症并胆囊炎的主要病机多为湿热中阻,脾运困遏,胃气壅塞,气机失常,食积胃腑,纳化受阻,使肝胆湿热蕴结更甚,故患者每多脘胀嗳气,口中黏滞乏味,泛恶呕吐,纳食少而不化,大便黏滞不畅等。若单纯采用疏肝利胆、清化湿热之法是远远不够的。应肝脾同调、胆胃同治,在疏利的同时健脾燥湿、理气和中。常用二陈汤、平胃散合方加减。健脾可以化浊,行气利于化瘀排石,更有利于肝疏胆通,相辅相成,共奏疏肝利胆、清热利湿、理气活血、通腑导滞之功,从而达到通与利的目的。治寓防中,以解除后顾之忧。当胆石症急性发作而湿热之象明显时,若湿热清除不彻底,有朝一日必有再次急性发作之后患。若论清热解毒利胆,首选蒲公英配败酱草、茵陈、木香、枳实、海金砂、鸡内金,清化、疏通、行气、排石效果较为理想。

3. 缓急止痛，化瘀通络　肝脏既是一个主疏泄而喜条达的器官，又是一个气血丰盈的器官，也是一个容易发生气血郁滞的器官。足厥阴肝经布两胁，胆石症常以胁肋作痛为特征而贯穿病程之中，应视为"久病入络"，气滞血瘀，不通则痛。这就是气行则血行，气滞则血瘀之气血相关论，同时有着从量变到质变的转化关系。唐容川在《血证论》中指出："一切不治之症，终以不善祛瘀之故。"临证凡辨治肝胆之疾，应以疏肝调气为主，此型则以活血通络为要，佐以调疏肝胆，目的在于通过活血通络的方法达到气血流通的目的。常用药如柴胡、香附、川芎、玫瑰花、当归、泽兰、红花、延胡索、郁金等。

曾治景某，男，38 岁，确诊胆石症已 2 年，胆区时常刺痛，伴有胁胀嗳气，厌油腻物，大便干。舌苔薄黄，脉细涩。证属血瘀阻络，治宜活血通络、理气止痛。处方：柴胡 10 g、当归 15 g、白芍 30 g、香附 20 g、郁金 20 g、生蒲黄 10 g、延胡索 30 g、炒川楝子 10 g、鸡内金 30 g、莪术 10 g、蒲公英 30 g、熟大黄 10 g、木香 15 g。上方服药 5 剂，痛止病安，继以丸药调理善后。

4. 滋阴清热，柔疏肝胆　本法适用于因胆石症而久用或过用苦寒与辛燥药所导致的阴亏郁滞证。症见胁肋隐隐作痛，或绵绵不休，口干苦，心烦易急，少寐，五心烦热，目睛干涩，大便干，小便黄。舌苔少舌质红，脉细数涩等。治宜养阴疏利并施，缓图促其向愈。常用药有生地、沙参、麦冬、白芍、百合、酸枣仁、丹皮、枸杞子、赤芍、香附、郁金、丹参、合欢花、玫瑰花、鸡内金、海金砂、生瓦楞。

如治王某，女，62 岁，患胆石症 5 年，口干乏味，胆区隐痛，心烦少寐，不思纳食，大便量少，日行 1～2 次，常感身体疲倦，久服消炎利胆药效不彰显。舌质红，少苔，脉细涩。治拟柔肝利胆，滋阴清热。处方：生地 30 g、白芍 15 g、枸杞子 15 g、丹皮 15 g、百合 10 g、赤芍 15 g、郁金 15 g、香附 15 g、鸡内金 30 g、沙参 30 g、黄精 15 g、木香 10 g、酸枣仁 30 g、知母 10 g、炒麦芽 30 g。随证出入调治半个月诸症依此递消。为求远期疗效，以丸药善后。

5. 扶正固本，补通并施　根据疾病的发展规律，久病多虚，不外阴阳两端。从胆石症的发病动向来看，病程多久远，缠绵不愈，必然导致患者精神压力大，消耗体力，加之忌口劳倦，损伤脾胃，脾阳不振，胃阳亦虚弱，导致整体处于虚损状态。气虚不能推石，阳虚不能温煦脏腑，结石郁滞越甚而不利于排出。患者常表现为右肋胁隐痛且胀，时痛时止，脘腹壅塞，食欲不振，晨起呕吐清涎，神疲肢冷,倦怠懒动,大便溏稀。舌质淡,舌苔多薄白或白腻,脉细弦等。治应遵循一个"补"字,以补为攻,扶正固本,补乃攻之备,补通并施。常用药有黄芪、党参、白术、茯苓、桂枝、附子、干姜、白芍、鸡内金、鱼脑石、金钱草、川牛膝、砂仁、菟丝子、香附、郁金、当归等。

人体水液输布与排泄,上赖肺气之宣肃清降,下赖肾气之蒸腾气化,中赖肝之疏导、胆之助化、脾之运行。如脾气虚馁,运化乏力,既不能升清降浊,又不能助力肝胆之疏达,石则难下。黄芪、党参振奋中州运化之枢,从而助肝木疏泄条达,胆腑排泄顺畅。若药后胆区阵痛加剧,提示药中病所,胆之弛缩有序,药力有推石下行之势。综观调治胆石症之用药规律,大致分为松弛胆道奥狄氏括约肌药,如栀子、茵陈、槟榔、乌梅、山楂、青皮、大黄、金钱草、白芍、木香、枳壳;促进胆囊收缩的药物,如川楝子、郁金、海金砂、柴胡;增加胆汁分泌药,如大黄、茵陈、金钱草、山栀、黄芩、虎杖、柴胡、枳实、海金砂;改变胆汁成分的药,如木香、川楝子、鸡内金、陈皮、香附、枳壳;溶石的药物,如海金沙、鱼脑石、威灵仙、海浮石、石决明、生牡蛎、昆布、鸡内金、莪术、珍珠母。但在临证具体辨治用药时要适时掌握病情稳定期与急性发作时的病机变化,合理运用疏、通、清、化、补与通的分寸,或单独使用,或交叉并施,方能收效。在治疗胆石症过程中,茵陈与金钱草相配伍专擅清利胆腑,再配鸡内金善于消积磨石,三药相配,对急慢性胆囊炎并胆石症者可谓相得益彰。若论疏肝解郁药,非柴胡莫属,此药专入肝胆二经,柴胡既能主心腹,去肠胃之结气,饮食之积聚,寒热之邪气,又能推陈致新,久服轻身,同时具有护肝降酶等多向功能。若论柔肝养肝,缓急止痛,唯有白芍独当此位。柴胡配白芍,一疏一柔,一散一收,刚柔互济,阴阳相配,极具协同之功而增益排石之效率。四逆散、逍遥散、柴胡疏肝散等均有此配伍,颇具匠心。柴胡配香附、郁金、木香能促使胆管括约肌弛张有度,使胆道始终处于动态平衡舒缩状态,达到清通胆腑、缓急镇痛之效,使之冲刷排挤胆汁流量增加,对结石顺势下行十分有益。疏肝理气药虽具有辛散香燥的一面,久用不当可有伤阴耗气之虑,临证中应遵照《丹溪心法》"宜疏顺不易疏利太过"之训,在大队疏肝理气药中配伍诸如当归、白芍、郁金、枸杞子、丹参使疏利寓柔养通络之中更为平妥。关于延胡索在治疗胆结石中的应用,《本草纲目》论其有"治一身上下诸痛,用之中的,妙不可言"。研究证实,理气活血药可解除平滑肌痉挛,改善血运,达到通络止痛的效果。

第十三节　慢性胆囊炎证治浅淡

　　慢性胆囊炎是临床较为常见的消化系统疾病之一,多见于成年人,究其成因,缘由急性胆囊炎之后遗症,或患有胆石症的同时伴有胆囊炎性病理改变,但临床上绝大多数患者既无急性胆囊炎病史,亦无胆石症,却因胁痛或胃脘不适而被诊断为慢性胆囊炎。胆为六腑之一,居于右肋下,以胁痛连背为基本特征,故中医学将胆囊炎归属于"胁痛"之范畴。就其病因而言,多与情志不遂、暴饮暴食、喜食辛辣油腻、过度饮酒以及结石、蛔虫、感染等因素密切相关。从病机特点来看,胆附于肝,与脾胃为邻,与肠胃相通,如若胆腑一有所患,必将殃及他脏而为病。如胆失疏达,肝疏即被遏,气机壅滞则脘胁胀病连背、喜出长气;若胆气郁结,化火上逆,扰动心神则心烦不寐;若胆气犯胃,使其通降之功逆乱则脘中胀满、纳差呕恶、食滞不化;湿热蕴结迫胃则口若干涩、胃中灼热、大便黏滞不畅。综观本病临床表现特点,由于患者病程长短不一,病情轻重不同,体质与耐受力有别,故临床表现也不尽一致。由于本病病程长,症状反复不定,误为胃病而误治者不乏其例。由于患者均有轻重不一的脘胀、嗳气恶心、厌油腻之物、食欲不振、纳谷不化等症,且常因劳倦或生气、饮食不当而诱发加重,甚至反复久治难愈而影响生活质量。

　　慢性胆囊炎虽然病位在胆,但从病理变化的规律来看,无不涉及肝、脾、胃、肠腑的功能改变,故认为肝胆一体,疏泄为先,脾胃一体,升降通调则安。为此,治胆病必疏利并举,肝木疏达则胆腑通顺,疏肝达胆,胆气宁谧则利于胃肠通、降、化、收、藏,传输协调一致。肝胆为病,每殃及脾胃,使中焦运纳变故而运化失常,故胆病者往往脘胁胀痛、饱胀嗳气、食欲减退、厌油呕恶、消化不良等症状较为突出。治宜达胆和中,健运化滞相辅相成。以临证之见,在胆囊炎的发病过程中,诸如气机壅滞、湿热蕴阻、血瘀阻络或虚损等病理改变,常不同强度交织在一起,使病情更趋复杂。治疗应循证而辨,虚实详察,据证施药,药证切败,以求临证之最佳疗效。

一、肝郁气滞型

　　本型的特点是肝郁气滞、胆腑失疏、不通则痛,常因情志不遂而诱发加重,心烦易怒,心胸郁闷,胁肋胀痛,甚则连肩扯背。胆气犯胃,胃失和降,患者表现为恶心嗳气、喜出长气、脘满时痛、口咽干苦、食欲不振等。舌苔多以薄白或黄为主，脉弦或弦数。治宜疏肝利胆，胆胃同调。方以柴胡舒肝散加减。药用柴胡、白芍、枳壳（枳实）、香附、川芎、延胡索、郁金、丹参、川楝子、砂仁、丝瓜络、苏梗、佛手、娑罗子、木香、丹参、当归、合欢花等，食欲不振加谷芽、神曲；郁结化火加丹皮、连翘；少寐或不寐加百合、合欢皮。柴胡舒肝散乃疏肝理气之代表方剂，方以四逆散加香附、川芎组成，疏肝理气，达胆和胃。功擅疏肝行气化郁滞，辛散而酸甘化阴，辛疏而不伤阴，治血而不伤气，不燥不腻。张山雷认为："肝气乃病理之一大门，善调其肝，以治百病，胥有事半功倍之效。"方中柴胡主入肝胆经为君药，疏木畅胆，"木能疏土"，待肝疏胆决，疏泄乃畅，胆舒胃降，启阳外促降泄，以利化、收、藏，传输如常；中焦乃气机升降之枢，疏肝必当健脾胃以行气，配伍香附、佛手、枳壳或枳实、木香、娑罗子、苏梗、川楝子等相辅相成；肝藏血体阴而用阳，配当归、白芍养肝血益肝阴，柔疏肝胆，疗效倍增；根据气伴血行之规律，肝胆郁结之病理，皆有不同程度之血瘀脉结存在其中，故选川芎、丝瓜络、丹参、延胡索、郁金，行气化瘀滞以通络止痛；白术、茯苓或加陈皮、鸡内金以健脾运中，助胃纳化；食欲不振加谷芽、炒神曲；恶心呕吐加竹茹、姜半夏；心烦少寐加合欢花、合欢皮、百合、茯神等，运用恰当，病随机转。

刘某，男，42 岁，2015 年 8 月 17 日初诊。患慢性胆囊炎 2 年余，同时患有胆汁反流性胃炎，症见右胁胀痛，甚时引胸彻背，平时情志易怒，口苦呃逆，胃脘堵闷，饭后尤显，偶有反酸，欲食而不敢多食，大便偏干，日一行，小便黄，舌苔薄黄，脉弦细。证属肝胆郁滞，脾胃失和证；治宜疏肝利胆，调和脾胃。处方：柴胡12 g、香附 15 g、郁金 15 g、木香 30 g、枳实 30 g、炒白术 15 g、茵陈 30 g、金钱草20 g、蒲公英 30 g、葛根 15 g、煅瓦楞子 30 g、白芍 30 g、鸡内金 30 g、竹茹 15 g、砂仁 10 g、娑罗子 10 g、炒川楝子 10 g、炒谷芽 30 g。服药 7 剂，胁痛胀顿减，脘胀呃气均瘥，守方随证调治 25 天，停药观察，未再复发。

二、肝胆湿热型

此型以湿热蕴聚于肝胆经为主要矛盾，从病理变化来看，湿蕴日久而化热，湿热交织而缠绵难祛，伤津液而口苦咽干，口中黏腻，嗳腐纳呆，胁痛亦剧，时有呕恶，脘腹作胀，大便量少不畅。舌质红，苔多黄腻，脉弦滑数。究其病因素往多嗜酒辛辣，肥甘屡进，或宿患胃肠疾患，加之饮食不节，寒冷无度损伤脾胃，运化不及痰湿蕴生困中，酒生湿热易伐肝困胆，使其疏利呆滞，肠腑便泻乏力，故上述症状显而易见。治宜清利肝胆,调和脾胃;方药以大柴胡汤合薏苡仁汤加减。常用药如柴胡、黄芩、半夏、枳实、大黄、白芍、茵陈、金钱草、白术、陈皮、竹茹、厚朴、鸡内金、延胡索、川楝子、栀子、金银花、红藤、香附、郁金、败酱草等。

丁某,女,37 岁,2016 年 8 月 20 日初诊。3 年前因胁肋疼痛,时轻时重而就诊,经 B 超确诊为慢性胆囊炎。刻下胁痛胀不行,厌食油腻之物,晨起咽干易呕,胃胀如堵,纳食一般,大便黏而不畅,小便黄。舌苔黄腻,脉细数。证属肝胆蕴热,胃失和降。治拟疏利肝胆,助运脾胃。处方:柴胡 15 g、茵陈 30 g、黄芩 15 g、半夏 10 g、枳实 30 g、虎杖 15 g、生薏苡仁 30 g、生大黄 6 g、陈皮 15 g、香附 15 g、郁金 15 g、败酱草 10 g、蒲公英 30 g、炒川楝子 10 g、竹茹 15 g。调治半月,临床治愈。

三、肝胃阴亏型

慢性胆囊炎反复不愈,或过用苦寒清热之品,加之平日严格忌口,病久多有肝胃阴虚之证候。症见胁肋隐痛悠悠不休,口干舌燥尤甚,频饮不解,心中烦热,大便秘结,劳则易倦。舌红少苔,脉弦细数。治宜滋阴柔肝,养胃清热,佐以活血通络;方以一贯煎加味。常用药有生地、枸杞子、沙参、麦冬、当归、川楝子、白芍、知母、玄参、赤芍、茵陈、蒲公英、乌梅、香附、郁金、酸枣仁等。叶天士认为"肝为刚脏,非柔润不能调和",一贯煎乃柔养肝胃阴亏之要方,加入川楝一味,妙在大队滋补药中主导疏利气机,补而不滞。阴虚旷久,必有血瘀其中,方中加入赤芍意在凉血而活血,通络止痛,治疗肝阴不足、络脉不荣之胁肋作痛。肝为刚脏,性喜柔润条达而疏泄有变,肝疏胆降,通则不痛。方中重用生地、枸杞子滋养肝胃;沙参、麦冬益胃养阴,使阳明燥土得濡养而通降无碍;当归养肝活血而独具疏通之性,辅以川楝子疏肝利气和胃。如此配伍,可使肝木之阴亏得以柔养,肝气自能疏达,胆得肝之清润疏条之气则承前启后,脾胃自然发挥升清降浊之功效,诸证尽消。

史某,女,57 岁,2014 年 5 月 14 日初诊。确诊慢性胆囊炎已有 5 年之久,且患高血压、冠心病、糖尿病等,一体多病,杂药叠进,久之肝胃阴津大伤。近日胁痛隐隐,口干舌燥,频频饮水自救而无助,五心烦热,心烦失眠,头晕目干,视物昏花,腰酸耳鸣,记忆减退,身感劳累疲乏,小便黄、大便干。舌质红,舌无苔呈镜面舌,脉弦细数。证属肝胃阴亏,肾精不足。治宜滋养肝胃之阴,补益后天之精。处方:生地 30 g、沙参 30 g、麦冬 15 g、当归 15 g、炒川楝子 10 g、知母15 g、五味子 10 g、乌梅10 g、花粉10 g、赤芍15 g、丹参15 g、山萸肉10 g、枸杞子15 g、酸枣仁30 g、茯苓10 g、焦山楂10 g。前后调治月余,舌苔呈薄白,诸证皆去。

四、血瘀阻络型

慢性胆囊炎之血瘀阻络型临床较为常见,症见胁痛日久,久病入络,以痛为主,痛有定处,痛的性质如针刺。患者面色因病久血瘀而灰暗,舌下静脉青紫,舌质暗或有瘀点,脉弦细涩。究其临床表现和病程长短认为,若胀甚于痛者,病在气分为主,痛易窜动,方用金铃子散加味,药如川楝子、延胡索、香附、枳壳、香橼、大腹皮等,意在疏肝理气,寓气利血行之意;若病程已久,反复不愈,痛重于胀则为病久入络,痛有定处,方以血府逐瘀汤加减。常用药有桃仁、红花、当归、白芍、川芎、香附、郁金、丹参、柴胡、三七、没药、川楝子、延胡索、玫瑰花、木香、佛手、八月扎等。

颜某,女,44 岁,2015 年 8 月 20 日初诊。患胆囊炎 8 载,胆区痛胀扯肩胛,痛重于胀,心绪易烦,大便干 3 日一解。舌边见瘀点,舌下静脉怒青,舌苔薄黄,眼圈灰晕,脉细涩。证属瘀血阻络,治宜化瘀通络止痛。处方:柴胡 10 g、桃仁 10 g、红花 10 g、香附 15 g、郁金 15 g、延胡索 30 g、炒川楝子 10 g、川芎 10 g、白芍 30 g、当归 15 g、甘松 10 g、续断 15 g、枸杞子 15 g、蒲公英 30 g、青皮 10 g。连服 12 剂,胁痛止,腹痛瘥。

第十四节　脂肪肝防治要义

一、对脂肪肝的认识

脂肪肝是由多种原因导致机体代谢滞缓、脂类物质动态平衡失调而引发的以全身性、慢性化发展为特征的代谢性疾病,是指脂类物质在血液中长期含量过高,发展到一定程度使肝内脂肪蓄积过多的一种病理状态,可谓脂肪肝是高脂血症的缩影。正常生理状态下,脂肪是参与和构成人体生命活动不可缺少的重要物质和能量储备来源。久病体虚时,临证及时补充脂肪乳,可救生命于危及之中。然当脂肪过盛时,亢则为患。研究证实,当脂肪在肝内蓄积超过 5%,或在组织学上有 40% 以上的肝实质脂肪变性,即可称为脂肪肝。

中医学虽无脂肪肝、高脂血症等病名,但对本病的认识颇为深刻,早在《内经》中已有诸如"油脂""脂人""脂膜"等记载,再如《难经》中的"肥气",均有高脂的含义。上述表达与现代所指的"血脂""脂质""脂肪""肥胖"及"脂肪肝"等,极有雷同相似之处。单就高脂血症应隶属于中医学"痰浊"的范畴。但中医学的"痰"含义颇广,高脂血症仅是"痰"的一部分,痰浊阴重,沉蓄于肝内,故脂肪肝属于中医学之"胁痛""肝着""肝壅""积聚"的范畴。

当今,随着人们物质生活的富足,生活水平不断提高,公众自我保健意识也逐渐加强,养成了定期查体的习惯,近年来,从城市到乡村,肥胖、高脂血症、脂肪肝的发生率逐年攀升,且低龄化趋向已十分明显,成为常见病、多发病而威胁着人们的健康。据统计,如得不到及时有效的防治,在高脂血症的基础上不仅加速其动脉硬化的发生,且有 6%～8% 的脂肪肝患者由轻至重,由量变到质变,从无形到有形可征,终究由脂肪纤维化而演变成肝硬化。临床上,高脂血症患者常伴有轻重程度不同的脂肪肝,可见高脂血症是脂肪肝的前奏。本病的特点是病程冗长,呈慢性化发展,早期由于无任何不良症状而不被重视,任其发展。随着病情的演变,部分患者并发糖尿病、冠心病甚至脑血管病等。可见高脂血症即是病理产物,又是致病因子。由于其隐存于血脉之中,脂随血动,内伏脏腑,上至脑窍,旁趋四肢,无处不到,后期所产生的危害莫测。由于脂肪肝是脂类物质蓄积过多的一种病理状态,其病变部位虽在肝,却常涉及脾、肾,肾的功能失调,使整体代谢紊乱,主要病理病机为"痰浊血瘀"。

二、脂肪肝成因

在中医学看来,脂肪肝的成因大多有内因与外因双重因素。一是极为不当的生活习惯,如恣食肥甘,嗜酒辛辣,补益过度,过食少动,营养过剩,入不敷出,日积月累,超出了肝、胆、脾、胃的疏泄运化之度,使精微"化失其正",湿热由生,酿生痰浊,脂由痰生,赘积于肝。正如《素问·奇病论》告诫:"此人必数食甘美而多肥也,肥者令人内热,甘者令人中满。"尤其是酒精性脂肪肝,乙醇进入人体后,主要集中在肝脏内进行分解代谢,可直接造成肝细胞的损害,使得肝脏对脂肪酸的分解代谢发生障碍,久之,必然使肝内脂质不断沉积,聚集而形成脂肪肝。二是脏腑虚损而功能不及,运化水液减缓,使湿蕴而熬煎成痰。《证治汇补》曰:"脾虚不运清浊,停滞津液而痰生。"情志不遂,肝胆失疏,滞而不通,木乘脾土,升降失调,衍生痰浊。肾阳虚弱则火不生土,土弱则运迟,痰浊蕴生;或肾阴不足则生内热,熬痰而成脂。综观本病乃多虚多郁(瘀),然以虚为本,脂浊瘀阻为标。可将其成因归结为饮食不节,脏腑虚损,功能失调,代谢迟缓,精微化失其正,湿热内生,酿生痰浊,脂由痰生,主要病变部位在肝,常涉及脾肾。

三、辨治之见

（一）净脂化浊,当先疏利

肝属木,生应春时,阳气之始发,主藏一身之血,为厥阴之脏,体阴而用阳,主疏泄而司升发,性喜条达,体阴而用阳,两者统一便是肝的特性与功能关系体现在阴与阳、动与静的统一中。沈金傲《杂病源流犀烛》曰:"肝和则气生,发育万物,为诸脏生化。"说明阳气的升发启动,源自东方肝胆,秉济肾阳的助动,是人体生命活动的原动力。因此,肝胆勇冠诸脏之调节、生化、代谢之首,故有"肝为将军之官"之称。《读医随笔》曰:"凡脏腑十二经之气化,皆必借肝胆之气化以鼓舞之,始能调畅而不病。"具体表现在能疏启肺金,使其清肃宣降而行治节之权;促脾胃升降有序,运转水谷,生化精微,输布脏腑经脉而承前启后;三焦得肝之疏泄,则元气得通,气化流畅,水谷得以运化,津液得以输布,废浊得以排泄;同样,肝气条达,则助心血运行,周流不息而濡养周身。这一系统工程均是在肝胆共同协调下完成的。肝胆参与了人体新陈代谢的全过程,也足以证明肝脏是人体中最具活力特征的多元性功能器官。若肝胆一旦失其疏利,必然致气、血、食、湿、热、痰、瘀阻,使三焦气机壅滞,元气通行不畅,气化失常,其结果是上焦雾结而胸闷痛不舒,气短咳喘;中焦沤滞则脘痞胀满,呃气呕恶,纳呆不化;下焦渎闭则小便失畅,水液输布失常,停饮聚痰,痰生脂浊蕴结于肝之恚。

脂肪肝虽不是一个孤立性的疾病,但终究脂质聚结于肝经,以肝郁不展为主要病机而存在于病程之中。患者多两胁胀痛扯背,或板紧不舒,心烦易怒,女子行经腹痛,经少不畅,夹有瘀块,乳房胀痛等。根据气助血行,气滞则血瘀的规律,凡有气郁者,当先解其郁,解郁必先理其气,气行血畅利于病复。临证常以柴胡疏肝散为基本方随证化裁;药选柴胡、白芍、香附、当归、川芎、枳壳、佛手、川楝子、木香、橘叶等,疏柔并举,行气不伤正。

肝与胆通,内藏清净之汁,输入肠腑以助化、收、藏。若肝气郁则胆气不得舒展,净化无权,脂浊难清,积而为痰,故肝胆同失疏通清化之职,既是浊脂化生之源,又是脂肪肝由轻至重,久久难复的主因之一。症见胁肋胀痛,口苦咽干,情绪不稳,脘胀纳呆,厌食油腻,晨起恶心欲呕,大便溏而不爽,体倦乏力,舌苔白腻,脉弦滑等。湿为阴邪,其性厚重,易于伤气困阳,且缠绵难祛,不仅困肝体抑肝用，又极易伤脾碍胃，势必影响其运化功能而加重病情，治宜疏肝利胆与顾护脾胃同时进行，不能截然分开。常用柴胡疏肝散、蒿芩清胆汤、温胆汤方，主旨在于疏利肝胆，健运脾胃，理气行滞，清化湿热以杜痰生。蒿芩清胆汤专于清泻肝胆湿热，和中化痰，行气宽中，为临床常用之名方，湿热偏重者可加茵陈、金钱草、茯苓、生薏仁等。温胆汤是治疗痰饮的名方，方名称温胆，实则清胆和胃，化浊除痰。本方所治之痰，其根在胆与胃，待痰浊一清，胆疏胃降，枢机畅通，诸证消焉。临证常配用菖蒲、泽泻、荷叶、鸡内金、草决明、泽兰等清痰浊、化积滞之品效果更佳。湿热之患当用清利之品，若运用适时恰当，湿热之邪得以清化，且可扶脾护肝，然清利之品不能滥用或久用，由于其性多苦寒，用之不当易伤脾胃，使病情变得更加复杂难治，对后续治疗极为不利。总之，通过疏利肝胆，拨通枢机，促进胆汁排泄，排陈致新，澄源清流，是纠正和防止湿浊之邪郁而衍生脂质的重要途径，对降低血脂，恢复肝功能，防止向肝纤维化演变等具有良好疗效，可缩短病程，巩固疗效。

（二）脂积于肝，从脾论治

脾居中焦属土，不独主一时而分主四时，乃万物生发之母，精微化生之源，后天生命之本。脾胃健旺，则化生营血，濡养心君，滋润肺金，补肾益精，充盈冲任，灌溉四旁，以权衡五脏阴阳，使之阴平阳秘而不病，故居五脏中心之位。

肝病易于伐脾，脾病无不及肝。从生理与病理角度讲，两者既相济为用，又相互克制，互为影响而转化。如果说虚损、气郁、湿浊、痰瘀等虚实并存是脂肪肝病理基础的话，肝木乘脾，土弱侮木，脾虚失运则在病程发展中占有重要的位置。李东垣在《脾胃论》中指出："内伤脾胃，百病由生。"既然肝病传脾，脾失健运是高脂血症形成的基本病机，那么脂肪肝与脾不健旺关系极为密切。探"脾为生痰之源"，脾虚不振，胃失纳化，水湿停留，久蕴化痰，进而痰聚于肝胆，导致其疏发郁闭不展，故见胁胀且痛、脘痞纳少、体倦困乏、腑道失常等，既有肝经之病变，又有脾胃失健之证。既有正虚的一面，又有邪实的病机，然根本在于脾虚。鉴于脾虚是生痰之源，依据张仲景"见肝之病，知肝传脾，当先实脾"之训，《内经》之"食气入胃，散精于肝""厥阴不治，取之阳明"，道出了肝病治脾的重要性。临证论治脂肪肝不应只局限于肝胆，要从整体着眼，谋实脾护胃，重振机能之效。通过培土可以疏肝养木，而制约其横克，以安脾胃未病之先，培土以恢复元气。土旺则木疏而胆利，方能气血充足，代谢不休，达到"流水不腐，户枢不蠹""正本清源"的效果。脾的特点是喜燥而恶湿,胃的特点是受纳水谷于一体,清浊相混,脾主升清,胃主降浊,脾为胃行其津液使其运化代谢健旺。本着益气健脾、燥湿化痰、理气和胃之法,方以四君子汤、二陈汤随证加减。益气健脾用黄芪、党参、白术、红景天等,其中红景天是抗氧化、清除自由基、耐缺氧、提高机体免疫功能之良药;燥湿化痰用半夏、菖蒲、陈皮、苍术、厚朴、草豆蔻、薏苡仁、荷叶、佩兰;健脾助运当先理气,拨通枢机利于痰消,常用香附、木香、枳实、枳壳、佛手、砂仁、苏梗、香橼、川楝子;胁脘作痛者,为肝气郁于本经,横逆阻中,血瘀阻络之征象,药用川芎、泽兰、延胡索、丝瓜络、当归、郁金、香附、丹参、山楂、三七。见有肝区热痛,脉弦数,舌质红者,为肝经火热,法当柔泄兼顾,药用生地、丹皮、赤芍、白芍;肝病久之及肾,出现肝肾俱虚,症见头晕耳鸣、腰膝酸软、目睛干涩、肢体困重、心烦汗出者,药用山萸肉、枸杞子、菟丝子、山药、熟地;大便秘结加肉苁蓉、郁李仁;转氨酶升高者用田基黄、鸡骨草、女贞子、水牛角丝、垂盆草、茵陈、六月雪、柳枝、灵芝、白茅根;血脂高者用草决明、生山楂、虎杖、泽泻、薏苡仁、三七、荷叶;湿热明显,大便秘结或溏泄不畅,欲解不尽者,药选大黄、芒硝;纳多不化或食欲差者,药用鸡内金、莱菔子、炒谷麦芽、焦三仙等。总之,在整体用药过程中,要把悦脾醒胃,促其健运,以杜痰生而防变放到重要的位置,立法处方应利中有清,清中有利,补不恋邪,清不伤正,标本兼收,重在扶脾固本。

曾治秦某,男,47 岁,主诉口苦口干,右胁紧痛不舒,大便黏滞,日行 2~3 次,B 超示中度脂肪肝。于 2013 年 7 月 22 日来诊。查舌苔黄腻,脉弦滑。辨证为脂肪肝湿热型。治以疏肝健脾,清热化痰通腑。立方柴胡 12 g、生白术 15 g、茯苓 30 g、生薏苡仁 30 g、香附 15 g、郁金 15 g、半夏 10 g、荷叶15 g、鸡内金 30 g、泽泻 15 g、枳实 15 g、茵陈 30 g、陈皮 15 g、草决明 30 g、黄芩 15 g、熟大黄 15 g。随证调理 3 个月余,诸证消失,复查 B 超未显脂肪肝图像。

(三)痰瘀交结,肝脾同治

脂肪肝病程既长,久而入络,脂质淤积于肝,肝失调达,胆失决断,不仅气机壅滞,且代谢迟缓。木郁横克脾胃,使中气虚馁,清浊升降失常,导致痰浊淤积为患。当中焦难履化生气血之职,肝血无源而失其所养,体虚不用,形成"土虚木枯""土郁木壅",甚至"肾失温化"的病理格局,愈发加重痰瘀互结,此时其病机已发生了根本性的变化。其症除胁肋痛胀外,常见烦怒少寐,食少体倦,眼眶灰暗,晨起痰多,舌下静脉瘀紫,女子月经失调综合征等。临症根据"气行则血行,气滞则血瘀""久病则气虚,久病易血瘀"的理论,培土育木,理气活血,行瘀化痰。方以香砂六君子汤合膈下逐瘀汤化裁。

曾治刘某,女,58 岁,患高脂血症、脂肪肝多年,诉右胁痛胀不休,生气则刺痛加重,心烦少寐,脘痞困乏,口干苔腻,腑行不畅,现舌苔白黄相兼,舌底脉络紫黯,眼袋灰青。按痰瘀互结,肝脾同治立案调治。处方:柴胡 10 g、生白术 15 g、茯苓 20 g、清半夏 10 g、醋香附 15 g、炒枳壳 15 g、广木香 10 g、党参 30 g、广陈皮 15 g、红花 10 g、砂仁 10 g、赤芍 10 g、焦槟榔 15 g、草决明 30 g、鸡内金 30 g、茵陈 30 g、三七粉 6 g(冲)、醋延胡索 15 g、合欢皮 30 g。随证调治 2 个月余,诸证依次悉消,复查 B 超显示,脂肪肝由中度变为轻度。

对慢性脂肪肝的调治,在疏肝健脾益气药中配伍活血行气之品,使气血流畅,则瘀血不生,水湿不聚,气不郁则不化火,具有祛瘀生新而固本的作用。根据叶天士"补脾之中,必宜疏肝,肝气条达不致郁而克土,疏肝所以补脾也"之说可以从中悟出,疏肝是健脾的前提,健脾是涵养肝木之根本。对于痰瘀交结者,肝脾同治是调治脂肪肝之有效举措。临证常以逍遥散加减,其效甚为理想。方中柴胡之性味清香,善泄少阳厥阴之火,又善达木气,肝胆之气疏通则脾胃之土郁、肠胃之结气、饮食之积聚、寒热与湿浊之邪气自能消散。研究证实,当归不仅能改善和提高机体对物质的代谢,尤对肝血亏虚,神疲不耐劳者疗效颇佳。白芍性苦味酸,善养血和营,柔和肝体,益阴而缓急止痛。三药合施,疏肝而无伤阴之忧,益肝血而启肝用,活血通脉利于推陈致新等多向调节功用。

肝为"罢极之本",脾主四肢肌肉,脂肪肝患者除胁肋板、胀、痛外,神疲劳倦、脘痞纳少也较为突出,提示肝脾俱虚之证候。脾肾一败,饮食难进,生化无源,则病情久久难复。举凡脾胃不足,不论男女老幼,必先调理脾胃,使中焦健运,再尽力调治其他,诚是治疗的关键。常用白术合茯苓,补渗并举,运化结合,健脾和胃,扶正固本,截其传变。病久肝脾两虚,常用黄芪、党参同施,补益肝脾之气,提振两脏疏运机能,每获事半功倍之效。印证了张锡纯"肝属木而应春令,其气温而性喜条达,黄芪之性温而上升,以之补肝原有同气相求之妙用"之见。中医认为痰浊性阴重黏着,易致气血缓滞,久之血瘀阻络之病机存在于病程之始终。患者胁病之症状尤为显著,故行气化瘀,健脾促运,清痰浊以保肝,势在必得。药用佛手、香附、郁金、泽兰、三七、延胡索、当归、枳实、丹参、川楝子、鳖甲、莪术、生瓦楞、草决明、茯苓、鸡内金、半夏、茵陈、陈皮;伴有恶心欲呕者,加旋覆花、竹茹;合并胆囊炎者,加蒲公英、金钱草、败酱草、金银花;牙龈出血者,加侧柏叶、丹皮、赤芍、白茅根;大便秘结或黏腻不爽者,加焦槟榔、杏仁、黄芩、大黄。综观调治脂肪肝之疾,贵在疏达肝胆,健运脾胃,条达气机,促进代谢,化瘀溶脂。待肝脾功能得以复苏之际,同时尤应注重节制饮食,适宜加强锻炼,持之以恒,确保机体代谢有序,废浊之物如数排泄,脂肝之愈期可望。

（四）脂肝及肾,肝肾同治

脂肪肝常因情志不遂而加重,肝气郁而不疏,使气血缓滞而血瘀形成;肝病及脾,脾失健运,湿蕴化热又可影响肝胆使痰浊萌生;肝属木,肾属水,肝藏血,肾藏精,精血同源而互化;肾内寓真水,为人体阴液之源泉,肝之阴血赖肾水以滋养,即所谓滋水以涵木。脂肪肝病程旷久,则子病及母,可见肾精匮乏而水不涵木,表现为腰膝酸软、头晕目眩、目睛干涩、视物昏花、寐少梦多、五心烦热、肝区隐痛不休、心绪急怒、舌红少津、脉细数等。治疗脂肪肝不应囿于清化湿热、理气活血,更应统筹肝、脾、肾三脏之相关性。肾为先天之本,生命之根源,盖虚则治其母,滋补肾精,精血充沛,肝体得养,其疏泄正常,促病向愈,肾气充足,元气和煦,促其脾运,固本清源。临床常用一贯煎益肾精,养肝血,滋水以涵木。肝郁脾虚之证型在慢性脂肪肝的发展过程中较为多见,故肝病乘脾治肾对提高疗效,促进向愈十分重要。常用药有当归、白芍、佛手、枸杞子、山萸肉、女贞子、山药、香附、郁金、川楝子、熟地、柴胡等,疏肝达胆,滋肾益精以养肝清热;党参、红景天、白术、茯苓、薏苡仁、陈皮、鸡内金等,健脾益气,和胃以助运化;不论肝肾阴虚或阳虚既久,必有血瘀其中,重度脂肪肝者尤为明显,药选鳖甲、龟板、牡蛎、赤芍、三七、丹参、鸡内金、郁金、红花等,益阴散结,化瘀消痰而不伤正,标本兼顾,脏腑同调,气血同治,稳固而获救。

第十五节 从肺系论窥探冠心病治疗

肺系论广指肺司呼吸,朝百脉,主一身之气,清肃宣降,主皮毛,司调节,促代谢,助生化,增免疫等,是一个与五脏六腑在生理上息息相关的多功能器官,病理上对他脏的影响至关重要。心肺彼邻,气血相交,昼夜有序,为生命的主宰,两者一有所病,诸证蜂起。肺与冠心病休戚相关,值得探讨。

　　冠心病是中老年人群中的常见病、多发病,且有发病率逐年提高和年轻化的趋势,主要表现为心绞痛和心肌梗死,其致残率和死亡率居高不下。在日常生活中,部分患者曾有胸闷、憋气或心区轻微作痛的症状而未引起重视,后因精神紧张、情志刺激、过度劳累、剧烈运动、超量饮酒吸烟、暴饮暴食、便秘用力过度或气候变化等因素而触发心源性猝死。冠心病严重威胁着人们的身体健康,被称为人类健康的"第一杀手"。爰就冠心病从肺论治探述已见。

　　一、心肺生理上的相关性

　　1. 就肺心相通而论　　肺为乾金,居位最高,象天之体,故名为华盖,又主百脉一宗,统主一身之气;心为君主,主司血脉,总统脏腑,神明出焉。叶霖认为"心主血为营,肺主气为卫。"阐明肺与心、气与血的相关性。胸为清阳所聚之处,心肺彼邻,一脉相通,肺气通于心,心血达于肺,气血贯通,循复恒动,息息不休,如环无端,为人体气血活动的源泉,主宰生命活动的中心。心脏本身靠冠状动脉(冠脉)畅达而供血自养,方能周而复始,跳动而不疲倦。这一功能的体现,不外乎以气为用,以血为物质基础,但尚需在肺有节奏的呼吸协调下才能得以实现。《内经》有"人一呼脉再动,一吸脉再动,呼吸定息,脉五动"之说,不仅指出了呼吸与脉率在生理上的至数关系,更直观地揭示了肺主气与心脉的内在联系。只有动而不止,五脏才能皆得其养,精则养神,柔则养筋,肢体灵活,思维敏捷,体健而安康。

　　2. 就肺司呼吸而主皮毛而论　　《内经》有"肺者气之本,魄之处也,为阳中之太阴"之说,表明肺乃多气多血润泽之体,向以气为用,以宣肃治节为通,上系喉咙,开窍于鼻,宣通于天气,可谓是气机出入之开枢。结合《难经》"呼出心与肺,吸入肝与肾,呼吸之间脾受之"之言,揭示了五脏生理上气机升降出入的恒动性。肺司呼吸,吸清呼浊,如此循序交换更新清气,助心血以行之。肺朝百脉,又源源不断地输送至五脏六腑,从而保证机体气血阴阳、内外环境的动态平衡,使其气色润泽,精力充沛,体魄康健,生命得以生生不息。虽然人体各部位气有不同,但必须得到肺气的充达、氧合、滋助方能发生质变而发挥效用。

　　《内经》有"卫气者,所以温分肉,充皮肤,肥腠理,司开合者也"之旨,言简意赅道出毛窍是肺之合,主司一身之卫阳,具有温养肌肤、调节体温和汗腺、抗御外邪侵袭等功能,构成了人体第一道防线。人居天地间,四季更替,气候多变,若卫外不固,腠理不密,如遇风寒燥火,肺先受之。外淫之邪无论是从口鼻或是皮肤而入,一旦袭肺,或发热恶寒,或汗出恶风,或咳喘胸闷,诸证多端,不日必殃及心。临床上由外感引发肺炎、心肌病变者较为常见。小小感冒,同酿大患,切莫忽视。叶天士早有告诫:"温邪上受,首先犯肺,逆传心包。"肺主一身之气,其性清肃,自上而下,外布于表,内濡于五脏六腑,使之润利而气不亢,莫不受其制节是也。

3.就肺与宗气而论 清气入肺,其气布于膻中,膻中宗气主上焦息道,由此可知,大凡胸中之宗气均由肺吸入的清气与脾胃化生的水谷之气在肺结合而成。肺主气,心主血脉,气行则血行,血液在脉管中周流不息的循行,除心气的推动外,又需肺气的助动,即通过肺合成的宗气来完成。《灵枢·邪客》篇曰:"宗气积于胸中,出于喉咙,以贯心脉而行呼吸焉。"说明宗气一方面启动肺行呼吸,另一方面则由肺朝百脉而贯通心脉,助心以行血。《素问·经脉别论》曰:"食气入胃,浊气归心,淫精于脉,脉气流经,经气归于肺,肺朝百脉。"如此循行折返,百脉又回聚于肺,可谓先圣精辟之论与现代医学的肺、体循环有着惊人的相似。

从十二经脉周流全身来看,盖由地气而来之水谷精微若不与肺中清气(天气)相氧合,就不能成为天地之气而具有营养物质。所以说,血液流向全身,必先经膻中,由手太阴肺经开始,足以说明冠心病从肺论治的必要性。

五脏皆有气,然气化生于脾胃,出入交换治节于肺,疏达于肝,帅血贯行泵于心,肾主摄纳封藏就是脏腑功能协调、经脉开合流注、气血循行输布等综合功能的体现。总之,气机的升降出入先于肺,没有吸清呼浊,清阳之气就不能输布,后天之精微就不能归藏,饮食之清气难以参入,废浊之气就不能排出,正如《素问·六微旨大论》曰:"出入废则神机化灭,升降息则气主孤危。"

4.从水液代谢而论 胃乃水谷之仓海,独具消磨腐化之职,经脾的运化吸收,其精微部分直接由脾散精于肝,另外部分则由脾上输到肺,通过肺的输调转化,在肺与心气的推动下敷布全身。《灵枢·营卫生会》篇曰:"中焦亦并胃中,出上焦之后,此所受气者,泌糟粕,蒸津液,化其精微,上注于肺脉,乃化生为血,以奉生身,莫贵于此。"可见气血生化于中州脾胃,经肺之气化,使经脉气血流畅,和调于五脏,洒陈于六腑,全赖肺之治节是也。《经脉·别论》曰:"饮入于胃,游溢精气,上输于脾,脾气散精,上归于肺,通调水道,下输膀胱,水精四布,五经并行。"深刻阐明了肺在水液代谢过程中发挥着承前启后的决定作用。

从广义上讲,肺主气的含义不仅指肺的呼吸功能,且与吸收、传输、排泄、分泌与和化等有关,实属一个多元化的功能单位。同时揭示了脏腑之间的相互依存,相互协调,相互促进,又相互制约的密切关系。临床上若见湿热内蕴,气机不利,小便短赤不畅,热蒸头胀,渴不欲饮,舌苔白腻或黄腻等,此乃肺不能通调水道所致,拟投薏仁、杏仁、厚朴、通草、桔梗、竹叶、茯苓、猪苓、白茅根、苏梗、茵陈、赤小豆、陈皮等,启上闸,开支河,导湿热下行,效验彰显,即所谓"治湿不利小便,非其治也",又如调治臌胀之病,从肺论治,意在治水者当兼治气,盖肺气宣化则水自消。

肺主肃降,行气于腑,唯肺气清肃则脏腑之气皆通。临证大凡大便秘结难下,或黏滞欲解不畅者,方药中加桔梗、杏仁、瓜蒌、木香开宣肺气,通利三焦,立收大便旋通而下之效即为佐证。故肺以气为用,以治节为通具有临床现实意义。如此说明,水湿代谢非独中土所主,调气且与肺金相关。况水湿赖于气化,调气即是治水。唐容川在《血证论》中有"导水须于上源,调气以肺为主"之论,常在芪、参、术、苓方中加入桔梗、紫菀、枳壳等,意在大量补益脾肺药中寓升展气机之意,开上启下,通过治肺恢复其主肃降、通调水道的功能。"肃"字在此具有肃清或清除之意,不可不晓。

二、从肺论治的必然性

冠心病的形成经历了由量变到质变极为复杂的病理演变过程,但不论何种原因,归根到底不外乎"虚、瘀"致心脉痹阻、郁滞不痛而为病。《素问·脉要精微论》曰:"夫脉者,血之府也……细则气少,涩则心痛。"《金匮要略》指出:"夫脉当取太过不及,阳微阴弦,即胸痹而痛,所以然者,责其极虚故也。"所谓极虚,主要指胸阳虚微,血行乏力,或为寒凝导致心肺痹阻,不通则痛。温故《灵枢·厥病》篇有"动作痛益甚,色不变,肺心痛也"之论,可见心肺同居清阳之府,气血相关,其病在于闭塞,其变往往在于瞬息之间。清气入肺,分布五脏,温煦全身,心先受之,犹如兵家之粮饷,民间之饮食,一有不继,后患无穷。先圣们从脉象、病机、疼痛的性质阐明了因虚致损、血脉痹阻与肺密切相关。前人独识卓见,颇具深研。

综观临床冠心病患者多在高血压、高脂血症的基础上旷日演变而来,究其病机无不与"痰瘀"相关。就痰浊闭阻型冠心病而言,"脾为生痰之源,肺为储痰之器",一因一果乃是必然。一旦痰浊久伏于肺,清阳之位被痰邪占据,胸闷气短,咳嗽痰多,倦怠乏力,纳呆便溏等油然而作。另外,清气不能滋贯于心,鼓血无力,代谢障碍,进而血失净化,杂质赘积,日积月累,劳心损脉,冠状动脉硬化显而易见,从而加速冠心病的发生发展。拟方瓜蒌薤白半夏汤或二陈汤、温胆汤合方化裁便是为此型而设。药用瓜蒌、半夏、薤白、桔梗、茯苓、郁金、节菖蒲、莱菔子、丹参、陈皮、橘红等。随证调治,意在通阳化浊,宽胸散结,清金保肺,使金强清化,心脉悉畅,愈出自然。

《内经》有"肺寒则内外合邪"之旨,《寿世保元》有"其有真心痛者,大寒能触犯心君"之谓。如是毛窍乃肺之合,口鼻是肺胃之窍,大凡人遇风寒燥火,肺先受之。机体阳气素虚,卫外不固,肌理疏松,致胸阳虚微不达,寒凝心脉则稽滞,心肌猝然缺血而发为心绞痛。正如《素问·举痛论》曰:"经脉流利不止,环周不休,寒气入经而稽迟,泣而不利,客于脉外则血少,客于脉中则气不通,故卒然而痛。"医圣张仲景之瓜蒌薤白桂枝汤专为此型而设,方中加入桔梗、丹参、香附、三七粉等温阳宽胸,宣肺通脉,守方以恒,心痛渐平。

人处四季气交之中,夏日炎暑司权,人汗出过多,津液易耗,"汗血同源",汗为心之液,《内经》有"夺血者无汗,夺汗者无血"之说,汗甚则心阴暗亏,心血匮乏,营养无资,故夏日冠心病患者胸闷气短、胸痛心烦、少寐乏力等尤为常见。临床急性心肌梗死患者之心区痛剧、心悸气短、烦动不安伴有大汗淋漓,大有阴阳离绝之颓势,如此症候群之出现,缘由一是肺气极虚无力推动血脉;二是元气不通则心气不利;三是卫阳无以密固,鬼门大开,汗津溃泄,阴血耗竭;四是心阳虚微,心血竭而心肺瘀阻,两合相加,心梗猝发。这一相互转化的因果关系,多旦发夕死,夕发旦死。当务之急应给予高流量给氧,静脉滴注参附或生脉注射液,或送服独参汤,安神通脉止痛等综合措施,以救其急。

按照昼夜节律的变化,每一个脏腑均与一个时辰相对应,同时均有对应的盛衰之变化,如若在某一时辰脏腑自虚或受邪侵袭,就会出现该脏之病。《内经》曰:"肺风之状,多汗恶风,色皏然白,时咳短气,昼日则差,暮则甚。"临床上,冠心病患者常在夜间子、丑等时辰而憋醒发病,盖因夜半乃至阴加临,气压达最低点,阴气当令达最强点,阳微阴盛,寒则收引,血管挛缩而为病。同时,人在睡中呼吸减慢,心跳同步亦慢,血流迟缓,气机壅滞,此时本已硬化的冠脉急需氧合的清气锐减,尚难以维续心脏收缩需求,轻者胸闷憋气,不得平卧,甚者易发心绞痛。尤其肥胖之人患有高血压而睡中鼾者,缘由气道受阻,呼吸窘迫暂停,清气一时不能顺达于心,心肌缺血缺氧,心绞痛或心肌梗死瞬息发作或猝死。可以说,五脏六腑皆令人痛,非独心也。

日常生活中,冠心病之人因大便秘结难下咬齿屏气用力过度而诱发心绞痛者亦为多见。因由屏闭呼吸之际,肺气出入顿停,心之氧源断绝,复加用力过度耗伤心肺之气血,其病发作使然。又如长期嗜烟者,浊气熏肺贯心,诱发心绞痛者屡见不鲜。无论何种心脏疾患之心悸气短、胸闷胸痛,当即吸氧,诸证缓解,此乃肺气通于心之佐证。

《难经·二十二难》曰:"邪在气,气为是动,邪在血,血为所生病。"气为血冲,血为气母,气血为病常有先后影响和联系性。根据上述所见,推敲心力衰竭(心衰)的发病机理便可举一反三。其病机本在心,然肺心相通,心阳虚衰,心血弥漫性瘀阻,肺内瘀血召召,肺气闭阻不降而出现呼吸困难,颜面口唇发绀,心悸怔忡,烦动不宁,倚不得卧,纳呆尿少,下肢浮肿等心衰症候群纷至沓来,心衰愈重,肺负担愈甚,病日旷久,终致肝脾肾接连受累,恶性循环在所难免,可见心肺同治、防微杜渐之重要性。

分析冠心病病机之演变,本虚为因,血瘀为果,由渐变到量变,进而质变,发展为久虚积损的疑难病症,自始至终关乎肺心两端,但并非与肝脾肾无关。综上所述,简略言之,治心不治肺,非其治也。

三、从肺论治要义

冠心病"虚"与"瘀"互为因果贯穿于病程的始终,影响着病情的发展与转归。遵治病必求于本、辨证论治的原则,理清气血亏损的程度,气滞血瘀的主次,燮理阴阳,活血通脉,理达气机,宣益肺气为主要环节,以求心肺通达气血流畅,增加冠脉流量,从根本上阻止冠心病发展的内在因素。

临床上,王清任之血府逐瘀汤是当今治疗冠心病的常用代表方剂,从方药的组成来看(当归、生地、牛膝、红花、桃仁、柴胡、枳壳、赤芍、川芎、桔梗、甘草),全方以桃红四物汤与四逆散合方加入桔梗、牛膝而成,其要义不外乎以活血祛瘀、宽胸解郁、行气止痛为出发点。但耐人寻味的是在大队药中妙用桔梗一药,此药专入肺经气分,不仅能升提宗气,且开提肺气,宣胸快膈,使肺气宣达,吐故纳新,气机升降合拍,以保证心脏气血充足,同时为诸药舟楫,载药上浮。

张仲景创立瓜蒌薤白白酒汤、瓜蒌薤白半夏汤是临床治疗胸阳不振、痰阻气机、闭塞不畅致喘息咳唾、胸痛彻背之胸痹专方，药简效宏，随证化裁疗效彰显。细究方中均以瓜蒌为君立方，其性味甘寒滑润，专入肺、胃、大肠经，独具宽胸散结、清化痰浊、补肺润燥、涤垢开郁、滋养心肺之效，凡有形无形，在上者可降，在下者可行，宣利三焦，气通则痹自消。润可通腑利结，以防便秘用力过猛伤心而病发，可谓医圣遣方用药用心良苦，匠心独具，备受尊崇。前人独识卓见是历久实践之心血结晶，为今之临床开创治疗冠心病有效方剂的先河。临床要师古而不板，具情而辨，尽知其要，损益适度，调节脏腑阴阳，以平为期。

从"肺系"这一整体出发，从肺论治，或宣肺，或敛肺，或润肺，或清肺，或补肺，使外邪得解，痰浊得化，肺气得通，卫衰得固，终使肺复宣通之职，气机升降充和，治节自如，心脉畅达，方能取得最佳疗效。

综上所述，仅从肺主气、心主血脉对冠心病生理病理相互影响作一初探，以求治疗冠心病手段的多样性和有效性，但并未有淡化他脏的相关性。

四、典型案例

案一：李某，男，76 岁，1989 年 4 月 21 日初诊。

病证：素患心疾数载，心区疼痛紧缩，迅及数秒，不时发作，劳则尤甚，心中胆怯，常胸闷气短，头晕汗出，易怒寐差，体倦肢冷，食欲一般，大便稍秘，1～2 日一解。血压正常，心电图亦多导联 T 波低平。西药叠进，效难如愿。舌苔薄白，体胖质淡，六脉细沉，脉律整。

审机立法：心阳不足，寒凝心脉，不通则痛；久病气血两亏，心中空虚动悸，神不守舍，肢冷体倦；血亏不能上荣于脑窍而头晕，大肠失其濡养则便秘；心病及肺，肺失治节宣肃则胸闷气短，并加重腑气不通或汗出。治宜益气温阳，养心助肺，化瘀通脉。

处方：生黄芪 30 g、薤白头 10 g、川桂枝 10 g、苦桔梗 10 g、血丹参 15 g、云茯苓 15 g、春砂仁 10 g、香附 15 g、全瓜蒌 30 g、炙甘草 10 g、炒谷芽 30 g、炒酸枣仁 30 g。

二诊：1989 年 4 月 25 日。服上方 4 剂，心区疼痛次数减少，肢冷体倦改善，仍汗出、头晕、纳差伴心中空虚感。药证相符，初效已显，唯高年病久，脏腑气血已亏，短时恐难扶平，当慢中求胜。

处方：生黄芪 30 g、薤白头 10 g、全当归 15 g、川桂枝 15 g、苦桔梗 10 g、全瓜蒌 30 g、血丹参 15 g、云茯苓 15 g、泽兰叶 10 g、炒酸枣仁 30 g、刺五加 10 g、桂圆肉 15 g、广木香 10 g、广郁金 15 g、鸡内金 30 g、炙甘草 10 g、焦六曲 15 g、肉苁蓉 15 g、杭白芍 15 g。

三诊:1989 年 5 月 11 日。心痛、胸闷气短悉消,面泽神振,寝安心静,纳食渐增,大便通顺,头晕不显。多次心电图示 T 波改善。效不更方,随证调整增益疗效。

按:耄耋之年,罹患心病多年,多于初春秋冬易发加重,实乃阳虚寒引心脉挛急则痛,肢冷而疼;阳虚及阴故出现头晕乏力,大便秘而不畅,心肺气虚,胸闷气短,心中空虚,心神不宁等一派虚损征象。方中黄芪味甘性温,为补心肺之圣药,心肺气旺以助血行;当归、元肉、白芍与黄芪相伍,阴阳相配,动静结合,气血互化,温经止痛,舒展血脉;桔梗载药直达胸位,宣肺养心调腑气;木香、香附既醒脾和胃又具通心气、降肺气、疏肝气、暖胃气等多向调节之功;茯苓一味正如《医学衷中参西录》谓其"善敛心气之浮越,以安魂定魄",与炒麦芽、鸡内金相合健脾助运,提携胃腑,增益其纳化腐熟之职,确保后天之本、气血生化之源生生不息;瓜蒌与苁蓉为对,宽胸润肺,温肾益心,濡通大便,促进新陈代谢;酸枣仁、刺五加、炙甘草养心安神除烦虑;丹参、泽兰、郁金活血化瘀,行气解郁。诸药合璧,共奏阳中求阴、阴中求阳之旨,补而不滞,化瘀不伤正,治心当求肺,自始至终注重顾护先后天之本,法活圆通,效在其中。

案二:孟某,女,53 岁,2012 年 5 月 12 日诊。

病证:诉久患冠心病,时常胸闷而痛,口黏痰多,心悸气短,体倦乏力,脉一呼吸不足 3 至,饮食少进,便溏不爽,日 1～2 次,面色乏泽,血压 145/90 mmHg,动态心电图诊断为窦性心动过缓,慢性冠状动脉供血不足。舌苔白腻,脉滑缓,51 次/分。

审机立法:素体丰腴,阳虚湿盛则体乏困倦;痰浊扰心,气机壅闭而胸闷沉重如室,痰涎气短;心阳被痰浊所困,振奋不及则形露于脉,故一呼吸不足 3 至;痰瘀互结于心肺,气机升降受阻,不通则病使然;湿阻中焦,脾失乾健之运,胃失纳化之职,肠腑传化失司故纳呆乏味,面色无华,便溏不顺;苔脉均显湿浊征象。治宜涤痰通阳,强中保金,畅气通脉。

处方:党参 30 g、全瓜蒌 30 g、薤白头 10 g、川桂枝 10 g、清半夏 10 g、川厚朴 15 g、云茯苓 15 g、节菖蒲 15 g、广郁金 15 g、苦桔梗 10 g、香附 15 g、血丹参 15 g、天竺黄 10 g、炒枳壳 15 g、莱菔子 10 g、广陈皮 15 g、炒谷麦芽各 30 g。

二诊:2012年5月18日。进服上方5剂后,痰少口爽,纳食递进,白腻苔变薄,然唯胸闷憋气、心悸未平,体倦思睡,便溏日一行。治宜前法更进,增益健脾助运、宣肺利气、化痰复脉之品。

处方:生黄芪30 g、党参30 g、生白术15 g、薤白头12 g、全瓜蒌30 g、清半夏10 g、川厚朴15 g、云茯苓15 g、节菖蒲10 g、广郁金15 g、香附15 g、苦桔梗12 g、炙紫菀10 g、血丹参15 g、醋延胡索15 g、广木香12 g、白豆蔻12 g、川桂枝15 g、广陈皮15 g、炒枳壳15 g、天竺葵10 g、炙甘草10 g、炒谷麦芽各30 g。

上方出入叠进20余剂,诸证悉平,脉率增至每分钟52次,且平和有力。

按:本案中年女性,形体丰满,貌似强健,脉症合参,实乃一派痰湿郁阻之征象。然中虚为本,痰湿为标,病久上焦阳虚,痰浊之邪蒙蔽清旷之区,心肺气血受阻,运行迟缓,脉症显露端倪。方中选党参、黄芪、白术、茯苓,培土益中保金,振奋机能,以求正本清源。半夏、陈皮、厚朴、莱菔子、天竺黄化痰清浊除满,盖痰浊一化,心阳自然豁达且脉率如常。朱丹溪云:"莱菔子治痰,有推墙倒壁之功。"辅芪、参、术久服全无伤正之弊端。木香、枳壳、香附、谷麦芽行气消食导滞,气行则痰自消。郁金、元胡、丹参疏郁化瘀,通脉止痛;瓜蒌、薤白、桂枝宽胸通脉散结;桔梗上浮使肺气宣达,清肃胸肺痰浊;紫菀性清润,可入高而达下,使肺胃之气通降,肠腑相应,两药相合,升降合拍,宣肺气,利心血,使上焦开发,吐故纳新,可谓高屋建瓴,立现杠杆拨千斤之效。木香、枳壳配桔梗可畅达上焦,通调中焦,宣通三焦,使阴霾消散,气血流畅,五脏六腑皆得其养。遵"痰湿当以温药和之"之旨,取桂枝、菖蒲为对,温阳化气通脉,增益诸药之效。菖蒲与炙甘草为伍,益心复脉,开心窍,化湿浊,开胃腑,健脑醒神。合方共奏悦脾和胃,补气化痰,温阳通脉宣痹之功,标本兼顾,缓图收功。

案三:杜某,男,49岁,2003年9月21日,初诊。

病证:心绞痛反复发作2年余,心区痛如针刺,胸部紧迫憋闷,痛后呃逆有声。平常因劳累、情绪激动或大便用力而诱发。夜寐欠安,腰酸头晕,血压在145/95 mmHg上下波动,多家医院诊断为原发性高血压、冠状动脉供血不足。不间断服用西药,配服养心、理气止痛中成药,近效如愿,远效难求,慕求中药调治。舌苔薄黄,尖边可见瘀点,脉细弦,律规整。

审机立法:临床上无论典型或不典型冠心病患者,均表现为不同程度的胸闷、胸痛、心慌、气短等。正如《素问·脏气法时论》所言:"心病者,胸中痛,胁支满,胁下痛,膺背肩胛间痛,两臂内痛。"由此可见,心痹者疼痛部位不尽相同,但"痛"是共性。本案心脉痹阻,肺气郁闭,心脉挛缩拘急,心区病如锥刺,固定不移,探究内经"胃之大络,名曰虚里,贯膈络肺""阳明络属心"之说,斯时心肺气血运行失和,导致胃失和降,气机升降反作故呃逆;过劳、便秘努挣不下均暗耗气血,心肺失养最易致病发;情志不遂,木失调达,母病及子,心脉挛急在瞬息之间;心不藏神故睡眠质量亦差;病久及肾,下元亏虚而腰酸、头晕显而易见。治拟宣肺益心,行气化瘀通脉,滋肾潜阳,佐安神定志。

处方:全瓜蒌 30 g、薤白头 10 g、血丹参 15 g、广郁金 15 g、五灵脂 10 g、生蒲黄 10 g、苦桔梗 15 g、广木香 15 g、香附 15 g、党参 30 g、全当归 15 g、枸杞子 15 g、杭白芍 15 g、山萸肉 13 g、炒酸枣仁 30 g。

二诊:2003 年 9 月 25 日。药进 3 剂心区疼痛减轻,次数减少,憋闷亦瘥,大便通但欠顺,仍时呃气,脘中作痛。仍遵大法不变,增益润肺养胃畅中利于心之品。

处方:全瓜蒌 30 g、薤白头 10 g、血丹参 15 g、广郁金 15 g、五灵脂 10 g、生蒲黄 10 g、苦桔梗 15 g、苦杏仁 10 g、广木香 15 g、炒枳壳 10 g、香附 15 g、党参 30 g、全当归 15 g、枸杞子 15 g、杭白芍 5 g、山萸肉 10 g、沉香粉 3 g、炒酸枣仁30 g。

三诊:2003 年 9 月 3 日。药后平妥,主症悉平,大便顺畅,睡眠欠佳,头胀腰酸。上方出入以理善后。

处方:全瓜蒌 30 g、薤白头 10 g、血丹参 15 g、广郁金 15 g、五灵脂 10 g、广木香 15 g、苦桔梗 15 g、党参 18 g、全当归 15 g、枸杞子 15 g、山萸肉 15 g、炒酸枣仁 30 g、茯神 15 g、杜仲 15 g。

按:本案集高血压、冠心病于一体,脉症合参,属肾亏阳亢型眩晕、心脉痹阻型冠心病。权衡轻重缓急,根据急则治其标的原则,首当治心。气为血帅,血为气母,气引血随,肺向百脉,肺气一宣,百脉通泰,心先受之。故选瓜蒌、桔梗、杏仁宽胸润肺,开上焦郁结之气闭,通腑畅便,能和能降,治寓防变;香附、郁金、丹参、木香、枳壳、沉香行气化瘀并行,开旋三焦壅滞气机,祛瘀畅脉无不奏效;祛瘀当先扶正,党参、当归益气养血活血,化瘀而不伤正;酸枣仁、茯神养心安神除烦,情顺心安利于康复;薤白通阳散结,宽胸行滞乃治冠心病之要药而不可缺;杭白芍一味坚阴续脉,疏木缓急止痛;枸杞子、山萸肉、杜仲为配补益肝肾固其本,水以涵木其晕自安。诸药协同,效出自然。

第十六节　中风从脾胃论治要义之见

中风发病急,变化快,病位虽在脑,但并非是一个孤立性疾病,是临床常见病之一,致残率高达87%,是人类死亡的三大元凶之一。尤其急性期过后,若施治不当将肢残一生,甚至危及生命。正确认识和掌握其病因病机演变过程,探究脾胃在气血化生、气机升降、传输运导等生理特点与病理变化对中风的影响,对其治疗、康复至关重要。

一、脾胃的生理特点

脾胃位居中焦,共司运化受纳,纳运协调,升降相因,燥湿相济,共同运化传输水谷精微,洒陈于六腑而气至,和调于五脏而血生,营养周身,使四肢肌肉丰满强劲。统营卫而养益宗气,增益免疫,能使心肺之阳升,肝肾之阴降,而成天地之泰。气机升降出入有序,方能使"清阳出上窍,浊阴出下窍,清阳实四肢,浊阴归六腑",保证在新陈代谢中实现自我更新转换的动态平衡。独具气血化生之源泉、气机升降之枢纽的特殊功能,故为后天之本。

二、脾胃病变对中风的影响

中医向来认为疾病的发生不外乎是邪气由内而生或自外而入的结果,中风亦不例外。李东垣归纳脾胃病是饮食不节、劳累过度、七情所伤三种因素彼此影响的结果,继而导致脏腑不和,即"内伤脾胃,百病由生",引起以脾胃为轴心的脏腑病变。中风急性期以"风、火、痰"为主要矛盾,恢复期以"虚、瘀"为主要环节。"伏其所主,而先其所因",溯病求源,探究"风、火、痰、虚、瘀"何生何从的关联性发现,无不与脾胃虚愈有着密不可分的关系。

（一）痰由脾生,宿痰为患

凡是疾病的产生,必然存在着一种起决定作用的基本矛盾。中风患者往往骤然发病,犹如冰冻三尺,非一日之寒,绝非一朝一夕之故也。患者形体多胖,缘于素日恣食煎炸甘甜肥腻,嗜酒无度,饥饱劳郁,伐伤脾胃,正气自虚,脾胃升降运化功能每况愈下,使其运化转输无权,胃失和降,导致津液代谢迟缓,津反为痰,谷反为滞。诚如《医宗必读》所言:"脾胃之虚弱,清者难升,浊者难降,留中滞膈,瘀而成痰。"患者常有体倦困重,头晕胸闷,脘胀乏味,恶心漾漾,思睡痰多,大便黏滞不畅,舌苔白腻,脉弦滑等表现。印证了"肥人多中风""胖人多痰"之说。思脾乃生痰之源,治痰之本在于脾,当为求本之策。方选二陈汤去甘草,因"肥令人内热,甘令人中满",加党参、菖蒲、厚朴、枳实、荷叶、草决明、生薏米等健脾振中、祛痰行气药调治,方能收效。

痰湿久伏体内,积热生风,变化莫测,痰既是病理产物,又是致病因子,大凡遇之烦劳不悦,或外淫侵扰等内外诸因素相搏击,宿痰涌动,借助风火之势,上犯神明之府,旁及脏腑,横窜经络,使人突然昏仆,不省人事,半身不遂,口眼㖞斜,面红气粗,喉间痰鸣漉漉,舌苔白腻或黄腻,脉弦滑数。正如《医学传心录》曰:"中风痰厥,昏迷卒倒,不省人事。"遵中医学"急则治其标,缓则治其本"的原则,治宜围绕豁痰清热息风展开,只有导致痰热产生的内环境得以改善,其气血逆乱才能恢复正常,随后再依次调理他脏,这便是治病的策略不同而已。涤痰汤是豁痰开窍、理气宽中的名方,方中半夏、茯苓、橘红、胆星、菖蒲、枳实、竹茹皆入脾胃肝经,相伍为用,涤痰开窍,畅中振运,气行则痰降。增天麻、僵蚕、黄芩、瓜蒌清热息风通便,或加莱菔子、鲜竹沥水以增清热祛痰之功效,或加羚羊粉凉肝息风定痉。

临证若见中风之中经络者,神识尚清,但见有风、火、痰证候时,为防微杜渐传为中脏腑,亦应先清痰。张千里谓治中风"以化痰为主,痰出则火风自熄,邪去则类中亦平"。痰清气畅,可平顺逆乱之血,潜浮越之阳,熄妄扰之风,诸恙悉平。

(二)痰郁化热,热极生风

《内经》有"诸风掉眩,皆属于肝"之旨,归咎于水不涵木、肝风内动而定论。李东垣指出:"元气之充足,皆由脾胃之气无所伤,而后能滋养元气。"依此而论,先天养后天,后天补先天乃为生理之常。刻下中气虚馁,气血化源受限,则先天充养无资,导致精亏木亦枯,肝木直升,痰邪随之。肝为风木之脏,体阴而用阳,全赖肾水以涵之、血液以濡之、脾胃中宫之气以培之。若脾胃虚衰,难以散精于肝,肝无血藏,阴柔之体不济,则阳越而风动,总归于"土衰而木无以植"的结果。再者,肝虚不用,又致"木郁土壅""土壅木摇",如此相互制约,虚郁为患。正如《内经》曰:"五脏相通,移皆有次,五脏有病,则各传其所胜。"从逍遥散的药物组成来看,实属调理肝郁脾虚的名方。柴胡、当归、白芍、薄荷具有滋柔肝木,疏其条达之性,开启郁遏之气;茯苓、白术、甘草、煨姜健脾助运,中埠受气取汁化源不断,土建木荣休戚相关。临床随证用之无不效,从中悟出,疏肝是健脾的前提,健脾是养肝保肝的根本。如此将息脾胃,治后天以养先天则先天自强,不专育阴则阳亢理当下潜,俾脾土强壮则肝木自得惠顾之中。脾健乃涵养肝木之根基,可谓事半功倍。如若专事增益肾水,犹如远水解近渴,事倍功半矣。

痰浊蕴郁,由量变到质变,化热生风之趋向难免。朱丹溪概括本病为"虚生湿,湿生痰,热生风"。由此可见,"脾为生痰之源",根蒂乃中虚使然,痰乃中风病因之祸端。综观中风患者急性期的表现,由于痰热在演变过程中始终处于矛盾的主导地位,风、火、痰往往相互影响,风助火势,火借风威,痰随应之,三者前因后果,交互为患,蒙蔽脑窍,经脉堵塞毕至。轻者头疼、头晕、耳鸣、失聪健忘,重者神识昏蒙、肢体偏废、鼾睡失语等。治疗要脉症合参,综合分析,权衡利弊,从补虚夺实的实际出发,祛邪是为扶正而设,虽为权宜之计,但要当机立断。如何合理用药是径直取效的关键。本着祛邪不伤正,扶正不恋邪,标本兼收,以求双全之原则,临证见有目合口开、鼾睡手撒、二便失禁,应视为五绝,病情重笃,阴阳离绝,岌岌可危,多由闭转脱,急以养真阴,敛孤阳,中西合璧,可望急流挽舟。

(三)痰热中阻,三焦壅滞不通

人之中气,左右回旋,交通上下,升降出入有序,气血循行无端。倘若脾失乾健,胃失和降,升降反作,清浊相混,痰热中阻,气机闭塞,邪热炽盛,三焦壅滞不通,气之与血上犯于脑府,初起患者常头痛剧烈,随可转为神昏失语、半身不遂、口眼㖞斜等中脏腑征象,此外,一般3~5日便可出现腹胀隆隆,大便秘结不通,高热不退,气粗痰多,舌苔黄厚腻或黄褐燥,脉弦滑数劲等一派痰热腑实征象,必然加重气血逆乱、升降失调的病理机能,大有《内经》所云"出入废则神机化灭,升降息则气立孤危"之颓势。在此情况下,如果一味追求清热化痰熄风之治,往往鞭长莫及。对于实证而急切者,尤须当机立断,以速攻取胜,否则贻误病机,后患无穷。急宜上病治下,釜底抽薪,通腑泻浊,急下存阴,拨通枢机,以达激浊扬清、速醒神明之目的,药用大黄、黄芩、玄参急下存阴,以防其变;瓜蒌、莱菔子、天竺黄、竹沥水宽胸涤痰降逆;枳实、厚朴、郁金行气消胀开郁;白术、茯苓、陈皮健脾和中助运;菖蒲、石决明、僵蚕开窍熄风。待病情稳定后即调整方药,以理善后。

温习张从正首创中风用下法的先例来看,盖收腑气通、邪热去、痰浊清、清窍灵、脉络通利之效果。概言之"陈莝去而肠胃洁,癥瘕尽而营卫昌""不补之中有真补焉""下法即补药也",可见张氏对补益有真知灼见,实属难能可贵。

(四)健脾益气,养血活血通络

中风恢复期患者大都具有神疲倦怠,肢麻不灵,关节疼痛,口角流涎,头晕健忘,纳少不甘,便结失畅,悲笑无常,舌苔薄白或白腻,舌有瘀点,脉细涩等一派虚弱之表现。中风初始因虚生痰,痰瘀相关,其后病程日久,气血双亏,又因虚致瘀,在虚与瘀并存的情况下,必须详查两者虚实的程度,辨别其属于"气滞血瘀"或"气虚血瘀",分别采用活血化瘀或益气养血活血法调治,方能在较短的时间内取得较为理想的治疗效果。本病恢复期以气血亏虚、血瘀脉络为主导,遵循"治病求本"的原则,治宜培中固本、补益气血、活血通络并举,以补阳还五汤为基本方加味。凡遇脾虚纳呆、口角流涎、神疲困倦益甚者,应重用黄芪(90~120 g),配红景天效果更佳。一切补虚之品,其性往往呆滞,用之胸闷脘满不舒,唯黄芪补而灵动,佐当归气血双补,补而不滞,温而不燥,动静合拍,贵在补益脾气速资气血之源;地龙、川芎、赤芍、桃红、红花、川牛膝、鸡血藤、木瓜、伸筋草增益养血活血、舒筋通络之功;口角流涎者加益智仁;上肢痛加桑枝、威灵仙;大便秘结不畅加瓜蒌、肉苁蓉;头晕耳鸣、失聪健忘加枸杞子、山萸肉、茺蔚子、核桃仁;阴虚阳浮所致虚烦不眠者,若投甘寒养阴又嫌滋腻生湿而碍脾胃时,采用酸甘合化法,如用酸枣仁、五味子与当归相配,使浮火得以收敛,阴血得以补益,标本兼收,阴阳平调。

尤其在后遗症期,治疗不能急于求成,用药应中正和平,温而不燥,补而不滞,活血化瘀而不伤正,处方用药务必以顾护脾胃为出发点,是取效的关键。

第十七节 中风舌象演化的临床意义

随着人们生活水平的不断提高,饮食结构大多注重"高、精、细""高营养,高蛋白,高热量"的单一化。这种不科学的膳食习惯,与高脂血症、高血压、糖尿病、冠心病、动脉粥样硬化等的形成有着因果关系,是导致脑卒中发生率居高不下且呈年轻化趋势的重要原因,严重威胁人们身心健康。本病由于致残率与死亡率高,且极易复发加重,因此,一要做到未病先防,或及时治疗早期先兆病变而杜绝中风的发生；二是在已病之后，及时准确把握病因病机，掌握其演变发展的规律趋势，随时予以恰当有效的处治，无疑对迅速扭转病势、提高治愈率、尽量减少或减轻后遗症大有裨益。

舌诊是中医独具特色的诊断方法的重要组成部分。在长期的临床实践中，通过对中风患者舌象演变过程进行总结分析发现，舌诊对判断病机变化、病情以及辨证论治都有着重要的临床参考价值。

一、详察舌象，甄别虚实

通过观察舌象的变化可以判断证之虚实。临床观察发现，中风患者年龄大多在45岁以上，存在不同程度的阴亏，故阳易升易动，尤以肝胃阴亏最为突出，这就为中风的发生创造了潜在的基础。肝体阴而用阳，若水不涵木，肝阳则亢，亢则为害，化火生风，火性炎上，痰火窜动，气血逆乱，逆扰清空，使神识昏蒙是也。肝木过旺多横克脾土，脾运失常，聚湿生痰，痰浊蕴集为患，古有"脾为生痰之源"之说。患者多有痰涎壅盛，意识障碍，舌苔厚腻，脉弦滑等现象。同时由于脾气不升，又不能为胃行其津液，胃失和降，腑气不通，大便秘结等存在于病变过程中，这一病机变化首先从舌象上反映出来。在中风急性期，舌象为舌质红，鲜红或暗红，舌苔白腻，进而白厚腻或呈现黄厚腻为多见，提示本虚标实的基本病机。在所观察治疗统计的166例中风患者资料分析来看，其中舌质红占61.44%，暗红占19.88%，白腻苔占15.66%，黄腻苔占33.37%。临床症状主要为头晕头痛、心烦易怒、喉间痰多、脘腹作胀、嗜睡纳呆、大便秘结等。根据急则治其标，缓则治其本的原则，急性期多采用平潜肝阳、涤痰化浊、通腑开窍的方法予以调治。方以芩连二陈汤、温胆汤、天麻钩藤饮、涤痰汤、大承气汤随证化裁出入。当病情逐渐稳定至恢复期，其舌象的特点是舌质多淡暗，或有瘀点瘀斑，或舌下青筋紫暗，舌苔转薄白或薄黄。临床主要表现为肢体麻木、疲倦乏力、纳少嗜睡，重者出现半身不遂、语言不利、腑气不通等，其病机由实转虚，虚实兼杂，以气虚或气阴两虚为主要特点，同时伴有不同程度的血瘀。这时在治疗上应益气活血通络以善其后，以补阳还五汤为主方，气血双调，但黄芪为君用量要大（60~90 g）。如治胡某，男，52岁，突然右侧肢体失灵、口角歪斜、口角流涎、失语、嗜睡脘胀、大便秘结2天。舌质红，舌苔白厚腻，脉弦滑数。诊为急性中风，证属痰湿阻络，风阳扰动；拟涤痰开窍通腑法，方选涤痰汤加减。治疗1个月后，诸证基本缓解，舌质由红转暗，舌苔薄白，脉弦细滑。患者自感疲乏,肢体乏力,肩关节疼痛,继以益气活血通络法,方以补阳还五汤进一步调理而获临床痊愈。

二、详察舌象,辨别病位

五脏六腑与舌相联,舌象的变化是脏腑之外候,故中医学有"有诸内必形诸外"的训条。中风发病的过程中,脏腑之间协调关系由于种种因素受到程度不同的破坏,因而舌象就随着病位的深浅程度出现相应的变化。《金匮要略》记载:"邪在于络,肌肤不仁;邪在于经,即重不胜;邪入于腑,即不识人;邪入于脏,舌即难言,口吐涎。"中风患者在发病过程中,临床表现常有肢体麻木、活动失灵或偏废、失语或不利、烦躁或嗜睡昏迷等。但一般来讲,舌体较滋润鲜明,舌面布满均匀之薄白苔者,提示经脉尚流畅,气血亦调和,病位较浅,预后也较满意。在所观察统计的166例中风患者的资料中,通过对比可明显看出,凡舌苔薄白,症见肌肤不仁、手足麻木或口眼歪斜、语言不利者,多为中络或中经。在收治的34例患者中,经治疗后15例临床治愈,19例好转。凡舌苔白厚或白厚腻,症见头晕目眩、失语、半身不遂、胸闷者,其病位多在经在腑。在收治的72例患者中,经治疗基本痊愈40例,好转31例,死亡1例。临床上凡舌苔黄腻,症见烦躁不宁、神志昏蒙、语言失利或失语、肢体完全偏废、大便干结失通等,其病位多在腑,病情易反复,治疗后多有明显的后遗症而不易恢复。在收治的63例患者中,治疗后均有程度不同的失语或肢体偏废,生活自理受到极大的限制。若舌苔黄厚而干燥,同时伴有腹胀大便干结,患者昏迷不醒,甚则高热抽搐,口噤喘促,多为中脏而为闭证,提示病情重笃,多属危候,经CT诊断多有大面积脑梗或多发性梗死灶。在收治的5例患者中,效果尚难满意,其中1例死亡。通过观察认为,中风患者舌苔由薄转厚,提示病位由浅入深,病情加重;若舌苔由厚转薄,病位由深转浅,病情好转。

从舌质方面来看,一般苔质疏松者,病位多在络在经;苔质厚密者,病位多在腑在脏。舌质厚密舌苔灰干多属里热炽盛,黑而干燥起刺为热盛津枯,均反映病位较深,肝肾阴亏之象。若舌质紫红或暗红,一般属于闭证。舌质红伴有白厚腻苔者,多为痰湿内聚,闭阻经脉或壅闭清窍。舌质红而苔黄腻或干燥者,属痰热内蓄之证,均提示病情渐趋加重。如侯某,男,70岁,经CT证实为多发性脑梗伴脑萎缩。症见神志朦胧,表情淡漠,面色潮红,舌强语謇,右半身不遂,喉间痰鸣,脘腹胀满,大便干结不通。舌质红,舌苔黄厚腻,脉弦滑劲数。证属痰热互结,风痰上扰清窍,腑气闭塞。拟通腑化痰,熄风通便,方拟化通汤(验方)。经积极治疗后,舌苔渐转薄黄,患肢自主活动逐渐恢复,语言有所改善,便通胀消,纳食转佳,病情大有恢复之望。为理善后,其后经服卒中丸(自制),患者生活基本自理。

三、详察舌象,指导辨证

在临床实践中体会到,举舌质红、舌苔白厚腻者,多为痰浊阻络,伴有脘腹痞满、痰多纳呆,病机多为脾失健运、胃失腐熟以致痰浊内生而壅盛。舌质红,苔黄厚腻或燥,多属肝热乘脾,移热于阳明,致使腑气不通,邪浊蒙闭清窍,临床表现多有烦动不安、面色潮红、发热痰鸣、语言不清、大便秘结等,治宜泻肝热,化痰通腑以开窍。舌质红绛或紫暗,舌苔灰黑而燥,多为中脏腑之急危候。中风后期,患者舌质多暗红紫而胖嫩,舌苔显薄白,病机偏重于气虚兼有血瘀,治疗宜以益气为首要,气足则血生,佐以滋血化瘀以通脉,效果更佳。这类患者临床多表现为面色欠华,体倦纳呆,肢体麻木或灵活度差,或患肢关节疼痛。若见舌质红,舌苔少或花刺,则临床表现较突出的是大便干结、心烦少寐、口舌干渴等,多为阴亏热结,津亏乏水行舟所致,治宜育阴清热,增液行舟。如治周某,女,67岁。2天前患急性脑梗,症见形体消瘦,神情困倦,左半身不遂,语言謇涩,心烦易怒,头痛,口干不欲饮,大便4日未行,纳呆。舌质红,舌苔黄燥,脉弦细数。脉症合参,辨证属阴虚风动,腑失通降。拟滋阴润燥以熄风,通腑行卫以畅营。方遵杞菊地黄汤合调胃承气汤合方化裁,此乃效仿《伤寒论》"急下存阴"之意。经调治舌苔脉象均显愈象,前后服药32剂,病愈出院。

四、详察舌象,推测预后

舌是一面镜,映视五脏病。中风舌象的变化,较真实地反映了疾病全过程中的病机演变规律。舌质的色泽,舌苔的厚薄疏密都与病机转归息息相关,且随着病情进展与转归,最早表现在舌象上,这一点是肯定的。临床观察发现,中风急性期邪虽盛而正伤不甚者,以舌质红,舌苔白或黄较多见。恢复期则可以从舌质的晦暗或清亮而反映正气恢复的程度。通过观察研究显示,舌苔由白厚或腻转黄厚或燥,又有大便秘结时,多提示为病势趋向加重的征兆,多同时伴有血压持续升高或忽高忽低不稳定的状态。若患者张口困难,舌体转动不灵活,或舌体不能自由伸出口外,又伴有神志恍惚或神情呆滞,均提示病情有进一步加重或恶化的可能。如曾收治王某,男,因左侧肢体活动不灵13个小时而入院,当时神志清醒,口角㖞斜,舌质红,舌苔黄,脉弦滑。住院一天后,舌质转暗红,舌苔见黄腻,神识呆滞,舌体僵硬不能伸出口外,语言失灵,烦躁便秘,患侧肢体完全瘫痪,血压波动,提示病情处于不稳定状态并趋恶化,经 CT 显示多发性脑梗。通过临床观察发现,患有高血压或血压在高位波动不定者,若舌质由红渐绛,以至紫暗而舌苔由黄转为厚燥时,提示大面积脑梗或脑出血倾向。当出现舌体转动失灵或舌体颤动,患侧肢体抽动,则提示肝风内动。如若出现一过性头晕刺痛,肢麻不舒的异常症状,应视为一过性小中风之兆,应及早进行干预性防治,以免引起大患。如蔡某,男,52 岁,因第 4 次中风入院。入院时神志朦胧,表情淡漠,左侧肢体失灵,语言謇涩,饮水即呛,喉间痰鸣,渐趋嗜睡,大便 7 日未见。舌质红,舌苔黄燥,脉弦滑有力。证属痰热腑实;拟化痰通腑,佐以熄风开窍法;急投安宫牛黄丸配竹沥水鼻饲,大承汤灌肠。经对症处治,病情渐趋稳定。后因监护不当,患感冒发烧不降,舌强不能语,吞咽更加困难,双下肢抽搐,舌不能伸出口外,小便失禁。舌质暗红,舌苔呈现灰黑厚而燥。证属在原发病基础上感受外邪,迅速入里化热,内外邪相激交织,致使病情加重,肝阴大伤,暴阳上脱,经抢救无效死亡。

综观上述,中风患者的舌象变化可作为判断病之虚实、辨别病位深浅、指导辨证施治和推测预后的客观指标,探讨了舌象在中风临床上的演变规律,有着现实的临床价值。但需要指出,舌诊仅能反映人体病理变化的一个侧面,故临证还要四诊合参,做到整体与局部相结合,微观与宏观相结合,以求概全。

第十八节　中风下法临证运用

中风患者大便秘结不通者十有八九,根据中风之病机,"魄门亦为五脏使""六腑以通为用"的生理特点,结合临床实践和中医辨证论治的原则,将下法运用于中风各期出现的便秘症状,对缩短病程,提高疗效,促进肢体的康复,确为有效。

一、痰湿壅盛,阻遏中焦,当理中涤痰熄风通便

中风病本在于肝、脾、肾虚损日久,一旦发病其标为风、火、痰充斥于体内,形成了本虚标实的病理状态。除有口舌㖞斜、舌强语謇、半身不遂、神识障碍等主症外,急性期的病机焦点是中焦枢机升降失调,多表现为脘腹痞满、流涎纳

呆、头晕头胀、大便不畅、舌苔厚腻、脉弦滑等一派痰湿内盛、风阳扰动之候。究其病机，根本在于脾虚，湿邪化热，痰浊蕴积作祟。这些病理产物聚结过盛，盘踞不散，往往漫溢无边，上可犯逆清窍，呈现神情呆滞、头晕头胀、血压升高，中可致痞满无度、难有食欲、大便不通，旁及血脉则肢体瘫痪。临证应立足于理中驱邪；药用半夏、陈皮、枳实、胆星理气化痰，使气顺痰降，气利痰化；茯苓、白术健脾利湿以助脾运；菖蒲、橘红化痰开窍；钩藤、僵蚕、白蒺藜、生石决明平熄肝风；香附、郁金疏肝解郁以澄其源，使木土调和，其效更佳。中风早期，虽未形成阳明燥实，但大便不通者十有八九，多有腹满食少、舌苔白厚腻不退等，均提示有向痰热腑实方向发展的趋势存在。如单循涤痰熄风之常法施治，往往难以控制病势。当下趁邪未立稳深化之时，及时采取通便洁腑之措施，速速驱邪外出，可望扭转病机，以防传变。取大黄粉 5 g（冲），通肠荡腑，药后多在 24 小时内排出腥臭大便，随着大便通顺，全身症状也随之改善。同时把舌苔、食欲作为观察用药的客观指标，如舌苔由白厚腻转薄白，自有食欲，应视为病趋向愈，待大便通顺后，即中止用药，以防伤正。临证只要运用合拍，可在短时间内截断病情传变途径，颇收效验。

二、痰热腑实，时刻不忘化痰熄风，急下存阴

随着病情的发展，常因贻误治疗时机，痰湿之邪未能及时清除，致肝阳暴亢，邪热炽盛于内，反复灼伤津液，或使痰浊化热益甚，势必导致风痰阻络，痰热腑实，这一演变过程多在病后 3~5 天内形成。症见身热烦躁，神识恍惚，张口伸舌困难，腹胀便秘或毫无食欲，舌苔黄厚腻或褐燥，舌质红，脉弦滑有力等。胃为燥土，多气多血，邪客之多热，一旦阳明腑实形成，邪热充斥三焦，最易化燥伤阴。急性期人体正气尚足，治宜以化痰熄风为前提，通腑泻下是关键。惯用菖蒲、郁金、胆星、瓜蒌、川贝、橘红、竹沥水化痰开窍；钩藤、地龙、蜈蚣熄风通脉；合大承气汤通腑峻下，攻其中坚，速速驱邪外出，以达急下存阴之目的。通下并不仅仅在于排出结粪，而且在于改善肠胃血液循环，加快肠腑蠕动代谢功能，同时保护胃气，调整脏腑气机，调动自身免疫机能。近贤朱曾柏认为，泻下虽在局部，而收效遍及全身，不失为经验之谈。

待大便通调后，舌苔由黄厚腻渐转薄白，病情亦趋稳定，然后再予化痰熄风通脉，以善其后。如复有便秘者，可选调胃承气汤，泻热和胃，攻补兼顾，推陈致新。

三、清窍被蒙神昏者,拟启闭醒神熄风通腑法

急性脑卒中,突然出现神识昏仆,不省人事,痰鸣气粗,拳握紧固,牙关紧闭,肢体抽动,身热躁动,二便均闭等全身性症候群,属中风中脏腑之实证,相当于现代医学脑出血之危急重症。揣其病证,多由心火暴甚,风火相煽,气血逆乱,血菀于上,或火与痰热搏结,痰随气逆所致。上达巅顶阻蔽清窍,横注经脉肢体偏废,下结肠腑大便不通。舌质红绛,苔黄厚褐燥,脉弦滑数大,瞳神大小不对等乃病情危笃之际,应顺其病势,因势利导,尝用菖蒲郁金汤配安宫牛黄丸或至宝丹,鼻饲注入,日进 2 剂,芳香清化,祛痰开窍,速醒神明。肝风内动者,投以全蝎粉、蜈蚣粉(冲)、僵蚕、玳瑁熄风止痉,常获显效。

中风之闭证,基于痰热猖獗,热炽腑实,气机闭塞,清浊失于升降之病机,通利腑道是当务之急。亟宜用攻下开窍并施的牛黄承气汤或当归龙荟丸灌服。随着大量垢秽粪便的通下,不但可以驱逐体内异常的代谢物质,而且可迅速降低颅内压,有效减轻脑水肿,改善脑血循环和缺氧状态,达到泻下而清上之目的,诸证悉平。

四、阴虚热结,需滋通并施

患者年高体弱,素日肝肾阴亏,精血虚衰,罹患中风后致阴虚风动,痰热互结,灼伤津液,热结肠腑,大便艰涩不通者屡见不鲜。症见头晕眼花,目涩耳鸣,心烦不寐,辗转不宁,口干纳呆,大便四五日甚则十余日一行,舌质鲜红或红绛,苔少或花剥,脉沉弦细等。此乃虚实夹杂,标本互见,对肢体功能恢复十分不利。

针对阴虚之体,风、火、痰、虚、瘀互为因果,相互激化,最终导致风阳扰动,脉络痹阻,阴虚热结,积滞肠腑的病机,方立羚角钩藤汤与大定风珠合方化裁。取生地、白芍、麦冬、龟板、鳖甲、玉竹、何首乌、枸杞子滋补肝肾以治其本;羚羊角、钩藤、菊花、牡蛎、瓜蒌、橘红、竹茹化痰熄风治其标;当归、麻子仁、肉苁蓉养血润肠通便;配芒硝、枳实软坚顺气,疗效较单纯滋阴熄风更佳。用药剂量与次数以中病为度,以免损伤阴津,引起变证。

对于大便迟迟不下者,方宗增液承气汤加味。方中生地、玄参、麦冬养阴清热;厚朴、大黄辛开苦降;加白芍、当归、五味子酸甘化阴;取桃仁、红花、地龙活血通络而不伤正。全方滋通并施,刚柔相济,则大便通,邪热去,阴液生,使偏盛偏衰的阴阳恢复到"阴平阳秘"的生理状态,促进其各项功能的恢复。

五、气虚血亏便秘,拟益气养血润通法

气血亏虚便秘是中风恢复期常见的症状之一,客观反映出邪去正伤的病机。多因中气虚惫,化源匮乏,气不推便,血不濡润,大肠传导无力,加之早期多要求患者卧床休息,肠胃功能自然弱化等因素形成便秘。

《医学传真》指出:"通之之法,各有不同,调气以和血,调血以和气,通也……虚者助之使通……"悟之其理,中风患者呈现出神倦乏力、少气懒言、肢麻不灵、纳呆乏味、大便秘结、舌苔薄白、舌质暗淡、六脉沉细无力等,均乃气血虚弱之表现。扶正固本,调补气血就成了中风后期治疗的重要环节。根据"久病入络"的规律,气血之不足不仅应以补养,更莫忘化瘀通便。临证以补阳还五汤方加味,气虚偏重者,重用黄芪(90～120 g),加党参以助效益;配白芍、首乌、郁李仁、菟丝子、肉苁蓉益阴润通;合枳实、厚朴、焦槟榔疏通气机;加泽兰、鸡血藤以增活血养血、舒筋通络之力;失眠者加酸枣仁、刺五加、五味子;食欲减退者加炒谷麦芽、鸡内金。临阵通常达变,灵活变通,必有弋获。

第十九节 从"脉微细,但欲寐"辨析少阴病

病至少阴,已属元阳衰微,其死证最为多见,为六经病变过程中最危重阶段。由此可见,少阴病篇在《伤寒论》中所占的位置极为重要,为临床的辨证论治提供了依据和重要价值。

一、从"脉微细,但欲寐"辨析少阴病的内在变化

少阴心肾,是人体水火之脏,一为君主之官,一为先天之本,统司三阴之枢,是生命之要塞。人体生命活动赖以存在,关键亦在于心肾相交,水火秉济,相互维系。少阴之为病,损伤心肾,当属"水火两虚、心肾交惫"而贯穿少阴病始终。从少阴病"脉微细,但欲寐"之表现来看,一脉一症似乎不能拟为提纲,其实不然。根据疾病因果相互转化的内在联系,若以脉揣症,脉症合参,追溯病源,进一步推断少阴病,无不是由阳气虚衰,营血不足,血流灌注量大为减少,导致伴有四肢逆冷的内在功能严重衰竭的寒热虚实错综复杂的症候群。就共同特征而言,寒化为少阴病虚寒的本质,归纳其证候有无热恶寒、身蜷不展、下利清谷、四肢厥逆、精神萎靡、小溲清长等以阳虚为主的症状。若阴寒太盛,逼迫虚阳浮越于外,可表现为面赤、躁扰不宁及不恶寒等阴极似阳、真寒假热的格阳证或虚

阳上越的戴阳证。从病机而言,正邪相争,必有胜负,如若阳气渐衰,便可出现下利口渴、心烦不得卧、咽痛等阴虚为主的热化证。若邪归胃腑则症见口燥咽干、腹胀不大便或泄利清水、心下疼痛等阳明里实证。因此,少阴病的内在变化是一个复杂的病理变化过程。临证若热转寒是病情加重或恶化的趋向,寒转热是病愈的象征。热化初起伤阴为主,寒化已成,心肾阳衰,阴血不足,脉道空涩,阳气鼓动无力,血液灌流不足,导致心、肝、脾、肺、肾、脑等重要脏器的功能不相维系而衰竭。"脉微细,但欲寐"实际上是反映少阴病一种病机的标志,精神萎靡不振、神志恍惚、肢体冷逆、面色苍白或似睡非睡的昏沉朦胧状态是正不胜邪,反被邪困之象,反映出阴阳俱微,脏器虚衰的实质。

寒化和热化的趋变是少阴病病机的中心环节,临证只有抓住矛盾中的实质,才不至于虚实混淆,是非纷乱。只有胸中明了,指下切真,把握病机,审症求因,變理阴阳的再平衡,以促成病情的转归。

二、从"脉微细,但欲寐"辨析少阴病的治疗规律

《素问·阴阳应象大论》指出:"察色按脉,先别阴阳。"细微之脉是少阴病的基本脉象,揭示了少阴病为一派内里虚寒的本质特征。但欲寐是整体性机能不足的状态,是阴阳不相平秘的外在表现。任何疾病的发生、发展和功能上的变化,一定有形态上的改变作为标志。临床上不仅要注重功能的调节,还要尽快促使病损的修复。少阴病阳衰虽有上下之区别,但仲景根据少阴病的部位、性质、病机及病势不同的变化环节提出了不同的治则。虚实是辨别邪正盛衰的纲领,是治疗时选择扶正祛邪的关键所在。寒盛阳微以"寒者温之"为治疗原则,也是治疗少阴病的基本大法而贯穿于始终。其具体治则不外乎扶正祛邪、平调水火、急温回阳,如323条就明确指出"脉沉细者,急温之,宜四逆汤"。性命之根,危于风烛之时,仲景首先用四逆汤长驱直入,急以温救,所当急固。如真阳衰伤且"四肢厥冷""下利清谷",或虚阳上越而现戴阳证等,仲景用四逆辈回阳救逆之方比比皆是。真若出现"心中烦,不得卧"等症,属热灼阴耗,当以黄连阿胶汤养阴清热,以达泻南补北之效用。"口燥咽干"或"腹胀不大便"等,均属土燥水干,速投大承气汤急下存阴,独取釜底抽薪之妙功。概其治法,一是清热养阴,一是急下存阴,都是热化过程中为防真阴耗伤而立法,可谓践行经验之谈。

《素问·生气通天论》曰:"阳气者,若天与日,失其所则折寿而不彰。"生死存亡之时,顾护阳气至关重要,保护阴液相辅相成。联系霍乱篇 389 条,"吐已下断,汗出而厥,四肢拘急不解,脉微欲绝者,通脉四逆加猪胆汁汤主之",阳亡阴竭而吐利俱止,更见汗出而厥,其证最属危笃,阴阳离绝之势堪虞,四肢拘急不解,脉微欲绝,病至如此非大辛大热之剂不足以回阳,然而冒昧用之,则既恐有损阴液,又恐躁动浮阳之弊,急用通脉四逆加猪胆汁汤在破阴回阳基础上兼以益阴和阳之品,以启下焦之生阳,补已竭之阴液,此为仲景阴中求阳,阳中求阴之法。少阴病用麻黄附子甘草汤、麻黄附子细辛汤,温经扶正,发汗而解表,就是扶正祛邪,因势利导,以防邪陷正伤,内陷生变。"下利六七日,咳而呕渴,心烦而不得眠",为阴虚兼水热互结证,猪苓汤主之,意在清热利水,滋阴以润燥。由于下利脉微,自利而渴给予白通汤,但因寒热格拒导致利不止,厥逆无脉,干呕烦等症,虽仍为白通汤温阳通脉之证,然必得猪胆汁牵制其辛燥之性,以刚柔相济,提高药效并减少机体的不良反应。少阴病初起,机体尚有一定的调节能力,所以在芍药养营和营续脉的佐制下,重投益气壮阳之品而奏良效。下利脓血者当用刺法,脉不至者灸少阴之壮,从外救内,通阳复脉,凡此等等,内服药与外治并举,更奏捷功,无疑仲景神圣工巧,别具匠心。

　　仲景向以据脉辨证,阳虚水湿泛滥给予温阳化水,一用真武汤,一用附子汤,意在振奋阳气,化湿利水。下利虚脱者,采用桃花汤以温固下焦。肝气不和,阳郁于里,方用四逆散透发郁阳。寒邪犯胃,浊阴之气上逆,仲景用吴茱萸汤以驱寒温中,降逆止呕。如是针对不同的病机,立法制方用药,今之验证临床无不效,可谓医圣之尊称,实至名归。

　　综上可见,少阴病是内脏功能严重衰竭和失调的综合病变,内在变化多端,所以治疗既要温助阳气,促进代谢,同时莫忘通调气机,运化水湿。既要看到局部,更应注重整体。临床上如果出现息高、脉微、身蜷而利、烦躁四逆等诸多证候,起死回生实属难也。至于少阴病一旦凶候遗露,如有秋毫之差,势必生死反掌。仲景有言:"少阴病,咳而下利,谵语者,被火气劫故也,小便必难,以强责少阴汗也。""少阴病,脉细沉数,病为在里,不可发汗。""阳已虚,尺脉弱涩者,复不可下之。"当属少阴病禁忌汗、吐、下三法的佐证。所以仲景告诫我们,"观其脉证,知犯何逆,随证治之",尤为重要。

三、"从脉微细,但欲寐"辨析少阴病的转归

　　疾病的转归,要看机体内在抗病能力和致病因子的强弱以及治疗用药是否

得当为前提,抓住少阴病"虚"的本质,谨守病机,才能通常达变,并测知其预后,判断不死、可治不死之证,参287、288、295、296条均可作为依据。人体的四肢为诸阳之本,若阳气衰竭,首先表现为末梢循环障碍,"四逆者死,手足温者可治",预示了病情欲解的祥兆,这一观点与现代医学的认识径相吻合。察脉当以胃气为本,有胃气则生,无胃气则死。如"脉微细沉,脉不至,脉微欲绝"或"厥逆无脉",均为胃气败绝。烦躁是少阴病阴阳动态的改变,阳不得阴则烦,阴不得阳则燥,烦则表明阳未衰,病可向愈,而躁动多为阴盛阳衰之候,多是病情恶化之兆。烦躁交错,为阴阳不相协调,故第298条指出"不烦而燥者,死",300条"复烦躁不得卧寐者,死"应视为警钟。

少阴病多数条文均涉及下利,这就告诫我们应把下利的变化作为观察少阴病转归的又一指征。下利或为驱邪外出的途径,或为利欲自止的假象,其结果也当然"必自愈"。总之,仲景早就充分认识到存得一分阳气,就有一线生机的重要性及体液丧失所造成的危害。在当时的社会环境下能有着如此超越的认识,如果没有精湛的医术,博深的理论谋略,就不可能有着承前启后的经验总结。

关于对少阴病篇的详尽论述与现代医学的微循环障碍所表现出的休克状态相似,是机体免疫机能处于极度低下和脏腑功能紊乱的综合病变,实属临床常见的危候。综观少阴篇,字里行间无不体现仲景对重证危候阐述精透,分辨明确,脉症合参,方证相应和已病防变的科学态度,颇受启发,实为中医学理论与实践相结合的智慧结晶,必将对现今临床有着不可估量的指导意义。

第四章　验案举要

第一节　丙型肝炎

仲某,女,53 岁,2005 年 3 月 9 日诊。

2 年前因体倦乏力,肝区不适,胃胀纳少,经查发现肝功能异常,行肝穿刺确诊为慢性丙型肝炎,用干扰素治疗半年。由于周身酸楚乏力,白细胞减少,不耐受不良反应而停药,但病情如初,夙求中药调治。刻下右胁痛胀扯背,脘胀纳呆,口苦黏腻,体倦乏力,情郁易怒,寐中梦繁,便溏欠爽,尿黄。谷丙转氨酶95 U/L,谷草转氨酶 67 U/L,转肽酶 53 U/L。舌苔黄腻,脉弦滑数。证属湿热羁蕴肝胆,脾失健运,气血失和。拟清健化瘀汤,主要药物有:柴胡 10 g、当归10 g、赤芍 15 g、虎杖 15 g、六月雪 15 g、田基黄 30 g、鸡骨草 15 g、茵陈 30 g、白术 15 g、香附 15 g、郁金 15 g、茯苓 15 g、丹参 15 g、重楼 10 g、蜂房 10 g、女贞子10 g、三七粉 5 g、白茅根 30 g。全方具有疏利肝胆,清热解毒,健运脾胃,活血透达之功。前后制方出入调治 45 天,症状消失,多次复查肝功能均正常,病毒复制为"零"。

辨析丙肝与乙肝多病程旷久,易缠绵反复,恐因病致虚有关。况初病即用干扰素,其不良反应强,愈加正不胜邪,极易产生抗药性。古有"万病不离于郁,诸郁皆属于肝""肝主疏泄,体阴而用阳"之说,方中柴胡配当归,意在疏养肝木,复其条达之性,合香附、郁金,疏肝解郁而行气,气血畅达,万病不生。上药疏而不辛燥,理气使之不伤正,以防补药之呆滞。邪毒深踞,病无宁日,取虎杖、六月雪、田基黄、茵陈、重楼、鸡骨草、蜂房清肝胆湿热,围剿血分之毒,匡护阴液,邪清自当正安。丹参、赤芍、三七、郁金与香附为伍,行气血,解郁滞,使瘀去新生。当归、女贞子益肝阴,敛肝阳,填肾精,续筋脉,缓急止痛。赤芍独有清泻肝胆郁热,活肝血,护肝降脂之功。白术、茯苓健益脾胃,促使脾胃之气得以充沛,气血化源自然旺盛,肝之病变自然康复,可谓"见肝之病,知肝传脾,当先实脾"之举。白茅根善入血分,清热凉血利尿,以期引热下行,内外分清,使邪有出入。全方久用无过寒伤阴败阳之偏。

临证所见丙肝与乙肝其病机与表现基本雷同,病起以湿热见证为多,若迁延日久,肝功能反复异常,热毒较明显者,加生地、青黛、水牛角粉、连翘;见有肝阴耗伤,血瘀脉络,肝脾肿大者重用鳖甲、龟板等血肉有情之品,以滋肝阴,清肝热,软坚散结;肝气郁滞,胁痛甚者首选川楝子、延胡索;脾虚湿盛,舌苔白腻者加薏米、菖蒲、佩兰以淡渗利湿,芳香化浊,醒脾开胃;脘胀纳少不化者加木香、枳壳、佛手、砂仁、鸡内金、谷麦芽;若见头晕耳鸣,眼花模糊,腹胀酸软,盗汗自汗,阳痿早泄,经少或闭经,肝肾阴阳俱虚者,加用芫蔚子、益智仁、仙灵脾、山萸肉、枸杞子等,使阴阳平秘互济。

第二节　乙型肝炎

张某,女,27岁,2012年9月诊治。

宿罹乙肝多年,多次查肝功能示:谷草转氨酶95～63 U/L,谷丙转氨酶71～52 U/L,转肽酶61～49 U/L,乙肝五项为"大三阳"。曾服联苯双酯,甘草酸苷、护肝片等治疗,各项酶指标波动不定。近一年多来,时感神疲乏力,饭后思睡,头晕胁痛,胸闷肢冷,经少衍期,白带清稀,腰膝酸软,胃脘堵闷,便稀日解1～2次。舌苔薄白腻,舌质淡红,边现齿印,脉细濡。综合病史,证属脾肾阳虚,抗邪无力;治宜通阳顾本,扶正祛邪。处方:炙黄芪30 g、潞党参30 g、生白术10 g、云茯苓15 g、菟丝子15 g、仙灵脾10 g、熟附子10 g、赤灵兰15 g、虎杖15 g、紫草10 g、垂盆草15 g、全当归15 g、醋香附10 g、杭白芍10 g、血丹参15 g、女贞子15 g、生甘草10 g。脘胀加木香、砂仁;眠差加酸枣仁;大便溏加莲子肉、炒山药;纳少不化加鸡内金、神曲。基本方温养和平而不燥,行气活血而不伤正,并在大队温养药中佐以虎杖、紫草、垂盆草解毒清解药并行,随证调治2个月余,肝功能恢复正常,诸证消失,迄今良好。

按:乙型肝炎的特点是青壮年发病比例较高,潜伏期长,起病缓,症状多隐匿,较少发生黄疸,转氨酶升高反复难降,恢复相对较慢,趋向迁延或慢性肝炎及肝硬化转变。其病机变化的规律是邪毒由浅入深,耗伤气血,由量变到质变,是一种具有抑制阳气,伏踞营血和脏腑经络,缠绵难祛的湿热疫毒。《灵枢·百病始生》篇曰:"风雨寒热不得虚,邪不能独伤人,卒然逢疾风暴雨而不病者,盖无虚……此必因虚邪贼风,与其身形,两虚相得,乃客其形。"询悉患者素喜生冷之习,起居无规,后天虚损,抗邪低下,复感湿热之邪,中阳益虚,故脘胀、纳呆、便溏、神疲思眠,水湿失运,留恋不去,胃失和降,脏腑功能失调,故病之缠延。谋虑怫郁,肝郁化火,血瘀化热,伤阴及阳,肝胆疏泄困乏,互为因果,虚实错综。胁痛隐隐、头晕胸闷、郁怒少欢等,乃肝阴不足,肝阳亦虚。肢凉膝软、腰酸经少等,乃肾阳不足,温煦不及上下之故。综病变之缘,归之肝炎病久,阴损及阳,阳虚及阴,但总以脾胃气虚损为基础,又与"久病及肾""肾元虚惫"使病情迁延不愈密切相关。本案如循规蹈矩,妄按湿热尽投苦寒清解之药,务必南辕北辙,冒犯"虚虚之戒"。《石室秘录》曰:"肝为木脏,木生于水,其源从癸,火以木炽,其权挟丁,用热不得远寒,用寒不得废热。"就其本案所获,在于"谨守病机,各司其所",因机活法,知常应变,治遵张景岳"阴中求阳法",扶助阳气,温养脏腑,通调气血经脉,促进脏腑功能协调和活跃,奋于抗邪,有效缩短治疗周期,促其向愈。通过临证治验之效,足以证明中医药治疗疑难病症之技,其道多端。

第三节　反流性食管炎

苏某,女,57 岁,2007 年 9 月 10 日首诊。

胃镜诊断浅表糜烂性胃炎并反流性食管炎,诉述胃中灼热,泛酸嘈杂,口中干苦有异味,胸膺闷痛连背,纳差嗳气则宽舒,心烦寐差,尤以夜半胆汁易上冲至咽而呛醒,偶食辛辣油腻之物顿感不舒,腑行黏坠,日行 1～3 次不尽。舌苔黄腻,脉弦数。证属肝失疏泄,胃失和降,胆热犯胃,浊气上逆而为病。拟以疏肝清胆,和胃畅中降逆立法。处方:柴胡 10 g、醋香附 15 g、广郁金 10 g、川黄连10 g、浙贝母 10 g、金钱草 15 g、淡竹茹 10 g、清半夏 10 g、云茯苓 15 g、广陈皮10 g、旋覆花 10 g、煅瓦楞子 50 g、枳实 10 g、白及 10 g、莪术 10 g、炒神曲 20 g。首次取药 5 剂煎服完毕,反酸烧心皆差,情绪亦安,舌苔转为白腻,说明方至显效。脘胀纳少呃逆,乃中焦不振,气失和降使然。二诊方增木香 15 g、苏梗

10 g。舒畅气机,续6剂,诸证递减。惟纳谷欠馨,腑行难尽。舌苔白腻,脉弦滑。咎其湿邪未尽,阻中下注肠腑故也。三诊时伍入焦槟榔10 g、鸡内金15 g、生薏仁30 g,上方损益调治旬月而病愈。嘱其情志愉悦,饮食有节,忌过食油腻辛辣刺激物,随诊2年,一切正常。

按:各类型胃炎、反流性食管炎属中医学"胃脘痛""反胃""吐酸"之范畴。现代医学将其归于幽门功能异常、胃压增高、排空障碍,三者相互关联所致。笔者经临床观察认为,患者多为长期纳食无忌,吸烟嗜酒,败伤脾胃,运化失常在先,由于情志不遂,肝胆失于疏畅条达,胆气激越必犯胃腑,或素体脾胃虚弱,复咎上述内外因素相加,久则积食不化,湿热蕴生,胃移热于胆,胆病失却通调下降之功,胆胃同郁,升降反作,胃气壅滞,二气协同,挟邪浊上犯,可谓是脘胀烧心、吞酸嘈杂、胸膺间痛连背、口苦咽干、纳化呆滞、寝眠不安,甚至呕恶呃逆、腑气失通之根由。方中柴胡、香附、枳实、郁金、苏梗疏肝行气解郁为先导;竹茹、旋覆花、金钱草、川连清胆降逆缓其冲;茯苓、陈皮、神曲、内金健中化浊,助纳化以顾其本;热易伤胃体,灼伤胃及食道之膜,取白及、浙贝母或加五倍子以收敛生肌,散瘀积,护膜巩防;单从药物的配伍而言,取瓦楞子、莪术、白及、浙贝母集制酸、收敛、行瘀、止痛于一体,无疑对慢性胃炎、食管炎均有良效。浙贝母、金钱草、竹茹、川黄连清散胆经之湿热(或用栀子合茵陈),使胆气清宁有利于胃降热清。临证可予香附、郁金、枳实、白芍、半夏配用,行中有降,降中寓疏柔,驯顺胆经逆气,斡旋胃腑气机。如果说肝脾性升,胆胃须同降的话,那么胆藏精汁疏注肠道乃为常态。胃主纳化,纳则贵在下行通降为顺,胆胃同降而不病。肝胆、脾胃互为表里,由此可见,治胆胃切勿忘肝脾。临证每用柴胡合香附、白芍、郁金疏柔肝木,柔和肝体,行气开郁,利于胆气通降。因少阳为枢,枢司开合,"十一脏皆取决于胆"。

第四节　十二指肠壅积症

刘某,女,28岁,2006年5月13日初诊。

询得胃病史3年,时有胃痛、反酸、呃气,经对症治疗已无大碍。近1个月来,脐上胀痛,食后胀甚,甚至食后即吐,吐后则舒,惧食畏饱,口有秽气难闻,喜温喜热,口中干涩,大便量少,3~4日一解。望之面色少华,神情不振,体质瘦弱。舌苔薄白,尖边齿痕,脉细沉。行胃肠钡餐透视,诊断为慢性胃炎及十二指肠壅积症。本案虽口中秽浊之气熏人,但非湿热蕴结之证,故用清热燥湿药无效。病为中阳不振,幽失濡润,谷滞不消,谷入即吐,治以温中补虚,润消通幽和降法。处方:潞党参 30 g、嫩桂枝 10 g、吴茱萸 6 g、杭白芍 15 g、半夏曲 10 g、广木香 10 g、苏梗 10 g、广郁金 10 g、菟丝子 10 g、旋覆花 9 g、鸡内金 15 g、春砂仁 10 g、焦楂曲各 15 g、焦槟榔 10 g。日一付,水煎服。施方 6 剂,痛吐缓止,纳化初显,精神略振,大便仍欠润通。上方加肉苁蓉 10 g、苦杏仁 9 g,宣肺润肠,温肾濡便。又服 5 剂,胃纳正常,腑气顺通,继服香砂养胃丸善后,以饮食调养而愈。

按:十二指肠壅积症好发于中青年,尤以女性较多见。由于饮食杂进,劳倦内伤,情郁失悦,脾胃受伤,不能运化,幽肠弛缩障碍,格拒不通,升降乖违而成。《素问·五脏别论》曰:"六腑者,传化物而不藏,故实而不能满。"胃为六腑之一,理应以通降为顺。参《幼幼集成》曰:"壮人无积,虚则有之,可见虚为积之本,积反为虚之标也。"故在治疗上正如《医学正传》中指出,"上逆者使之下行,中结者使之旁达,亦通也,虚者助之使通,寒者温之使通,无非通之法也"。方中参、木、萸益气补中,温运中阳,振奋机能;妙用白芍一味,柔肝木以防克中,苦酸涌泄舒宽胃肠之壅;木香、苏梗、郁金行气解郁利于通降;砂仁、内金、旋覆花、半夏、楂曲增益脾胃的纳运助化,缓急止呕之功;槟榔消导通滞利于腑行;取菟丝子意在补肾元以温煦脾土,使胃得命门而受纳,脾得命门而转输,肠得命门而使降,脾胃之气健旺则润泽能生,上供则口干缓解。由于本病其因多端,虚实寒热当明,辨治且不可拘泥。若论呕吐,张仲景在《金匮要略》中明确指出,朝食暮吐,暮食朝吐,脾胃虚寒用大半夏汤;食入即吐之大黄甘草汤;有渴思饮水为痰饮之患,用小半夏汤;寒热交存者用半夏泻心汤等,足以借鉴。临证中常见有湿热中阻者用黄连二陈汤出入;若久呕不止,往往痰瘀互结于幽门,必有伤津致燥之虑,方以丹参饮加当归、白芍、郁李仁、桃仁化痰瘀结,润通和降为妥。

第五节 溃疡性结肠炎

姜某,女,21 岁,2013 年 2 月 17 日初诊。

病起腹痛腹泻历时 1 年零 6 个月,日必 3~5 行,泛夹红白黏冻,红盛于白,经医院检查诊为溃疡性结肠炎(横结肠与乙状结肠段)。曾不间断服用奥美拉唑胶囊,对于易恶心、食欲差虽有效,但停药后症状依旧。后改服用固肠止泻丸,便次减少,但腹痛胀益甚,大便后稍有缓解。纳少脘胀,口干苦有异味,情绪低沉,心烦眠差,足不任身重,经少衍期。舌苔黄腻,脉弦细。参诸脉症,此系脾虚失于健运,食积为滞,湿热津液泛聚烁而为痰,停中上犯则脘胀纳呆,口臭苔腻;下注交结蕴踞曲肠,纠缠不清,侵蚀肠膜则溃疡遂成,大便次频而下坠失畅,黏冻随见。当下标实重于本虚,不通其腑,无以祛滞其邪,拟通因通用,攻补兼施。处方:潞党参30 g、焦白术15 g、云茯苓15 g、广陈皮10 g、广木香15 g、北秦皮10 g、白头翁15 g、粉葛根15 g、土茯苓10 g、红藤10 g、熟大黄20 g、金银花20 g、延胡索15 g、三七粉5 g(冲)、焦楂曲各15 g。水煎服,日1剂。另取肠炎散1 g、云南白药1 g、炒黄柏5 g、白及5 g、蛇床子5 g,加水100毫升,每日保留灌肠一次,忌食辛辣油炸之物。5剂后再诊时诉排出秽臭脓血便4~5次之多,顿觉腹中宽舒,后重衰减大半,纳食转馨,精神稍振,热去则舌润泽还。胃酸时泛,睡中易醒,为防矫枉太过,二诊时大黄减半,增煅瓦楞30 g、炒酸枣仁30 g,又进4剂,大便每日1~2次,质渐成形,黏滞少许,眠安口爽,面颜现润,舌苔薄白腻,脉弦细稍数。邪浊基本清彻,综原法加柴胡10 g,祛肠胃中积气,饮食中结气,寒热之邪气。后续随证改弦易张,着重扶健中州,顾护脾胃,参苓白术散合香砂养胃丸出入善后,至今一切正常。

按:腹泻之疾,临证屡见不鲜,要在责之于肝脾,久必涉及先天。本病尤多见于中青年之人,素嗜肥甘,杂食饥饱不均,或调摄违度,中虚不展,脾胃失运,水反为湿,谷反为滞,湿热滋生,湿滞热蕴,合污困遏中运,故脘满少食,体弱瘦羸。湿热下注,瘀滞不去,侵蚀肠膜,则病痛泻,里急下重,黏冻夹裹粪便而下。本案先用西药,后改为丸药固涩而效绩不佳,刻下标实重于本虚之际,首重清化,力求祛邪外达,腑气通畅,使清升则浊降,陈莝去则营卫昌,通透先清后补,于是一切失常的病态霍然消失。

溃疡性结肠炎证因寒热虚实多途,非揣一端。若病程冗长,大便次数较多,腹痛后重不明显者为脾阳不足,肾虚失煦而不固,可选用金樱子、肉豆蔻、补骨脂、煨诃子。如气血亏虚,出血较多,加用黄芪、侧柏叶、仙鹤草,益气摄血,清热止血。

第六节 肝硬化腹水

案一:高某,男,67岁,农民,2001年6月13日诊。

患者嗜酒如浆数载,动辄日均饮白酒200~300 mL,于1998年起常感右胁胀痛,胃脘胀满,食欲减退,劳则疲甚,时有牙龈出血,近2个月来腹部渐胀大,肢肿足胀,神疲懒言,腰酸不支,胸闷纳呆,溲少便溏,夜难平卧。舌苔薄白腻,脉细沉,下肢呈凹陷性水肿。B超诊为肝硬化腹水、脾大。查肝功能示:谷丙转氨酶81 U/L,谷草转氨酶96 U/L,转肽酶138 U/L,血浆总蛋白59 g/L,白蛋白28 g/L,球蛋白31 g/L,白细胞总数与血小板计数均低于正常范围。究其证属阳虚水湿瘀结,治以温阳利水,化瘀消癥。处方:制附片15 g、川桂枝10 g、生黄芪30 g、全当归10 g、生白术10 g、云茯苓15 g、鹿衔草10 g、仙灵脾10 g、仙人头15 g、蝼蛄10 g、水红花子12 g、大腹皮10 g、车前子15 g、鸡骨草15 g、血丹参15 g、醋香附15 g、垂盆草15 g。10剂为一疗程。药后尿量增多,腹水减退,夜能平卧入睡。少食脘胀,脾胃虚弱故也,原方加焦山楂15 g、木香10 g,续10剂。脘胀轻,饮食增加,肢冷改善,腿肿基本消退,腹壁松弛。仍便溏眠差,胁肋不舒,体倦乏。迫腹水消尽后,重在调补肝脾以防反复,后改用柔肝健脾益气,益阴化瘀法。处方:生黄芪30 g、潞党参30 g、生白术10 g、云茯苓15 g、鸡内金30 g、杭白芍15 g、全当归15 g、醋香附15 g、血丹参15 g、山萸肉10 g、菟丝子10 g、水红花子15 g、制鳖甲15 g、白茅根30 g、女贞子10 g。守方微调缓图,又进30剂,肝功能恢复正常,腹水消尽,纳佳眠安,体力充沛。

案二:江某,男,53岁,2007年4月29日诊。

罹患慢性肝病15年,曾因肝功能异常而住院2次。此次就诊前3个月出现腹满膜胀,胸闷胁痛,尿量减少,下肢浮肿,胃胀嗳气,纳谷欠佳,牙龈有时出血,大便先干后溏,肢软乏力,经治乏效来诊。症见情绪抑郁寡欢,面色晦暗,腹稍隆起,移动性浊音(+),肝区触叩痛(+),脾左胁下3 cm,质韧,朱砂掌。查肝功能示:谷草转氨酶53 U/L,谷丙转氨酶59 U/L,碱性磷酸酶147 U/L,转肽酶98 U/L,血浆总蛋白58 g/L,白蛋白30 g/L,球蛋白28 g/L,血小板4.8×10⁹/L,白细胞3.9×10⁹/L。胃钡餐透视为慢性胃炎、食道下端静脉曲张。B超检查为肝硬化腹水。舌苔黄腻,边有瘀点,舌底静脉紫暗,脉弦细。证属肝郁脾虚,气滞血瘀水停。治以疏肝健脾,行气化瘀消水法。处方:醋柴胡 10 g、全当归 15 g、杭白芍 10 g、醋香附 15 g、广郁金 15 g、生黄芪 30 g、炒白术 15 g、云茯苓 15 g、红花 10 g、血丹参 15 g、王不留行 10 g、马鞭草 10 g、车前子 15 g、白茅根 15 g、蝼蛄 10 g、桂枝 10 g、制鳖甲 15 g、广木香 10 g。5 剂服毕小便增量,诸证较佳。再诊时加桑白皮 15 g,开宣肺气,通调水道。并嘱其熬服鲫鱼汤,以增加蛋白量,又 6 剂,小便如泉,肢肿始消,倦乏亦轻,食欲长进。遵则守方,随证微调月余,查肝功能正常,其他各项指标接近正常,腹水消退。3 年来虽时有胃胀不舒,但腹水未再出现。

案三:张某,男,63 岁,2009 年 3 月 16 日诊。

素患高血压、糖尿病、肝硬化数载,常年服药调治,曾因肝硬化腹水住院 2 次。因近 20 天来脘腹胀满,小便短少,口干舌燥,眼干纳呆,心慌少寐,夜乃出汗,午后低热,神疲懒言,腰酸耳鸣,大便干结而就诊。刻下面色灰滞,颈胸部出现蜘蛛痣,双下肢轻度浮肿,腹水征阳性。舌红无苔,脉细涩数。证属阴虚水蓄瘀结,治宜益阴化瘀消胀法。处方:细生地 15 g、北沙参 30 g、宣木瓜 10 g、杭白芍 15 g、全当归 15 g、山萸肉 10 g、血丹参 15 g、泽兰叶 10 g、龟板 10 g、制鳖甲 10 g、赤芍药 10 g、生黄芪 30 g、菟丝子 15 g、猪茯苓 15 g、白茅根 30 g、冬瓜皮 30 g、醋香附 15 g、鸡内金 30 g,另熬服鲫鱼汤。服药 8 剂,口津润爽,眼干较轻,午后体温 36.2℃,腿肿有所减轻,仍脘胀便干,食欲不振。前方加木香 10 g、砂仁 10 g、肉苁蓉 10 g。6 剂后尿量渐增,胀消纳增,舌红苔白渐生,病有起色。原有乙肝大三阳,故在后续方中加入虎杖、蜂房、半枝莲祛邪扶正,2 个月后病体康复,以丸药巩固疗效。

按:肝硬化腹水,中医谓之臌胀,临床尤以酒精性和乙肝性为常见多发,总以水停腹中为患。盖肝病久及于脾,穷必殃肾,脏腑虚损为之根源。无不以血瘀于肝脾而贯穿于病变始终,其本质总属本虚标实、虚实错杂之痼疾。《格致余论》曰:"此病之起,或三五年,或十余年,根深矣,势笃矣,欲求速效,自求祸耳。"可谓匠心验丰,至理必遵。

案一高年务农,常年劳作体虚,终日嗜酒为伴,其性辛温刚烈,酒毒蚀肝败脾伤胃,木郁气聚,脘胁胀痛而作。肝体亏败,肝阳亦虚,疏泄无权,气血凝聚,脉络壅塞,使气血的循行及水液的代谢无能为力,水聚为患。肝病传脾,脾胃即虚,气血生化不足,木失所养,症见脘满纳少、神疲不耐劳。土木俱病,中州运化失职,清阳不升,邪浊失降,水液精微不能布养他脏,水湿废浊不能排出体外,遂成臌胀。肝脾日虚,进而累及于肾,肾亏无以温养脾土,滋荣肝木,使肝脾亦惫,故腰酸胫软,头晕耳鸣,体弱倦怠。肾虚失化,水湿内泛,故病为腹水。肾为先天之本,元气之根,方中附子、桂枝、仙灵脾温振心阳,祛除阴寒,使肝体得温阳之助,疏泄方展。脾得温煦,运化得以乾健,可谓"高照当空,阴霾自消",重用黄芪益气健脾,温阳利水。配当归乃气血双补,求之补脾益肝,以助体阴用阳,共奏气动血濡,相辅相成之功,此寓"肝病实脾""崇土荣木"之意。白术、茯苓健脾益气化湿,促进水液代谢。一般补益之品其性易呆滞,惟黄芪补而灵动兼通达,实为补气药之上品。既然水泛于腹中不为所用而成为"死水",取大腹皮、车前子、仙人头、蝼蛄利水消胀;水红花子、丹参、香附、山楂、木香、内金行气化瘀,散结消积;鹿衔草、鸡骨草、垂盆草补肝肾,强筋骨,利湿保肝。脾胃为后天之本,生化之源,土能制水,故为治腹水之关键。后移方重点培补脾胃,以扶正祛邪,增强机体免疫功能,改善肝血循环,有利于肝功能恢复,促进腹水消退,防止病情复发,殊为恰当,可见治肝补脾确有临床意义。

案二病程悠长,情志郁结,怒木失疏,气滞则血瘀,血瘀则耗气,气虚则血行无力,血行不畅又易致血瘀,可谓瘀甚虚亦甚。故症见胁痛脾大,舌布瘀点,舌底静脉紫暗,神疲益甚,脉弦细涩等,当属肝郁脾虚,气滞血瘀。脾虚既不能统摄又不能制水,水湿则易逗留,肾虚不能气化水湿而泛滥。《医门法律·胀病论》告诫:"胀病亦不外水裹、气结、血瘀。"《医学正传》云:"夫水肿之证,盖因脾土虚甚而肝木太过,故水湿妄行。"生理上,肝主疏泄,脾主运化,肾司开合,共同调节排泄水液,是维持水液代谢的主要器官,在病理上三脏因病又相互制约。如果说肝硬化总以腹水为患的话,其虚损为之根源,而实质是久病陈血瘀阻于肝脾,血瘀则水停。故张仲景在《金匮要略·水气病脉证病治》中指出:"血不利则为水。"由于肝主疏泄,司气机通畅,而气之行与滞,又关乎水液之流与滞,气行则水行,气滞则水聚,故治水当先行气,药选柴胡、当归、白芍疏柔肝木,调节三焦气机,疏利上下水道。使水液运行无阻,出入流畅。《杂病源流犀烛》云:"血本随气而同流。"取香附、郁金、木香行气开郁畅中为引领,气行则瘀去水自消,正合张景岳所云"水气本为同类,故治水者当兼理气,盖气化水自化也"。由此,疏其肝,行其气,正合圣贤旨意。"治痰饮者当以温药和之",方中桂枝意在温经通阳,以利三焦气化,药虽一味,尤可四两拨千斤。如果说肝郁则气滞,气滞首当责之于肝,那么气虚水停当责之于肝肾。观水为有形之物质,然必赖以无形之气的气化与推动方可正常运行。取黄芪、白术、茯苓补脾气,益肝气,育肾气,以促进水液代谢。既然血瘀于肝脾,若瘀血不去,新血不生,脏腑功能紊乱,则腹水易复难消。治疗应在扶正的前提下取水红花子、丹参、鳖甲、王不留行,活血化瘀,消积软坚;马鞭草、车前子、白茅根、蝼蛄,清利水邪而不伤阴。鲫鱼熬汤频服,富含高蛋白营养物质,凡肝硬化蛋白减少,腹水水肿者皆可用之,如此缓图稳进,冀尽全功。

案三张某,一体多疾由来已久,因肝病曾住院 2 次,肝之阴血暗伤内夺,此次肝硬化腹水就诊。症见浮肿而尿少,口干且涩,低热便干,腰酸耳鸣,心悸汗出,脘胀纳少,舌红无苔,脉细数等,一派肝肾阴虚之征象。细究其因无不与素体阴虚,或邪气久羁,伤脾损胃,生化不足,肝肾失其所养,或数药屡进历久,过于苦寒,化燥伤阴,或利水攻伐太过,阴液倍加损伤有关。就肝肾的特点而言,肝藏血,体阴用阳,血可化生精则下归养于肾;肾藏精,精可化血而上藏于肝,可见两脏关系甚为密切。今肝病久延,最易伤及肝体肝用,也是臌胀病机之一。临证也必须看到,伤脾及肾,体津枯涸,血燥气郁,治疗宜柔养滋阴以清热,益气活血以消水。药用生地、沙参、木瓜、白芍、当归、山萸肉酸甘合化,冀肝体得补,肝用有节,气机条达,水道得通,不利其水而水可自消。肾得充以濡五脏,缓缓图治,以求久效。龟板、鳖甲乃血肉有情之品,不仅清热育阴,又专软坚散结以消癥。大凡阴虚日久,必有血瘀其中,方中香附、泽兰、赤芍、丹参行气活血通络,使瘀去血畅,促进肝细胞新生,改善肝功能,同时,行气化滞又可防滋补厚味之药遏碍脾胃运纳之偏。阴亏往往及阳,用黄芪、菟丝子阴阳两顾,使脾肾阳升则气血化而五脏强。阴虚水停之人,宜用甘寒清利之白茅根、猪苓、冬瓜皮利水而不伤阴。临证治疗阴亏水积颇为棘手,既要照顾阴虚,又要清利,养阴易碍湿,清湿又伤阴,故在用药时应遵循祛水湿又不温燥伤阴,养阴又不滋腻碍邪的药物。再者使用大量温热之药虽能温阳散寒,辛香苦燥之药固然可以疏通清利,若反复使用每能耗散气阴,而使病情产生变数。如若见舌苔黄腻,大便秘结,肝功能异常,脉弦有力,应遵"急则治其标"的法则,予以栀子、黄芩、茵陈、半枝莲、田基黄、大黄等清热解毒,利湿通泻之品亦无妨。

仅举上述三案不难看出,由于年龄、病程不一,虽同是腹水,但病情之轻重、症状之表现有异,治疗大不相同。总之,肝硬化腹水归咎于肝、脾、肾、三焦阴阳气血失调,但肝郁脾虚不运是其主要病机而贯穿始终。不论在臌胀的形成与治疗中,均要理顺肝、脾、肾与水、气、血三者的相互关系,祛邪勿忘扶正,若妄逐水攻下,只图一时之快,定是扬汤止沸,必伤其正,腹水旋消旋起,实不可取。总的用药原则应为消补兼施,刚柔互济,燥润互用,补消而定,温清并举,分量均衡,或缓图恒进,或中病即止,痼疾可期。若遇消化道出血者,应中西合力,全责救治。

第七节 消化不良

案一:王某,男,21 岁,2013 年 7 月 9 日诊。

纳谷乏味,少食即饱,纳差不化 7 年余。尤其厌恶油腻,不喜果蔬,常年便不成形,日少则 2 次,多则 2~3 次不等,饭后必便,脘中不舒,腹胀肠鸣,喜温畏冷,周身乏力酸楚,活动后易疲倦。近 3 年学业压力大,出现腰酸耳鸣,记忆力减退,睡眠一般,隔 2 或隔 3 遗精。曾经中西彼施,多医广药,膳食尽补,病势未减,借假日求治。症见体高清瘦,面色㿠白,精神困倦,舌苔薄白微腻,脉细。胃钡餐示为胃下垂(轻度)。大便化验阴性。脉症合参,亟宜补中益气,温肾统摄。处方:炙黄芪30 g、潞党参30 g、麸炒白术15 g、白茯苓30 g、熟附子10 g、干姜6 g、益智仁12 g、补骨脂10 g、肉豆蔻10 g、台乌药10 g、炒白术10 g、炒山药30 g、新会陈皮10 g、焦楂片15 g、焦神曲30 g,6 剂。

二诊精旺思谷,肢凉渐温,饭后便次减少,足资温健有效。脘中痞满,乃中土失健,气机升降塞滞,故首方加广木香,俾补而不滞,胃气旋通下行胀自消。6 剂。

三诊脘腹胀差,肢体觉暖,腰酸耳鸣犹存。知寒气已深,若不坚守温补,势必难挽已虚之阳。人之阴阳二气,每相眷顾,既病之后已频数滑泄,当知其不仅元阳虚弱不固,即肾中阴精亦恐不无耗伤,腰酸耳鸣则为佐证,故方中佐山萸肉10 g、芡实15 g,以求阴阳互托,6 剂。

四诊精泄平息,腰酸耳鸣随减。惟纳食不馨,饮食稍有不慎,便次亦多。病久之体,调养失慎,必致反复。重在调健脾胃,整方如下:潞党参30 g、焦白术15 g、白茯苓15 g、鸡内金30 g、广木香10 g、益智仁10 g、干姜6 g、菟丝子15 g、炒白扁豆30 g、春砂仁10 g、莲子肉15 g、炒谷麦芽各30 g。恒以稳调 2 个月余,后天得健,先天得充,阳壮阴布,棘手之疾终得康复,学业造就,欲奔前程。

按:所谓消化不良,盖由先天禀赋不足,后天饮食或精神因素,日积月累导致以脾、胃、肠消导、吸收、运化、传输不良为主的内环境功能紊乱,而出现全身性营养不良症候群,经检查并非有特殊定义的所谓"炎"症。本案年少疾久,出现了不该有的老年衰退症状霍然集一身,可谓"未老先衰"。诚如《素问·生气通天论》所云:"阳气者,若天与日,失其所,则折寿而不彰。"人身之宝,必资以谷气,谷入于胃,则洒陈于六腑而气至,和调于五脏而血生,人赖以生存焉。一般来讲,初伤在胃,久伤在脾,脾伤及肾,病已缠绵7载。症见脘满腹胀,饭后如厕,手足欠温,腰酸乏力,头晕耳鸣,遗精滑泄,面色欠华,神情委顿,弱不禁风,一派虚虚之象。可补土生化,温胃振阳为纲,取黄芪、党参、白术、附子、干姜温阳益气,悦脾醒胃,鼓舞运化,复壮肾阳;茯苓、益智仁、补骨脂、豆蔻、乌药、山药补肾固精,温阳化浊,行气消胀,俾先天苗壮,后天乾健,生化无穷,阴阳充和,益养脏腑周身,精微传输而不致下漏。由于学业压力过大,必然肝郁气结,克凌脾胃,升清失职清浊不分,也为泻下之因。药取白芍、山楂、陈皮、神曲疏柔肝木,消食助运。全程自始至终以健脾益肾为主线,温填之中交通上下,药味甘平辛温而不燥,阳中育阴,补中寓行,病归趋安。

案二:张某,男,33岁,2014年10月20日诊。

病起于3年前水库游泳受凉,加之饮食不当,日后大便溏稀,日行3~4次,量少欠畅,脘腹腰凉,渐至胃呆纳少,体倦乏力,怕风畏冷,口淡黏腻,头脑昏沉,夜梦萦绕,动易出汗,近半年来加重。经透视见胃肠胀气,大便化验未见异常。中西屡治,暂能取效,终未全功,经朋友介绍来诊。症见面焦少华,形体较瘦,舌苔薄白腻,尖边显齿印,脉细滑。证系脾胃虚弱,失于健运;治以补脾健胃,温运渗利。处方:潞党参30 g、土炒白术15 g、白茯苓15 g、炒山药30 g、肉豆蔻10 g、炮姜10 g、补骨脂10 g、台乌药10 g、广木香10 g、鸡内金30 g、春砂仁10 g、泽泻15 g、广陈皮10 g。4剂。

二诊时,大便顺畅,日行2~3次,少腹胀凉有所改善,夜寐安和。数载沉疴,难复顷间,守方加炒白芍10 g、炒神曲15 g,以柔肝缓急,防止横克,消食助化,提振中土机能。5剂。

三诊时,胃口渐开,大便减至2次,且已成形,惟口黏苔显白腻,缘脾虚湿困之故。前法既效,毋庸易辙,增益石菖蒲10 g、草豆蔻10 g、生薏米30 g,取其辛温芳香,温能和中振阳,芳香以宽中化湿,醒脾开胃。5剂。

四诊时,脘中宽舒,食欲已振,大便日1~2次,为脾气趋振,胃气渐和之祥兆也。6剂。

五诊时,头脑清爽,纳佳神振,体重增加,病转坦途。嘱以人参健脾丸巩固,迄今情况良好。

按:人体的盛衰,取决于脾胃的强弱,古有"有胃气则生,无胃气则亡"之训。肠胃之疾,证候纷繁,其病机不外乎"虚""滞"两端。治疗虽各有千秋,但总以围绕脾胃气机升降为宗旨,凡事阻碍中焦气机升降的因素均应尽快消除。遵《内经》"虚则补之"之宗旨,力求促进脾胃运纳生化功能为前提,补而不滞。牢记脾为阴土,得阳始运,胃为阳土,得阴始安的生理特点而辨证用药。本例病之诱因皆知,久延滥治,脾胃俱虚,运化失司,水反为湿,谷反为滞,故纳少不化,脘腹胀满;小肠无以泌别清浊,大肠无以传导而加速变化,合走下窍,便次显然频频。诚如《内经》所云:"脾病者,虚则腹满肠鸣,飧泄。"水谷精微随之丧失,故形体得不到充养则形神俱疲。再者,湿邪郁遏脾运,极为脾所恶,脾阳不能鼓舞阳气整布周身,营卫失和,则怕风惧冷,动易汗出。综观治疗全过程,总以益气温健为主,奏温健而不燥,补健以运湿,芳香渗利以逐湿之功。通过补脾健胃法,促进食欲而谷气盛,临证中应验了南宋圣医许叔微之"不问男女老幼危急之证,但有胃气,无不获安"的治疗法则。

观慢性疾病,往往易导致脾胃衰败,生化无源,使得病情愈加缠绵难愈,故注重调护脾胃,诚是治疗的关键。俾脾胃健运,悉证俱减,治疗切不可操之过急。慎记饮食起居,情绪与劳逸的调摄也至关重要。

第八节 小儿厌食

案一:顾某,男,9岁,2012年5月13日诊。

自上学伊始,喜食甜点而厌菜,不思纳食,大便干,2~3日不能一次,夜半磨牙,面黄发枯,形体渐瘦,曾服保和丸、健胃消食片无济于事,舌苔薄黄,脉细数。询悉自幼蛋奶糕点尽用,恣食奇异精品饮食,亢则为害,脾胃耗伤,运化失衡。治以健脾和胃,消食导滞。处方:焦白术10 g、白茯苓10 g、广木香9 g、焦山楂10 g、焦神曲10 g、炒莱菔子10 g、川黄连5 g、节菖蒲10 g、鸡内金12 g、春砂仁 6 g、连翘 10 g、炒谷芽 10 g。前后调整服药 12 剂,脾健胃和,食欲渐增,便畅神振而愈。方中白术、茯苓健脾和胃;木香、砂仁、菖蒲振奋脾阳,行气开胃,枢机一开,清升浊降,胃纳增加,气血生,精微布;山楂、神曲、谷芽、莱菔子消导和胃降浊;川连、连翘、内金清热化积,腑气一通,脾胃运化自如,加速病愈。

案二:孙某,男,6 岁,2011 年 6 月 8 日诊。

母述平素嗜食肉类、蛋奶、冷饮不断,一年多来食欲明显减退,大便不成形,日 1~2 次,腹胀懒动,体重减轻。诊察患儿面色萎黄,舌苔薄白微腻,舌质淡,脉细。证因肥甘冷饮,寒遏胃腑,脾阳不振,运纳失调,治以健运温中法。处方:潞党参 9 g、土炒白术 9 g、白茯苓 9 g、干姜 3 g、白芷 6 g、鸡内金 9 g、炒白扁豆 9 g、焦山楂 9 g、春砂仁 6 g、炒枳壳 6 g、肉豆蔻 9 g、炒谷麦芽 9 g。首服 3 剂,大便虽软已成形,胀软思谷。药证贴切显效,宗原方化裁,续进 6 剂而病安。药取参、术、苓、扁豆健脾振运以渗湿;蔻、芷、姜辛温祛寒以升发清气;内金、谷麦芽健胃消食;砂仁、枳壳行气消胀,使气机升降有序,补而不滞,补通并举,顺应脾主升清、胃主降浊之生理特性。若夏日兼有湿邪明显,症见身体困倦,呕恶食少,舌苔白腻者,加用佩兰、陈皮、竹茹、荷叶、菖蒲等即可。脘腹胀痛加延胡索、甘松、木香、乌药。

案三:马某,女,5 岁,2009 年 7 月 11 日诊。

近半年来,胃胀痛不舒,少食或拒食,晨起泛恶,口泛臭味,大便干结,性情烦急。诊见发育正常,形体较丰,舌苔黄腻,舌质红,脉细弦,指纹紫。证系湿热蕴中,食积失化,治以清化运通法。处方:苍术 8 g、白茯苓 8 g、藿香 8 g、川黄连 4 g、青连翘 6 g、淡竹茹 6 g、焦槟榔 6 g、苏梗 8 g、广木香 6 g、广陈皮 6 g、鸡内金 8 g、焦山楂 8 g。服药 6 剂,霍然病愈。以临证之见,脾喜燥而恶湿,得阳则运,遇湿则困。今湿热蕴阻中焦,脾土非运而不化,故健脾宜白术,运脾宜苍术,取其芳香悦脾,醒脾开胃,促进纳消功能。邪热留恋脘中,伤津耗液,后患无穷。取川连、连翘、藿香、陈皮辛开苦降,和胃以清肠热;合木香、槟榔、苏梗、竹茹、内金、山楂,消中化滞助纳,药证合拍而奏效。

案四:魏某,男,7 岁,2013 年 9 月 13 日诊。

一年前因饮食不洁之物罹患急性胃肠炎,经输液治疗病愈。此后食欲不佳,胃脘隐痛,口干欲饮,唇干,舌生溃疡,午后低热,体温 36.5~37.2℃,大便干量少,2 日一行,夜眠欠安,神疲倦困。舌红少津,脉细数。证系药用苦寒,气阴两伤。治以健脾胃，益气养阴。处方：西洋参 3 g（另煎）、北沙参 9 g、焦白术 9 g、五味子 9 g、杭白芍 9 g、连翘 9 g、百合 9 g、酸枣仁 9 g、鸡内金 9 g、香附 9 g、全瓜蒌 9 g、炒神曲 9 g。方中洋参、白术、白芍、五味子酸甘合化，气阴双补；连翘清热解毒泻火；瓜蒌、香附疏肝畅中，润肠通便；枣仁、百合益阴养心安神除烦；内金、神曲健脾和胃助化。诸药合奏健脾胃、益气阴、畅枢机之效，迭进 7 剂，便通热退，纳馨眠安，口润神疲，安然无恙。

按：儿童正处于生长发育较快的阶段，但脏腑娇嫩，机能尚未健全，尤其脾常不足，消化力较弱，运化功能不强，但对水谷精微充养需求相对迫切，而对饮食又常不知自节，一旦调摄失宜，或被四季六淫之邪所中，极易造成以虚为本，虚实兼杂的多种病变。《幼幼集成》曰："谷肉果菜恣其饮啖，因而停滞中焦，食久成积，积久成疳。""壮人无积，虚则有之，可见虚为积之本，积为虚之标也。"以临证之见，小儿病之初起，多以邪盛为主，故治当祛邪。然小儿又易虚易实，以病情传变极速为特点，一旦失治误治极易导致病邪由浅入深，伤及脾胃。小儿病久，只宜调补脾胃为主，待脾胃来复，则病自愈。如若病程较短，以实证为多，症见食欲较差，恶心口臭，脘病腹胀，大便秘结，舌苔白腻或黄腻，多为脾胃不和，食滞中焦。说明脾不和则食不化，胃不和则食不消。治以调和肝脾，消导化滞，以保和丸化裁，药用白术、茯苓、藿香、木香、莱菔子、连翘、槟榔、鸡内金、砂仁、荷叶、神曲、谷麦芽、苏梗或加小量黄连。夏日暑湿较重，伴有呕逆、神倦、苔白腻等，方中加佩兰、六一散、陈皮、竹茹。

小儿厌食患儿城市多于农村，家长对子女溺爱有加，片面强调高、精、细滋补食品，或恣意杂食尽用，养成了孩子偏食的不良习惯，超越了脾胃正常的纳化功能，导致脾虚不运，胃弱不化，而出现食欲不振、腹胀便稀、面色萎黄、神疲不振等，治以益气健脾，和胃渗湿，方以参苓白术散加减。小儿脾胃消化功能相对薄弱，夏秋季节常因食用生冷瓜果或冰镇饮料，稍有不当，寒湿停留中脘，脾胃不能温运水谷，治宜温中运化，方用理中汤、平胃散、藿香正气散化裁。药用苍术、厚朴、陈皮、藿香、白术、生姜、吴茱萸、神曲、白蔻等。

根据临床观察，患儿平素偏嗜饮食，以肉食、糕点、奶制品为主，少食蔬菜，顺其所欲，久之造成脾胃损伤，运化失司，湿蕴食滞困中的格局。病机不外乎两种情况，一是胃肠积滞之实证，二是脾胃气阴亏虚之虚证，有时两者兼有。对于实证，针对"腑失通降"的病机特点，本着"胃肠以通为补"的立法原则，立足于纠正"通降"失调,方以保和丸增损,既能消积助化,又健脾和胃,药物虽少,但配伍精当,具有消导而不伤正,补健而不留滞之特点,味正甘纯,小儿易于接纳。若见孩童性格急躁者,加适量防风以散肝疏脾,效果满意。

小儿行气未充,经脉未盛,寒热不能自调,抗病能力较差,易受外邪所侵,内易被乳食所伤。针对其生理与病理特点,治疗小儿厌食应围绕着健运、消导、滋润、通降的原则选药组方。健运即健脾助运,药用党参、太子参、白术、山药、扁豆、薏米等,但用药力戒峻补呆滞,而适得其反。消导即消食导滞以助道,常用山楂、神曲、谷麦芽、木香、莱菔子、苏梗、枳壳、佩兰、鸡内金、砂仁等。滋润即滋阴润燥,药用沙参、玉竹、麦冬、玄参、乌梅、白芍、百合等。通降即通调腑气,消化郁热,药用知母、黄连、连翘、大黄等。小儿为稚阴稚阳之体,纵有可下之证,也应审辨寒热虚实而后下。要寻其常,以常识变,诸如观其形神,视其动态,望其面色,审其舌窍,察其舌苔,观其咽喉,详验指纹。祛邪勿浪投苦寒攻伐之品,用药应量小而中病即止。若恣意用之,后患无穷。小儿厌食康复后,应切记乳贵有时,食贵有节,荤素得当,忌食生冷,讲究卫生,慎防病从口入,防寒避暑,适当锻炼,增强体质确保健康。

第九节 慢性胆囊炎

案一:李某,女,51岁,2013年1月12日初诊。

自述有胁下胀痛,牵扯肩胛,时轻时重2年余。伴口苦咽干,晨起泛恶,脘满嗳气,善怒忧郁加重,喜出长气则舒,拒厌油腻食物,纳谷一般,大便偏干,2日一行。此前曾3次行彩超检查,均诊断为慢性胆囊炎。舌苔薄黄,脉弦细。证系肝郁胆热,胆胃失和;治以疏肝利胆,胆胃同调。处方:醋柴胡10 g、广郁金15 g、香附15 g、杭白芍15 g、枳实10 g、金钱草20 g、延胡索15 g、炒川楝子10 g、蒲公英30 g、姜竹茹10 g、广陈皮10 g、川芎10 g,3剂。嘱忌食辛辣油炸食物,保持心境舒畅。

二诊,胁痛脘胀均差,情绪转稳,大便日行一次,食欲欠佳,口中干苦。舌苔薄黄,脉弦数。宗法守方加连翘10 g、鸡内金15 g,4剂。

三诊,口苦改善,胁痛已止,睡眠欠佳。守方增益生龙齿30 g、合欢花10 g,5剂。

四诊,纳谷已馨,夜寐安静,少进肉食已无碍,时感胃中烧灼不舒。原方加煅瓦楞30 g,续进6剂,诸证荡然所失。

案二:刘某,男,39岁,2014年7月19日初诊。

患述胆囊炎病史,半月前出差奔波劳倦,过食辛辣、饮酒,致胆囊炎发作,胁痛较剧,恶心呕吐,体温38.2℃,嗳腐厌食,便秘尿赤,口干苦不欲饮,输液3天烧退,虽行对症治疗,仍胆区疼痛,恶心漾漾,少食即感胃中支满不舒,时感烧灼,便干不畅,病延数日未安,苦以难言,无奈冀望中药治疗。舌苔黄厚腻,舌质红,脉弦滑稍数。证属胆胃湿热瘀滞,升降失调。治以疏肝清胆,化浊通腑。处方:醋柴胡10 g、绵茵陈30 g、黄芩15 g、生香附10 g、炒枳实15 g、蒲公英30 g、炒栀子10 g、法半夏10 g、白茯苓15 g、延胡索15 g、广陈皮15 g、姜竹茹10 g、熟大黄15 g、炒谷麦芽各30 g。通过疏清肝胆,行气开郁,达胆和胃,通腑清上,上方出入16剂,肝疏胆利,胃和气畅,邪祛正安。一年后因胃病来诊,追询胆囊炎未再复发。

按:慢性胆囊炎常为急性胆囊炎治疗不彻而遗留,也为胆石症的并发症,较急性为多见。临床所见,多数病例无胆石症,又无急性胆囊炎病史,常因轻重不一的脘腹胀痛、消化不良、嗳气恶心、厌食油腻、生气易怒而加重或伴有背部胀痛而就诊。在例行B超检查时发现胆壁毛糙、增厚被确诊为慢性胆囊炎。

慢性胆囊炎症见右胁肋胀痛,口苦厌油,胃胀嗳气,易受情绪因素的影响而加重。辨证多属肝胆郁滞,气机失畅,不通则痛。治疗应疏肝利胆,理气解郁,佐以健脾和胃,方以疏肝散加减。药用柴胡、白芍、香附、郁金、木香、川楝子、佛手、延胡索、川芎、茯苓、茵陈、金钱草、陈皮等。从药物的配伍协调来看,柴胡合香附、白芍主在疏利肝胆,遂肝胆条达而缓解其郁,抑肝胆之气以防侮脾犯胃。茯苓、陈皮调和脾胃,更利于肝疏胆通。枳实、木香、佛手、延胡索、川楝子等宣畅气机,缓急止痛。早期使用郁金、川芎或丹参、泽兰等,既能活血化瘀,又能行气解郁,安定情绪。茵陈、金钱草或加蒲公英,在调治慢性胆囊炎中不可或缺。可以说,上述用药原则在于针对肝胆一体,疏通为先,脾胃一体,升降则安。所以,辨治慢性胆囊炎要掌握治胆必先疏肝,肝疏则胆畅之原则。肝胆病无不涉脾及胃,失却通行下降之职,胃气壅滞,纳化失常,故胃脘饱胀、纳食减少、消化不良、嗳气吞酸等症状尤为多见。故治胆勿忘和胃,达胆和胃贯穿始终,健脾运化相辅相成。胆病牵扯至右肩背部胀痛者乃常有之症状,方中可重用川芎、川楝子、枳实。胆区痛重者重用白芍、延胡索、香附、沉香或没药。若大便溏黏不爽,舌苔黄腻者加黄芩、大黄,当中病即止。

　　患者胆区疼痛,口苦咽干大便干结,心烦失眠,舌苔薄黄,脉弦细等,多属肝胆郁热,治以清热利胆为主,方用丹栀逍遥丸加减。药用柴胡、丹皮、栀子、白芍、香附、枳实、蒲公英、茯苓、陈皮、金钱草、姜黄、大黄、虎杖、延胡索、川楝子、茵陈等,使大便通畅后,郁热正清,诸证悉减。舌苔若薄白,改用小柴胡汤加减。肝的生理特点是"体阴而用阳",而疏肝之时每多用柴胡、香附、川楝之品,应适时配伍诸如当归、白芍、枸杞等养阴柔肝之药,做到疏柔结合,刚柔相济,以兼制疏肝行气药走窜之燥性。若见阴亏便干者,不宜攻下,可用当归、郁李仁、麻子仁、生地等润燥通便即可。胆囊炎治疗期间,应嘱患者减少食量,忌辛辣油腻食物,尽量以清淡蔬菜为主,避免情绪波动。

　　胆为六腑之一,内藏清汁,以通为用。慢性胆囊炎必有胆汁郁滞其中,故采用通利畅达之措,乃为正治之法。大凡因热郁者,要清热以通之,常用药如丹皮、栀子、蒲公英、黄芩、连翘。因湿而郁者,要清利而通之,药用如茵陈、金钱草、薏苡仁、茯苓、滑石、通草、竹叶、泽泻。若因气郁而挟瘀者,要行气化瘀而通之,药用如香附、郁金、虎杖、延胡索、香橼、佛手、川芎、枳壳、川楝子、玫瑰花、合欢花。如有湿热蕴郁者,既清热化湿,又要视病情而数法共施。

　　慢性胆囊炎与胆石症共存时,多以湿热蕴胆型居多。患者以右上腹持续或阵发性疼痛为主,或伴有发烧或皮肤、目睛、小便皆黄,呕恶厌油,脘胀纳呆等。舌苔多黄腻,脉弦滑数。治疗应围绕一个"通"字,即疏通肝胆,清化湿热,化瘀散结,泻下通腑,以利于消炎排石。常用药如栀子、大黄、茵陈、龙胆草、海金沙、金钱草、积雪草、莪术、三棱、生瓦楞子、鱼脑石、青皮、枳实、川牛膝、大黄、金银花、鸡内金、虎杖、王不留行、路路通、茯苓等。临床施治胆石症用药,大黄一味不可缺,此药既能清热,又能化瘀,通下兼备,使大便缓泻即可,以免过用伤正。临证施以清热解毒药多用金银花、蒲公英、虎杖、败酱草、红藤、半枝莲、白花蛇舌草。排石必当行气,首选青皮、木香、枳实、香附、佛手为佳。若热毒较盛者,重用蒲公英、败酱草、金银花;湿热偏重者加茵陈、栀子、虎杖、金钱草、生薏仁、白茅根;兼有血瘀者加泽兰、赤芍、桃仁、红花;病久正虚者,选加党参、黄芪、白术、红景天;食欲不振,纳食不化者,选加焦山楂、炒谷麦芽、莱菔子、炒神曲等,以调中顾脾护胃,消食化积。

第十节　新生儿黄疸

杨某,男,出生8天,2012年5月13日初诊。

孩母告知其出生后第8天开始皮肤逐渐出现黄疸,溲黄如茶,腹胀啼哭,纳乳亦差,经朋友介绍来诊。查指纹发青,苔黄舌红,皮肤色黄如橘。缘由湿热蕴郁肝胆,疏泄困滞,胆汁外溢,脾胃失其升降,脘胀纳呆。拟疏清肝胆,健运脾胃。处方:绵茵陈15 g、紫草3 g、赤芍药3 g、白茯苓3 g、麦芽5 g、白茅根5 g,清水浸泡半小时,煎熬取汁频服。药后5天黄疸退净,孩童安康。

茵陈专入肝胆脾胃经,性微苦寒,苦能祛湿,寒能清热,其气清新芬芳,功善清热除湿,利胆退黄,古今皆用为治黄疸之专药;紫草与赤芍相合,色赤入血,而专于凉血解毒,活血行瘀,利尿通便;茯苓性味甘平,甘能补脾和胃,淡平则能渗利,补而不峻,另具安神宁心之功效;麦芽既能消食助化,又和胃顾护胃气,舒肝化滞,同时又能清化肝胆郁热;白茅根味甘性寒,味甘不腻膈,性寒不伤胃,利而不伤阴,既能清热凉血,又利尿而导热下行,生津止渴。诸药协同,使气可宣,血可行,湿可化,热可清,食可消,瘀积可解,上下宣行通达。

按:新生儿黄疸较为常见,多在出生后5～10天出现,以阳黄者居多,肤色如黄表纸,尿黄色深,多哭啼不宁,腹胀纳差。此种现象可能与脱离母体后自身免疫过程中的某种变态反应有关。小儿稚嫩之体,肝胆疏泄力较弱,脾胃通降力差。阳黄之作,盖湿热蕴结,郁遏不畅,脾胃受制,升降反作,上不得越,下不得泄,邪无出途,胆汁熏蒸逆犯外溢则皮肤、目睛黄染,湿热下注则小溲赤黄。药王孙思邈强调:"病有内同而外异,亦有内异而外同。"所谓内就是病变本质内在的规律性,外是现象,就是疾病动态所表现而形于外的征象。临证通过外而辨知其内,以确定病性,小儿黄疸也是如此。根据黄疸出现的时间早晚,黄疸的轻重程度而用药。因新生儿脏腑嫩弱,要斟酌娇嫩的生理特点,药量不宜过重,以免损伤脾胃,要自始至终照顾脾胃。

举例本案治愈,本不足为奇,但足以资证中医药调治小儿黄疸,确实药简效捷。

第十一节　带状疱疹后神经痛

案一:郑某,女,72岁,2013年7月12日初诊。

3个月前右上肢前臂内侧因疱疹疼痛住院治疗20余天,疱疹消退后出院,至今患处疼痛不休,阴雨天加重,曾服布洛芬,因致胃病复发而停药,改用针刺加艾灸治疗半个月,症状稍有缓解,但终未控制。心绪烦乱,坐立不安,恳求中药调治。察患处皮色褐暗,无红肿,触之即痛。舌苔薄黄,脉弦有力。证属邪毒损伤经脉,瘀阻不通为患。治以润经化瘀,通脉止痛。处方:全蝎6 g、蜈蚣3 g、王不留行6 g、沉香3 g、没药5 g、冰片6 g、当归6 g。用鸡蛋清调成糊状,每晚敷患处,用透明胶带固定。用药3次,痛减八九,一疗程10天,安然无恙。

案二:杜某,男,63岁,2015年1月9日初诊。

主诉无原因左胁肋疼痛,约5天后即出现红色疱疹,逐渐连成片带状,呈烧灼样疼痛,体温37.3~37.5℃,心烦不眠。就诊所辖门诊部,予利巴韦林、左氧氟沙星口服,肌内注射维生素B_{12}、维生素B_1,外涂消炎膏治疗半个月,疱疹逐渐消退结痂,但患处疼痛依旧,昼轻夜重,触之如过电,难得寝眠,食欲不振,体重减轻。因忘年之交,电话如约,唯盼中药治疗。诊视左腰肋部位皮肤呈暗褐色,无红肿破溃,触之如锥刺。舌苔白腻,脉弦数。证属邪毒伏经,经脉瘀阻,日久失养,不通则痛。胁肋乃厥阴肝经所系,治宜清肝经火毒,化瘀通络,柔养缓急止痛。内服方:醋柴胡10 g、龙胆草10 g、紫草根10 g、全当归15 g、杭白芍10 g、制香附15 g、天花粉10 g、炒川楝子10 g、广郁金15 g、半枝莲10 g、延胡索15 g、丝瓜络15 g、露蜂房10 g、广陈皮10 g。外敷方:全蝎6 g、蜈蚣3 g、沉香5 g、香附6 g、三七6 g、红花5 g、青黛5 g、王不留行6 g、冰片6 g。上药用鸡蛋清调成糊状,每晚睡前敷患处,用透明胶带固定,每日换药1次。上法治疗10天后疼痛缓解,单用外敷治疗半个月,胁痛未再复发。用此法治疗多例,均收显效。

按:举验案二则,均年事已高,机体免疫机能下降,询知病前曾患感冒,疱疹虽发于体表,实乃外邪入里隐伏,脾虚湿蕴,肝郁化火,邪毒与肝火湿热相持,阻遏脉道,不通则痛。热毒蕴灼,则疱疹红缨。湿热交聚蕴蒸,则疱疹由红渐成水泡。由此可见,疱疹后神经痛的主因不外乎邪毒侵犯神经,化火久必伤及阴血,导致所属经脉失养,气血郁阻,不通则痛,实为虚实夹杂。方中柴胡乃肝经之要药,率诸药直达病所,"疏其血气,令其条达"。当归、白芍味甘而厚重,动静结合,酸甘合化,养肝之阴血,和营续脉;丝瓜络、沉香、没药、三七、香附等,主司行气活血,化瘀以通脉,使瘀清而不伤正;天花粉一味,不仅能生津润燥,且入血分能消瘀止痛;王不留行、冰片辛散苦泄,走而不守,功善通利,能散郁宣毒,消肿止痛并俱,对缓解神经痛功不可没;配用全蝎、蜈蚣血肉有情之品,更具解毒活络止痛之功,效果尤佳;取药龙胆草、紫草、青黛、白花蛇舌草、蜂房等,重在清肝经余火,疗肝经余毒,为经脉通达廓清障碍;鸡蛋清独有清凉渗透、滋润营养经脉之用,以缓拘急。

总之,临床对于疱疹后神经痛切莫忽视,如若治疗不彻,疼痛之症或长期遗留。要谨守病机,孜孜探求,通过内服与外敷相结合,充分体现其在辨证论治、理法方药中的作用和地位。足以可思病知源,法明而药效也。

第十二节 三叉神经痛

邢某,男,51 岁,2014 年 4 月 17 日诊。

右面颊肿痛,张口伸舌受限月余,曾就诊某医院诊断为三叉神经痛,予以卡马西平,服则痛止,但肿胀未消,一旦停药,剧痛不减,鲜有久效。刻下面痛如锥刺,触之如过电,冷热免进,咀嚼受限,无奈半流质饮食。心烦头胀,坐卧不宁,寝食不安,胸闷压抑,情绪低沉。望诊见右面颊肿起,张口伸舌较困难。舌苔白腻,脉弦数。头为诸阳之会,百脉之宗,手足三阳经脉皆会于头面,唯风可到,必肝阳气盛,化火挟痰上扰,病延痰瘀阴滞经脉,痛如锥刺,固定不移。治以清肝火、祛痰浊、化瘀通络。处方:明天麻 15 g、生僵蚕 10 g、川芎 10 g、夏枯草 10 g、龙胆草 10 g、制胆星 10 g、清半夏 10 g、蜈蚣 3 条、红花 10 g、没药 10 g、细辛 3 g、陈皮 15 g。服药 5 剂后,面痛渐趋缓解,白腻舌苔有所渐化。张口拘紧,夜寐欠安,缘由痰瘀阻滞经络,失其精津所濡,筋脉拘挛,窍失供养所致。二诊去龙胆草,慎防苦寒凝滞脉道,守方加当归 10 g,养益经脉;加焦白术 10 g,健脾祛湿,而绝生痰之源;加合欢皮 30 g,以解郁除烦,安神定志;加全蝎研粉冲服,以增解毒熄风,活络止痛之力。如此加减调治月余,诸证息安,未见复发。

按:三叉神经痛有虚实之分,本例右面颊肿痛甚剧,张口伸舌困难,苔腻,脉弦数,头脑发胀,乃一派肝阳偏亢,挟痰火上扰之象,窍络瘀阻,风胜则肿,热胜则痛使然。询悉病史,曾患感冒,则外感致虚,风为百病之长,风邪乘虚入络,血脉违和。风气通于肝,面颊乃肝胆经所系之位,情志不悦,肝郁化火,火性炎上,必挟痰上逆,痰瘀经络,久失所养,不通则痛,痛若锥刺,其特点是固定不移,终日心神不安。痰浊上遏,蔽郁清窍,气血流行不畅,故见头脑昏沉不清。选药天麻、全蝎、蜈蚣熄降肝风,解毒消肿,活络止痛;夏枯草、龙胆草清肝经湿浊,泻肝经实火,清化脉络邪毒;痰浊为患,必当以清之,取半夏、制胆星、陈皮健脾燥湿,化痰降逆;细辛直走巅顶,上疏头风,开窍止痛;红花、没药相配,活血祛瘀,消肿止痛,血行气利则痛止。举凡外邪侵袭,每多兼挟他邪,药取川芎上行头巅,下达气海,外彻皮毛,旁通四肢,功善行气活血,散结通痹,故为血中之气药,疏通肝之经络,更为其所长。入肝则补肝,肝藏血则荣,煦润于脏,柔润于脉络,舒达肝阳。诚如王好古所言:"川芎搜肝风,补肝血,润肝燥,补虚风。"可见有多向调节功用。如血虚头疼加入补药能养血和营,且补而不滞,并能鼓舞提携营血达于脑腑,以荣脑络,相得益彰。但川芎毕竟系辛温气雄之品,走窜性强,切勿过用恐有耗营动散之偏颇。一得之见,未必概全。

第十三节　复发性口腔溃疡

案一:王某,男,41岁,2013年7月3日诊。

反复口腔溃疡已近3年,迭经众医治疗,如内服六神丸、维生素B_2,维生素C,外涂锡类散、西瓜霜等,鲜有佳效。询察所见,舌边、尖、下唇内有大如黄豆,小如米粒5个溃疡点,疮面呈灰白色,边缘平起,中间稍凹,进食尤痛,伴胃胀纳差,口干淡黏,晨起欲呕,腰酸肢凉,体倦易疲,面带倦容,大便尚不成形,日解1~2次。舌淡,苔薄白腻,边有齿痕,脉细濡。脉症合参,参《景岳全书》"口疮连年不愈者,此虚火也"之旨,治以补土固肾,伏火以除痼疾。处方:潞党参15 g、焦白术10 g、白茯苓30 g、怀山药15 g、鸡内金30 g、生薏苡仁30 g、五倍子9 g、制附片9 g、蒲公英15 g、淡竹叶10 g、川牛膝10 g、广陈皮10 g。水煎服,日1剂,6剂。另取吴茱萸粉6 g,用食醋调成糊状,每晚睡前贴于双足涌泉穴,第二天起床时取下。经内服外敷7天后,溃疡面缩小,疼痛大减;大便成形,脘胀神疲改善。守方继用5剂,诸证悉消。

案二:钟某,女,39岁,2014年3月7日诊。

口腔溃疡时轻时重一年半,虽经中西药物如牛黄解毒丸、冰硼散、抗生素等治疗,效果欠佳。半月前因劳累加重,疼剧心烦,胃中嘈杂,口气秽污,喜食凉物,大便干 2～3 日一解,小便短赤,口干眠差。查见舌底上唇内、左颊部各有绿豆大小不等的溃疡面,边缘红晕高起。舌苔薄黄,舌尖红,脉细数。析究上证,盖由心脾积热,熏蒸上犯,黏膜腐溃而成疮疡。治以清心泻火,凉膈解毒。处方:细生地 15 g、生石膏 30 g、金银花 30 g、赤芍 10 g、升麻 10 g、川牛膝 10 g、知母 10 g、鸡内金 15 g、川黄连 10 g。服药 3 剂,大便通顺,日解 2 次,口疮疼痛大有缓解,烦轻眠安。仍胃热纳少,守方加煅海蛸 20 g、炒神曲 30 g。服药 4 剂,火清疮愈,未再复发。

按:复发性口腔溃疡属于中医学"口疮""口疳"之范畴,大致分为虚、实两型。一般来讲,急性发作者,多属实火,实则清之。若反复发作,愈合较慢者,多属虚火,虚则补之。临证要纵观整体状况与局部相结合,辨证论治。

案一为男性,务农,经年劳作田间,起居无常,谷食冷热失节,脾胃将护失宜,久之脾虚运迟,胃弱失磨,湿邪蕴生,清浊升降乖违,湿毒稽留上犯,疮疡乃成。湿邪下注则大便溏薄,留滞中脘则胃胀纳呆,劳倦体虚则神疲乏力,其根由于脾虚为其一。脾病已久,必延及先天之肾,肾阳即虚,肾水亦亏,水不制火,虚火上炎为其二。唇乃脾胃所系,舌为心之苗,故口疮多发生于唇舌。此例口疮连年反复不愈,可谓"虚火"也。每取药党参、白术、茯苓、薏苡仁恒需健脾益气,利湿以振中;陈皮一味燥湿化浊,和中醒胃,调畅气机;大凡口疮者咀嚼受限,腐熟受挫,泛生湿热,是导致经久不愈的因素之一。内金用量 30 g,意在助胃磨化,以增运力代谢;川牛膝功在导火下降;五倍子、蒲公英清热解毒,收敛生肌;竹叶清心利尿导热从小便出,也寓上病取下之意。肾为真阴真阳之宅,精血气化动力之源,用怀山药、附子温命阳,填肾精,使虚火归藏。对于应用附子治疗虚火上炎之功效,黄元御论述至备:"附子,味辛、咸、苦,温,入足太阴脾、足少阴肾经。暖水燥土,泻湿除寒,走中宫而温脾,入下焦而暖肾……降浊阴逆上,能回哕噫,提清阳下陷,善止胀满。"至于用吴萸贴足心,意在引火下潜。诸药协同,共奏脾胃昌健之功,复肾之阴阳平秘,而痼疾痊愈。

案二为中年女性,职员,工作压力大,素有过进辛辣甘腻之嗜好,正如《内经》云:"此人必数食甘美而多肥也,肥者令人内热,甘者令人中满。"习嗜久之,脾胃积热,肝郁化火,母病及子,移热于心,火热炎上,口疮乃生。选药生地、石膏、知母滋阴清热;溃疡久久不愈,必有瘀血于其中,药用赤芍入血分,独具凉血活血、收敛镇静止痛之效;火热实属毒邪,取药用蒲公英、金银花甘寒清凉,清热败毒不伤正;竹叶清上导下除烦虑;黄连清热以清心火,解毒以疗疮;熟大黄功效较缓,通腑以清上,化瘀解毒而多向调节,五脏皆受益;陈皮一味理气和中,顾护胃气;升麻清热解毒,助药上行,川牛膝引热下降,两药各司其所,并行不悖。方药配伍合拍,自臻良效。临证若见舌苔黄腻,脉弦有力,伴有牙痛者,属胃火上攻,可加枯芩,因其体轻上浮专清泻肺胃之火,湿热明显者加龙胆或栀子。凡清热泻火之品皆性苦寒,不可久施,当中病而酌情调节。以临床之见,口疮之病机总离不开一个"火"字,临证除调节脏腑功能外,通利二便、稳定情绪也是重要环节。

综上所述,日常饮食失节、胃化不及、食积生热是口疮易于多发之根源,鸡内金乃血肉有情之品,与人胃的功能相近,消食化积之力尤强,可谓石能磨,食能化,积能清,强胃助运唯当此任。仅举两案,以飨读者。

第十四节　牛皮癣

案一:董某,男,23岁,2011年4月7日初诊。

3年前曾患牛皮癣,因较轻且治疗及时而愈。2个月前复发加重,前额、耳根发际以上出现大如铜钱、小如蚕豆粒之癣疹,边缘红肿,上附白色鳞屑,且发展较快,奇痒钻心,食鱼腥辛辣物尤甚,经某医院确诊为牛皮癣,经治疗未效,父母再三叮嘱改用中药调治。诊下口干少痳,性情易急,心境压抑,便干溲黄,头癣有明显抓挠痕迹。舌苔薄黄腻,脉弦数。怕影响美观,只好戴帽遮蔽。辨析脉症,当属心肝火旺,热毒蕴伏,邪泛积于肌表则为之癣。风胜则痒,热胜则红,抓挠不解,缘毒邪炽盛之故。治以清热解毒,凉血活血,祛风止痒。处方:生地黄15 g、全当归15 g、知母10 g、金银花30 g、紫草根10 g、乌梢蛇10 g、露蜂房10 g、僵蚕10 g、全蝎10 g、土茯苓10 g、皂刺10 g、川黄连10 g、白鲜皮15 g、路路通15 g、苦参10 g。7剂,水煎服,早晚分服。

二诊:癣痒缓解,便通尿清。皮肤之疾,向来被视为顽疾,须治之以恒。时下大队攻邪之品,若历久难克伤正之偏,方中增益茯苓、陈皮各10 g,顾护畅达中州,稳妥前行。7剂。

三诊:癣块红痒依次退减,未见新癣再起,皮屑变薄减少,二便调顺,夜寐趋安,面浮乐容。守方再续 7 剂。

四诊:诸证虽有所改善,但较上进展尺度显缓。望舌苔薄黄,质红,切脉弦有力,观体壮精足,忆往有癣病史,恐已产生耐药性。窃思症重药浅,宜倍量取胜。整方如下:生地 30 g、当归 30 g、知母 20 g、金银花 30 g、紫草 20 g,蜂房 20 g、僵蚕 20 g、土茯苓 20 g、全蝎 20 g、苦参 20 g、乌梢蛇 20 g、白鲜皮 20 g、半枝莲 20 g、桑叶 20 g、陈皮 15 g、茯苓 15 g、皂刺 15 g、黄连 15 g、路路通 20 g。7剂。

五诊:癣块小者大部消退,大者退缩明显,如此实施以毒攻毒不殆,凉血活血,润燥祛风兼施,守方随调,循序进退有度,共计服药 78 剂,病愈未发。

案二:张某,男,41 岁,2013 年 9 月 27 日初诊。

2 年前先于四肢起豆粒大小的丘疹,逐渐扩大,表面衍生白色皮屑,经中西治疗,外涂炉甘石、硫黄软膏,内服扑尔敏、地塞米松等难以控制病情发展。目前头身、四肢皆现大小不等的银屑癣斑,双下肢胫前有的融合成片,皮肤较粗糙,银屑层层脱满,瘙痒抓挠,皮损则红,夜痒尤甚难眠,癣块处抓痕累累。平日脘痞腹胀,纳食一般,少食即饱,大便尚不成形,日行 1~2 次,已严重影响务农,故远途来诊。舌苔薄白腻,脉细。四诊参析,劳倦过度,中土失调,湿生化热,外邪侵袭,搏于气血,营卫失和。治以健脾燥湿,解毒和营。处方:潞党参 15 g、生白术 10 g、云茯苓 15 g、全当归 15 g、杭白芍 15 g、霜桑叶 10 g、土茯苓 10 g、凌霄花 10 g、半枝莲 15 g、乌梢蛇 10 g、蚤休 10 g、蜈蚣 3 条、白蒺藜 10 g、生薏苡仁 30 g、炒谷芽 18 g。10 剂,日 1 剂,水煎服早晚各 1 次。外洗方:蛇床子 15 g、硫黄 6 g、冰片 10 g、黑矾 10 g、百部 15 g、苦参 15 g、白鲜皮 30 g,水煎洗敷,日 1次。经内外结合治疗 10 天后,身痒平息,脘腹不胀,胃口已开,纳谷平安,大便成形。说明脾虚始振,药已中的,守方加赤芍 15 g、白茅根 20 g,凉血活血,导热从小便出,续调 1 个月后,新癣未起,旧恙依次消退,共坚持治疗近 3 个月,宿疾向安。为固善后,原方量加倍配制成水丸备服,以图后效。

按:牛皮癣又称为银屑病,为临床常见皮肤病之一,多发于青壮年,易于反复。本病的特点是初起多呈红点状,作痒,抓挠后逐渐延伸,皮损色红,表面覆着银屑,层层剥落,患者烦恼不已。究其病因每与火、燥、湿、瘀、虫毒有关。病有新旧,症有轻重,辨证论治是中医的精华之一,正确与否直接关系治疗的效果。董某年青体健,习好辛辣,湿热蕴伏,情志不遂,五志化火,心肝火旺,引动伏邪,风热遏阻,热毒充斥经脉,淫积于肌肤,应视为新疾而发,舌苔、脉象一脉相承。本着治病求本,实则当清,斩荆断根的原则,全方共奏清热燥湿,凉血活血,养血祛风之功,以毒攻毒不伤正,药专效宏,故收效也在意料之中。

张某罹患癣疾历经2年有余,由渐至甚,此起彼伏,皮癣干燥,肥厚,脱屑不尽,渐融成片,皮较粗糙,呈苔藓样化。一般来讲,新疾多实,旧恙多虚。邪毒久稽,耗血伤阴,营卫失和,血虚风燥,肌肤失养为其一。患者素有脘痞腹胀,纳食欠佳,便不成形,此乃脾虚不振,胃弱不健。脾主四肢肌肉,肌肤润泽,秉气于后天。若中运不健,气血化源不足,精津不布周身,肌肤不仅失荣,且机体免疫机能每况愈下,疾病反复不愈。顾健中州,养血润燥,解毒活血并举,缓图收功。方中党参、白术、白芍、茯苓健脾益气,益阴和营;当归、凌霄花、白蒺藜清热养血活血,疏通气血,祛风止痒;肺主皮毛,桑叶专走肺经,疏风清热,入肺为使;土茯苓、薏米、蚤休、蜈蚣、半枝莲清祛邪毒,利湿导热;谷芽助胃纳化。诸药协同,扶正祛邪,邪去正安。通过临证治验,由此得到启发,梳整于此,仅供参鉴。

第十五节　脱发

所谓脱发,泛指中青年男女无明显原因的早脱,虽无碍健康,却影响貌美而心理难以接受。气血是保证人体脏腑功能最基本的物质基础,从而体现强壮不衰,旺盛的生命力。脱发有稀脱、斑脱和全脱之分。在中医看来,发为血之余,无论人老由黑发变白,至脱发稀疏,或年少出现病理脱发,无不与气血亏虚有关。本病虽无痛苦,但多兼有诸如体倦乏力、腰膝酸软、汗出少寐、脘腹作胀、纳少不化、大便干稀不定、女子带多或经水不调等症。由于病因病机的不同,治疗有所侧重。

一、从脾肺论治

脾居中州,统一身之血,为诸阴之首,又为气机升降之枢,必得血濡气煦,方具坤静之德,乾健之运,故体阴而用阳。《灵枢·决气》篇曰:"中焦受气取汁,变化而赤,是为血。"概述脾胃乃气血生化之大源,源源不断地和调于五脏,洒陈于六腑,灌输四旁,使营卫充和,身体四肢强健,肤色红润,毛发粗黑润泽。若劳倦伤脾,饮食伤胃,郁怒伤肝,木克中土,气血化生而亏,脏腑功能衰退,人之精神萎靡,面色苍黄,发必焦枯脱稀。李东垣认为:"饮食入胃,其营气上行,以输与心肺,以滋养上焦之皮肤腠理之元气。"《灵枢·脉经》云:"皮肤坚而毛发长。"说明营气归宗于心肺,靠肺气的宣发完成与皮毛的联系。如果营气不升反下流,使心肺无所禀受,皮毛之间虚弱,不仅易受外邪侵袭,且毛发失其濡养而脱落。

脱发何以从肺论治,这要从肺的生理特点加以认知,更要从经典著作中找答案。"诸气者,皆属于肺"(《素问·五脏生成》),肺主一身之气,朝百脉,诸经之气,皆归系于肺,司宣发,和皮毛。《灵枢·决气》篇曰:"上焦开发,宣五谷味,熏肤,充身,泽毛,若雾露之溉,是谓气。""卫气者,所以温分肉,充皮肤,肥腠理,司开合者也。"通过"脉气流经,经气归于肺,肺朝百脉,输精于皮毛"(《素问·经脉别论》)深刻阐明了诸脏、经脉、皮肤、腠理之间的气血,靠肺气的清肃宣发及透达作用,自上而下,内濡脏腑,外布体表,不仅御外邪侵袭,且濡养荣发。若肺气一虚,卫外不固而汗出,肺气不降而喘息,或影响大肠传导而腑气失常。从脾肺的关系上讲,李东垣早有"内伤脾胃,百病由生""脾胃一虚,则肺气先绝"的高见。脾为肺之母,若脾虚升发无力,母病及子,肺之宣发无力,营卫失和,故动则汗出;发为血之余,精血不足,发失所养则易花白,焦枯早脱;中虚气血化生匮乏,患者常伴有神疲困乏、面容不华、脘腹作胀、女子月经失常等中阳失位的症状。《素问·痿论》篇云:"肺热叶焦,则皮毛虚弱急薄,著则生痿躄也。"肺气一虚,金不制木,肝火旺反刑金,这种脏腑间的生克制约关系也是不可忽视的因素之一。临床上不论外感内伤,都可导致脾肺气虚,精血亏少,宣发无力,故脱发一症,以脾肺气虚为重要病机。

曾治秦某,女,34 岁,患脱发半年,头发全部脱光,出于自尊,佩戴假发来诊。患者摘下假发,笔者误以为"化疗"所致,患即告之,自 32 岁始有稀疏白发,半年前梳发时脱落较多,后成片脱落至全脱,头皮稍痒,但无皮屑,后又长出细发,但容易断脱。素有胃下垂史,饭后脘腹饱胀,动易疲劳出汗,经多色淡,持续 8 ~ 9 天净,大便量少,2 日一解。面色萎黄,舌苔薄白,边有齿痕,脉细沉。治以补益脾胃,益精生发。处方:生黄芪 30 g、党参 30 g、焦白术 10 g、白茯苓 10 g、杭白芍 15 g、鹿角胶 10 g(烊化)、山萸肉 10 g、女贞子 10 g、菟丝子 10 g、制首乌 10 g、桑叶 10 g、嫩桂枝 10 g、广郁金 10 g、广木香 10 g、升麻 10 g。水煎服,15 剂为一个疗程。

　　黄芪、党参、白术、茯苓培土育金，益气强卫；当归养血活血，调经载气；白芍之酸微寒，以收敛耗散之气，而补益肺金；与桂枝相伍，益阴通阳，调和营卫；鹿角胶、白芍、山萸肉、女贞子、菟丝子补益肝肾，精血互化；木香醒脾开胃，通调三焦气机，且防滋补药之腻滞；桑叶入肺载药上达巅顶，并疏清燥气，祛风止痒；升麻功于升举脾胃生发不足之气，故履从阴引阳之职。脱发之八九，多由心境压抑、忧愁不解之郁闷而致，气郁则血行不畅，故脱发之症往往与微循环障碍有关。方伍郁金关乎解郁除烦，行气化瘀。全方共奏补益脾胃，眷顾先天，精血足则毛发生之功。

　　上方连续服 30 剂，头皮不痒，经水适中，5 天即净，开始长出白黄纤细之发，但易断脱。思之因由，可能与日夜照顾孩童，睡眠欠佳，月经盈亏有关。方中添鸡内金、焦三仙、炒酸枣仁，并适当调整补益药之剂量，治疗 3 个月后，逐渐长出满头黑发，而奔走相告。

二、从肝肾论治

　　肾为先天之本，藏精之脏，主骨生髓通于脑，髓海盈满，其发黝黑荣光。《素问·上古天真论》曰：“女子七岁，肾气盛，齿更发长……四七，筋骨坚，发长极……丈夫八岁，肾气实，发长齿更……五八，肾气衰，发坠齿槁。”《素问·五脏生成》曰：“肾之合骨也，其荣发也。”从上述经文可以看出，人的生长、发育、衰老与先天之肾气关系十分密切，足见其重要性。发为精血之外候，若房事不节而劳累过度，产后失调，经血过多，或外感热病皆可致精血暗耗，故脱发一症本又源于下焦。肝藏血，肾藏精，乙癸同源，精血互化，上藏于肝，下归于肾，通过肝司疏泄与调节之性，分布周身而发挥作用。若忧思谋虑过度，情志不悦，肝郁气滞，化火伤及阴血，气血亏少，发失血养故脱发。李东垣认为：“脉弦气弱，皮毛枯槁，发脱落。”由此可见，肝肾亏虚之人，不仅见有脱发之症，同时有易疲懒言，腰酸膝软，头晕耳鸣，自汗盗汗，烦怒失眠，目涩昏花，胸闷胁胀，大便干结，女子经少或闭经，男子阳痿或遗精，便干尿赤等症。《难经》曰“损其肝者，缓其中”“损其肾者，益其精”。故脱发一症，要在精亏发枯，故治发之要，贵在益精化血，治本以生发。

　　曾治邓某，女，37 岁，脱发已 7 个月，头皮清晰可见，头晕眼干，腰酸耳鸣，情郁易怒，睡浅梦多，经少 3 天净，面灰体瘦，血压 95/60 mmHg。舌苔薄白，脉细数。审症求因，瘦人多火，家庭失和，肝郁化火，久则耗血伤阴，肝血亏虚，目失所养,则目睛涩花。肝体阴而用阳,阴阳互根,体用相依。肝之气血虚弱,疏泄条达失常,故形瘦且面色苍暗,毛发欠泽,枯黄或脱落。肝肾为冲任之本,精血充足,奇经得以盈满而洒利,血海宁静则经血自畅。当下肝肾不足,必然月经衍期,或量少不畅。腰为肾之府,气血不足之人,不仅腰膝酸软,便干费解,且因血虚营亏,脑失供养,头晕耳鸣,血压失于常态,记忆力下降。发失血濡,故枯萎脱满。综上所见,证系肝肾不足之脱发。治以补肝肾,益精血,冀扶正固本。处方:熟地黄 15 g、山萸肉 10 g、女贞子 10 g、全当归 15 g、鹿角胶 10 g(烊化)、枸杞子 10 g、杭白芍 15、血丹参 15 g、桑叶 10 g、生黄芪 20 g、白茯苓 15 g、广郁金 10 g、肉桂 6 g、何首乌 10 g、仙灵脾 10 g、砂仁 9 g。

"精不足者补之以味",方中熟地、萸肉、首乌、鹿角胶、枸杞子、当归、女贞子是血中之血药,肾精不足者,非上述之辈不济。阴损及阳,阴血当赖阳气推动,故肾气之弱非肉桂、仙灵脾之属不功。何首乌与当归、白芍为伍,滋养阴血,疏柔肝木,濡润肌肤。气随血虚,气运血生,取黄芪补脾肺元气,益气以生血,以资生血之源;配当归、白芍,补血和营,合二为一,则阴生阳长,气旺血生。桑叶入肺为使引药上行,清热除烦。气血不足则导致微循环障碍,使营养成分不能输送到肌肤的各个部位而影响头发的生长发育。方中丹参、郁金善于行气化瘀,除烦消虑并举。砂仁行气和胃,与茯苓协同,和调中州,庶免地、归、芍等滋腻碍胃纳化。全方补益精血,气血双调,补中寓通。若见阴虚内热者加地骨皮、旱莲草;虚烦不眠者加酸枣仁;发白者加黑芝麻;血瘀痛经者加川芎、延胡索。患者服药 21 剂,头发已见生出,冲任源盈,月经量中以时下,血压升至100/67 mmHg,唯饭后脘堵呃气,守方加木香 10 g,行气宽中。药已中的,继服20 剂,黑发密布。为巩固疗效,取药 10 剂,加工水丸善后。

早年脱发,临床并不少见,棘手之疾,若不调畅情志,避免用脑过度,缓图调治,必致前功尽弃。

第十六节 痛经

女子痛经以寒凝收引,客于胞宫,或肝郁气滞,血瘀冲任,不通则痛较为多见。法当寒则温之,郁滞当宣以通之,举例两则如下。

一、肝气郁结,气郁血瘀

孙某,女,22 岁,2012 年 3 月 9 日诊治。

平素性格内向,上班任重而尽职,累年不辍,不免劳倦怫郁,气郁化火,肝血常不足,肝阳易亏损,疏泄失常,气虚血亏运迟,冲任脉道涩滞,血瘀阻于胞宫,则为痛经。症见经期前后不定,多呈衍后而至,量少色黯夹块,下坠不利。每自月经前 1～2 天始,两乳胸胁胀满,腹痛不得安,心烦易怒,神疲眠差,非注射"安痛定"不得缓解,如此历经已 3 载,每临经期将至,心理愈加恐惧不安。经妇科检查,未见器质性病变。舌苔薄黄,脉弦细。据症因推断,症结在于气郁在先,气滞血瘀为果。气血贵乎流通,调气即是调血,调血必当调气,故遵"疏其血气,令其条达"之宗旨,予以养血柔肝、行气宣通治之。药选醋柴胡 10 g、醋香附 10 g、合欢花 10 g、台乌药 10 g,辛甘香平之辈,疏肝解郁,行气开胃,促化源而养肝木,使肝气疏泄有序,冲任舒驰协调有度。但临证疏通不能孤立进行,须合以当归 15 g、杭白芍 15 g、鸡血藤 15 g、醋延胡索 15 g、血丹参 18 g、广郁金 15 g、路路通 10 g 等,酸甘合化,养血活血,行瘀通调,均衡匹配,疏中有养,补中寓通,疏不伤正,化瘀无损,有瘀祛瘀,无瘀生新,利于肝体阴而用阳。具体服药方法为每于月经周期约 20 天,开始予以宣郁通经治疗,服药至月事临潮。此法连用 3 个月,其经水每月应期而至,经量色均正常,4～5 天净,痛经之烦未再出现。用此法调经证明,用药必乘其时,经前用药恰到好处。

按:冲为血海,任主胞宫,足厥阴肝经于此所过相通相系。肝藏血,主疏泄,司升发条达,可直接调节并影响冲任的生理功能。唐容川告训,肝"贯阴阳,统气血,居真元之间,握升降之枢",常态下,肝血充足,疏泄自如,气机畅达,气血下注血海,任脉通,太冲脉盛,月事应时而下,孕育正常,分娩顺利。《素问·上古天真论》曰:"女子七岁,肾气盛,齿更发长,二七天癸至,任脉通,太冲脉盛,月事以时下,故有子。"

肝对月经的不利影响大致有两个方面。一是素体阴亏之躯,或劳倦内伤,肝血不足,疏泄乏能,致冲任空虚,则表现为月经量少,经行缩短,易于堕胎流产,或闭经、不孕等诸多妇科病。经有"七七任脉虚,太冲脉衰少,天癸竭,地道不通,故形坏而无子"之说。由此看来,"女子以肝为先天"。二是肝为将军之官,主情志谋虑,女子往往由于情志动荡发怒,或抑郁不悦,肝气易郁易结,例如遇经期情志有变,经水立停不待,即为佐证。诚如朱丹溪所说"气血充和,万病不生,一有怫郁,百病生焉",揭示了"气生百病"的临床价值。临证常遇见妇人甲状腺或乳腺结节增生、子宫肌瘤、闭经、不孕不育等,无不与肝气郁结,气血瘀阻,痰瘀互结有关。予以疏肝解郁,宣瘀化痰散结等治疗,均能收到满意疗效。月经之病变,虽错综复杂,然万变不离其宗,根本在于气血与经脉,诸如月经提前错后、经少、崩漏、闭经、痛经,治疗务求一"通",立法从肝论治,如舒肝解郁、养血柔肝、滋肾养肝、温肾暖肝、培土育木、疏肝活血通络等,均获治疗良效。

二、肝郁脾虚,寒湿阻于胞宫

赵某,女,34岁,2011年6月21日诊。

职业教师,素日脾虚体弱,产后受寒,未能按期休产假而返岗履职,体倦情郁,尔后经期错后,量少色黯,经前乳胀,行经腹痛,得温则减,经后腰酸,带多清稀,脘胀纳少,头晕易疲,形瘦面黄,厌恶房事。舌质淡,苔薄白,脉细沉。素有胃疾,产后劳倦,将护失宜,脾胃倍伤,脾虚不振,元阳不足,气血化源匮乏,机体免疫低下,体弱寒侵,湿阻于下焦,谋思过度,肝血耗亏,失于疏调,肝郁脾虚,寒湿阻于胞宫,症如上述。盖木郁非宣不散,脾虚重在补气健运,不补其气,无以生血,寒湿非温化不清,血瘀阻脉非逐行不通。宗前人久病多虚多瘀之戒,药选黄芪、白术、茯苓健脾益气利湿,不仅能升降脾胃,俾中宫气化敦厚,可使肝血充足而疏泄条达,此乃实脾厚肝,一举两益。配用当归、白芍等量相伍,养血益阴,柔肝缓急,速收冲任血盈之效。活血行瘀,通经止痛在妇科血证中占有重要地位,常用丹参、川芎、延胡索、郁金等,行气活血,祛瘀生新,解郁除烦,达到经通而痛止的目的。寒湿凝聚留恋胞宫,阻滞经隧,损及气血,不是痛经既是经闭的潜在因素,温经散寒,理气活血,药用乌药、白芷辛开温通,上走肺、肝、脾,下温先天之本而鼓舞生机,祛湿散寒止带,温而通之,寒湿自清。调经勿忘行气,选木香与香附为对,辛香温平,能升能降,宣通三焦气机,力助脾胃升清降浊,调经而止痛,故前人视香附为"气病之总司,妇科之主帅"。肝肾同源,脾肾相关,药用菟丝子、续断、仙灵脾、熟地、首乌等,益肾填精,振奋元阳,意在阴阳互动,阴生阳长,相得益彰。王不留行入血分,走而不守,为阳明冲任之主药,功专通利,上能通乳,下能通经止痛。如此选药组方,而立足于肝、脾、肾三脏为贵,随证化裁调治月余,使脏腑安和,冲任气血旺盛,瘀去血畅,行经归于正常,纳佳体健。

按:妇人月经失调,调肝补肾,化瘀通脉不失为共同的途径,但调理中焦脾胃亦同等重要。《内经》曰："人之所有者,血与气耳""气血正常,长有天命。"脾胃为后天之本,气血化生之源,气机升降之枢,司统血之职。冲任隶属阳明,冲虽为血海,但本身不能自养,必赖先天肾精为根本,后天脾胃化生气血来充养。冲任之经气的运行,要靠后天气机的升降来通调,方能维持正常的生理功能。脾化血藏于肝,经肝气之疏泄调节,心肺之气推动,将血液源源不断地注盈于冲脉,才有冲为十二经气血汇聚之所称。妇人之经、孕、产、乳皆以气血为本,然血赖气生,气载血行,气血是物质基础,故"妇人以血为体"。唐容川在《血证论》中指出:"女子主血,血属阴而下行,其行也,气运之而行也""经血者,血之余也,夫新生旧除,天地自然之理……是满则盈。"阐明冲任气血旺盈,下行为经,产后上升为乳,这一生理过程关乎肝脾功能的协调一致性。名医张锡纯言之:"肝气不升则先天之气化不能由肝上达,胃气不降则后天之饮食不能由胃下输。"薛立斋创说:"血者水谷之精气也,和调于五脏,洒陈于六腑,妇人则上为乳汁,下为月水。"细细品鉴前贤名训,着重强调了脾胃与肝互依互助协调的重要性,脾胃攸关冲任气血盈亏的必然性。临证举凡如经血、崩漏或是胎堕等妇人常见的病症,总以围绕气血为纲,调补脾胃后天之本为正治。概要前哲之经方,大致有归脾汤、四物汤、人参归脾汤、八珍汤、十全大补汤等,其宗旨均为健脾益气、补血调经,为临床所备用,活学活用,临证均获良效。

妙龄少女在月经期间,伴有腰酸腹胀、乳房不舒、情绪不稳等,属于正常的生理现象,一般不影响工作和学习。但却有人每临经前经后,总出现难以忍受的腹痛,妇科检查生殖系统无器质性病变,医学上称为原发性痛经,又称功能性痛经。少女痛经不必害怕,要消除焦虑,避免紧张和恐惧心理,保持精神愉快,这对于减少因精神紧张导致子宫肌肉痉挛性收缩,使子宫气血瘀阻而发生的痛经十分重要。平时要劳逸结合,饮食有节,起居有常,保持足够的睡眠,适当加强运动锻炼,以增强体质,对于促进盆腔内的血液循环,防止痛经十分有益。一般来讲,经前痛或经期痛为实证,经后痛则为虚证,刺痛为血瘀,胀痛为气滞。经期疼痛者,可选用沉香 3 g、香附 5 g、没药 5 g,用米醋调成糊状,外敷神阙穴(肚脐),包扎固定,每日 1 次。也可用中药足浴法,药选王不留行 10 g、乳香 10 g、红花 10 g、益母草 10 g、香附 10 g、没药 10 g,水煎足浴,每次 20 分钟,每日 1 次,连用 2~3 天。或取玫瑰花 10 g、川芎 10 g、香附 15 g、延胡索 15 g、路路通 10 g、生姜 3 片水煎口服。若经后疼痛属虚寒型者,选乌药 10 g、小茴香 10 g 用黄酒调成糊状,外敷神阙穴,包扎固定,每日 1 次。或用桂枝 10 g、菟丝子 10 g、山萸肉 10 g、仙灵脾 10 g、山药 15 g、当归 15 g、川牛膝 10 g,水煎服,日 1 剂。

第十七节　闭经

一、解郁养血通经

董某,女,40 岁,2010 年 5 月 7 日诊。

经水末潮距今已有 9 个月,因忙于公务,无暇就诊,近经妇科检查,除雌性激素水平偏低外,子宫附件均正常,西医建议用黄体酮未允,随来就诊。追询经产史,13 岁初潮,经期固定,量色正常,婚后孕产一男婴健康。停经前,年终财务汇总,经月操劳,由经期先后不定,至量少停经,但每逢月末总感乳胀腹堕,神倦思困,腰酸耳鸣,心绪易烦,寐而不实,口干思饮,大便偏干,带下黄白相兼。面色苍黄,舌质较暗红,舌下经脉怒紫,脉弦细数。此属心肝脾郁,肾阴不足,冲任失调。治以解郁益肾,化瘀泻热,调和冲任。处方:制香附 15 g、玫瑰花 10 g、合欢花 10 g、赤白芍各 15 g、全当归 15 g、鹿角胶 15 g(烊化)、红花 10 g、枸杞子 15 g、血丹参 15 g、益母草 10 g、路路通 10 g。水煎服,日 1 剂,连用 15 剂,大便秘结缓解,腰酸乳胀平息,经水复潮,但量少色黑 2 天净。续予原方加仙灵脾、熟地、川芎、首乌、黄芪等出入调治 45 天,经事按期顺至。

按:临床常遇年未到七七而经事断潮者,究其病机并非因血枯孤立之一端。若不深思详辨,罔顾气血大补,往往过之而不及,事与愿违。傅青主告之:"倘心肝脾有一经之郁,则其气不能入于肾中,肾之气即郁而不宣矣""此经之所以闭塞,有似乎血枯,而实非血枯耳。治法必须散心肝脾之郁,而大补其肾水,仍大补其心肝脾之气,则精溢而经水自通矣。"若非经验宏丰,岂有如此深奥之谈。脏腑相关,气血相联,气郁久而不得发越,殃及心肝脾郁而不伸,冲任失和。虽有经训之感,却无经事来潮。本案因过劳情郁之故,因郁冲任塞而不通之闭经,治以宣郁与育阴、活血行瘀通脉兼顾。方中三花,甘平辛开为先导,配赤芍、丹参均色红入血,径走心肝脾经,行气活血兼备,解郁开胃并行,瘀去血畅,冲任通调。肝郁化热,阴血自伤,血不养肝又易生虚火,火扰心神,气血瘀阻,舌现瘀点或舌底静脉紫暗,口干易烦,阴亏而便秘,取赤芍或加丹皮增益散瘀而不燥,不仅清心肝郁热,解郁除烦,通经活血更胜一筹。当归、白芍、枸杞子、鹿角胶与香附相合,甘补辛散,苦泄温通,阴阳相济,动静相因,益心阴,养肝血,补肾精,气贯血行而调经。王不留行、益母草等宽胸利气,活血通经,调和冲任二脉以利于经行顺畅。心烦失眠加酸枣仁、夜交藤、柏子仁、百合;口干思饮加沙参;经量少加鸡血藤;行经腹痛加延胡索、炒川楝子。总之,月经过期不至,闭而不下,首当辨证求因,审因论治,若气虚者,当益气活血,补而通之;气阴两亏者,当益气养血,活血以通之;气滞血瘀者,当宣畅气血以通之;寒凝瘀阻者,当温散活血以通之。证虽多变,机圆活法,随调随通。

二、调阴阳,活血通闭

孙某,女,48岁,2011年7月15日诊。

闭经已年余,整日腰酸腿软,头晕目干,记忆淡忘,烦热汗出,冬不耐寒,下肢虚浮,稍劳则周身酸楚,纳少易饱,食不知味,溲赤便干,体渐瘦轻。曾就诊于西医院,诊断为更年期综合征,予谷维素、维生素 B_1、维生素 B_6、更年康等未效,唯望中药调治。舌苔薄白,脉沉细。结合病史,参考脉症,当属脾虚化少,肝肾不足,冲任血虚之闭经。治以补后天,益先天,养肝血,通调冲任法。处方:炙黄芪30 g、潞党参30 g、焦白术10 g、当归身15 g、杭白芍10 g、鹿角胶10 g、紫河车10 g、仙灵脾10 g、菟丝子15 g、鸡血藤10 g、生香附15 g、川牛膝15 g、续断15 g、血丹参15 g、广木香10 g、炒麦芽30 g。水煎服,日1剂。服药12剂后,自感腰酸头晕轻,汗出减少,便干缓解,食少乏味,睡眠尚差。观苔脉同前,七七天癸欲竭之体,投药已见初效,若获全功,必待时日。守方增益夜交藤、酸枣仁、鸡内金、何首乌、益母草、肉苁蓉、茯苓等,化裁出入调治2个月余,月经恢复正常,面色润华,精神饱满,年已52岁,月事仍按期顺至。

按:临证调治妇人之血证,要立足于脏腑气血辨证。本案届已进入七七天癸欲竭之年,现阴阳失调的更年期综合征。在中医看来,并非无药可调,基于从"虚""瘀(郁)"入手,以肝、脾、肾为轴心,疏、补、益、养结合,补血活血调经,则当先补气,"有形之血不能速生,无形之气所当急固",冲任盈满,必待脾升胃降。药用黄芪、党参、白术性味甘平,补益脾胃,健运中气,养血生津,鼓舞正气,固表止汗以防伤阴。其特点是补而不滞,不燥不腻。黄芪合当归为当归补血汤方,补气生血,气旺血生,补血和营,尤适于劳倦内伤,气耗血虚而致神倦乏力,面色萎黄等,不失为良方良药也。当归为血中之气药,不论血虚血滞,为临床诸科最为常用之上品,实至名归。妇人七七脏腑衰减,精血已不足,天癸将竭,冲任失盈已是不争的事实,药用鹿角胶、紫河车血肉有情之品,大致与人体功能相近,气血相通。李时珍认为此两药秉先天之灵气,为诸补药中之大补之品,可谓是调益经血之佳品。与仙灵脾、菟丝子、续断、鸡血藤等补肾阳益精血药融汇结合,阴生阳长,至阴之精而有至阳之气,气旺血足,冲任盈满。主药香附、川牛膝行气之中引药下行,月事岂愁不潮涌,妙在补以通之。方中又有麦芽,既舒肝木,又健脾开胃,自然水精四布,肝与肾自有润泽之机。总之,今人生活水平大为提高,若调理及时,可举手回春,而延缓衰老。

第十八节 肺癌

当前,肺癌的发病率居高不下,大多患者确诊时已属于中晚期,基本失去手术的最佳治疗时机,放化疗不良反应极大,患者往往难以承受,给治疗带来困难。运用中医药辨病与辨证相结合,整体与局部相统筹,扶正与祛邪相兼顾,不仅可以改善症状,防止传变,且可大大提高生存质量,疗效令人满意。爰介绍验案两则。

案一:陈某,女,76岁,住院号19409,1989年11月诊。

素患慢性支气管炎数载,逢春冬季节咳喘加重,4个月前出现胸闷气短,咳嗽无力,近1个月来痰中带血丝,声音渐变嘶哑,活动后气喘加重,倍感疲倦,时有低热,纳少便秘。曾长时间自服螺旋霉素、异烟肼等消炎抗结核药未效。10月初经某医院检查,诊断为支气管肺癌(左),而收入我院治疗。症见精神不振,体日瘦羸,面色晦黄,胸闷气短,胸中烦热,咳吐白黄痰,食饮不思,汗出心悸,呈右侧半卧位。听诊:左肺呼吸音消失;叩诊:呈实音;体温38.3℃。舌苔黄厚腻,舌质红,脉细滑数。查血常规:血红蛋白8 g/L,白细胞10.2×10^9/L,中性粒细胞81%,血沉80 mm/h,血清总蛋白52 g/L,白蛋白30 g/L,球蛋白22 g/L。X线检查结果:胸腔积液(左),肺不张。临床诊断:1.支气管肺癌;2.肺部感染;3.胸腔积液;4.低蛋白血症。先用抗生素控制感染,输入血浆提高免疫机能。中医辨证:痰热毒盛,瘀阻于肺,肺失宣降,肠腑热结。法当急则治其标,拟清热化痰,祛毒散瘀,宣肺通腑。处方:全瓜蒌30 g、浙贝母15 g、白花蛇舌草20 g、炮山甲15 g、白芥子10 g、苦桔梗15 g、黄芩10 g、葶苈子15 g、莱菔子15 g、款冬花10 g、血丹参18 g、生大黄5 g(冲)、广陈皮10 g,水煎服。初投药 3 剂,腑通浊便 3 次,胸闷憋气改善,身热已清,精神转振,中西合璧已彰显共鸣。咳吐黄痰,纳食少进,苔脉同前。原方续加炙枇杷叶 10 g、金银花 30 g、炒白术 10 g,又 5 剂。咳轻痰少,汗出亦差,仍咽干音哑,痰带血丝,倦怠心烦,舌苔少,质红色黯。此乃痰热毒邪彪盛之势退却,气阴亏虚本质显露。治宜益气养阴,佐以化瘀解毒,扶正祛邪。处方:西洋参 10 g(另煎)、北沙参 30 g、川贝母 10 g、炙百部 10 g、全瓜蒌 30 g、赤芍药 12 g、苦桔梗 10 g、炒杏仁 10 g、三七粉 5 g(冲)、制鳖甲 10 g、猫爪草 15 g、七叶一枝花 15 g、制香附 15 g、玄参 10 g、炙百合 10 g、焦三仙各 10 g、鲜竹沥水 30 毫升。服药 6 剂,咽干音哑转轻,体力渐增,知饥思谷,夜尚平卧入睡,左上肢及肩背疼痛。守方加全蝎 10 g、蜈蚣 3 条(研粉冲服)、皂角刺 10 g,连进 10 剂。12 月 28 日午后,患者突然气喘急促,烦躁不安,胸喉间似有异物堵塞,预感胸中大气将衰,未免浸渍心君,而出现出入废,升降息,神机化灭,气立孤危之险兆。虽予吸氧、吸痰等措施,仍难奏效,无奈之下,扶患者端坐,经揉胸捶背,令其尽力奋咳,瞬间咯出大如核桃,呈暗红色胶状物一块,并吐出痰涎约 150 毫升,症状顿时缓解,随后安然入睡 48 小时。7 天后胸透显示,胸腔积液消失,肺不张改善。究其源不外药中矢的,其结乃散,营卫通和,阳复其位,病趋稳定。为巩固疗效,宗方出入调治 3 个月余,生活完全自理,出院后随访半年,一般情况良好。一年后因肺部感染并发心力衰竭(心衰)而故去。

案二:李某,男,85 岁,2012 年 3 月 21 日诊。

咳嗽发烧(37.6~38.5℃),痰中带血丝或鲜肉块半月余,经休养所静脉滴注氧氟沙星抗感染治疗后烧退,仍憋闷气短,痰中夹血丝未见好转,后转住某军医院,常规检查发现右肺上外侧见一 3~3.5 cm 大块状影,双肺纹理粗乱。经 CT 确诊为右肺实质性占位病变,经对症治疗症状改善而出院观察。举家商讨再三,决定中药治疗为妥。刻诊:胸闷不舒,深夜较显,晨起咳黄痰,咯痰不爽,时常痰中带血丝或鲜血,咽干口黏,大便 1~2 天一解,下坠不畅,食欲尚好,双手背皮疹瘙痒,皮色灰黯,双肺闻及干啰音。舌苔黄腻,脉弦滑有力,时有间歇。证属毒聚热结,痰凝瘀阻,正邪纷争;治拟祛邪以匡正。处方:生黄芪 30 g、生白术 10 g、广陈皮 10 g、全瓜蒌 30 g、浙贝母 15 g、醋三棱 10 g、夏枯草 10 g、露蜂房 12 g、蛇莓 10 g、半枝莲 15 g、山慈菇 10 g、翻白草 15 g、皂角刺 10 g、醋香附 15 g、广郁金 15 g、苦桔梗 15 g、侧柏叶 10 g。水煎服,日一剂,15 天为一疗程。

第一疗程结束后,痰血未见,胸中宽舒,大便虽黏较前通畅,体力尚好,痰涎较多,口苦干黏。继原方加入清半夏 10 g、黄芩 10 g,以增强清热化痰之力。第二疗程后,诸证大有改善,体力有所不支,久病正伤,守方加红景天 15 g、川贝母10 g、全蝎 10 g(研粉冲)、三七粉 6 g(冲),调治 8 个月,经 3 次拍胸片示,肿块有所回缩,嘱其不间断服药观察,迄今已 2 年有余,身体状况良好,并坚持参加郊外集体活动。

按:以临床之见,积久的脏腑炎性病变是癌瘤发生的潜在因素。由量变到质变,由局部到整体,导致机体正气虚损,阴阳失调,免疫功能低下,加之情郁劳倦、不良的生活习惯或六淫之邪乘虚而入所为,肺癌莫不根由于此。张从正认为:"病之一物,非人身素有之也,或自外而入,或由内而生,皆邪气也,邪气加诸身,速攻之可也,速去之可也。"案一为老年女性,往罹咳病旧疾缠身,气道损伤,体虚形弱,于是肺气愤郁,宣降不利,气血受阻,津液失布,津聚为痰,痰凝气滞,痰热瘀毒,聚结为患。笔者认为,在整个病变的过程中,始终贯穿着虚、痰、热、毒、瘀相互交错的病理机制。从患者的临床表现来看,已属中晚期。邪势壅盛,菀陈瘀毒聚结,而瘀阻于肺经,气逆于上,便结于腑,气机闭塞,胸高满闷,可谓宿积已深,病势危笃,变证莫测。究其本乃为因虚致病,又因虚致实,虚实兼杂,而总归全身属虚,局部属实。若论治法,张从正指出:"若先论固其元气,以补剂补之,其真气未胜,而邪已交驰横骛,而不可制也。"主张"先攻其邪,邪去而元气自复"。故立法予以"急则治其标",投药瓜蒌、浙贝、鱼腥草、葶苈子、莱菔子、桔梗、红藤、败酱草、黄芩、胆星、冬花、白花蛇舌草等,清热解毒,宽胸散结,宣肺豁痰;山甲、丹参、大黄化瘀消积,通腑荡浊,给邪以出路,寓急下存阴。使"陈莝去而肠胃洁,癥瘕尽而营卫畅"。白芥子、皂角刺辛散温通,性急锐利,引药直达病所,起获消肿散结、豁痰清涎、宽胸膈、利气机、通经络之捷效;陈皮健脾燥湿化痰,顾护胃气;诸药苦寒辛通并用,上宣下泄,横击清化,推陈致新,药后果然收到"其在高者引而越之"之效,咳吐出陈痰瘀结一团,宿涎一宗,以冀廓清诸邪,拨乱反正,而扭转病势,患者安然入睡。待病情趋于稳定后,患者主要表现为倦乏、心烦或少寐、苔少、质黯红、时有痰附血丝等证候。缘由邪热灼伤,肺津被劫,肃降无权,干咳少痰是为气阴两亏之明证。随病情而治变,拟益气养阴、扶正祛邪相结合,攻守兼筹,步步为营,终使源流俱清,诸证俱止,生活完全能自理,延续追访一年,竟因患感冒而肺部感染并发心衰而故去。

案二患者年届八十又五,既往烟龄数载,宿疾咳病、眩晕、胸痹于一身,久致体虚,令邪踞肺位,清肃之令不利,津液凝滞,痰聚瘀阻,升降之机亦滞,故现胸闷、咳嗽、气短、痰中夹血、大便不利等。可见积久而成岩,绝非朝夕之故也。恶性肿瘤的特点是积久成瘾,若任其发展,邪势必盛。初始如能得以遏制,减缓其进展的势头,正气得以伸张,对延长生存大有裨益,临证要根据患者不同的身体状况及阶段,采取不同的治疗重点。本案虽已高年,脾胃尚健,一般情况尚好,故用黄芪、白术、陈皮补健后天脾胃;瓜蒌、川贝、香附宣润肺金,行气解郁,化痰宽胸;夏枯草、浙贝母、蛇莓、半枝莲、蜂房、全蝎、翻白草、山慈菇、赤芍、三棱、皂角刺等,大队清热解毒、化瘀散结之品,攻邪于初萌。如此扶正祛邪,坚守不殆,使肿块得到抑制,确保生活质量,健康无碍,则枯木逢春矣。

以笔者之见,肺癌的虚以阴虚、气阴两虚为多见,实则不外气血瘀阻、痰凝毒聚为基本病理变化。中晚期邪气壅盛的情况下也应急则治其标,但当正气已虚时,须佐以益气养阴之品,扶正祛邪同时进行,但要时时注意顾护胃气为前提。关于下法的运用,当邪盛既实的情况下,若犹瞻顾失下,势必导致热毒之邪胶固,耗津灼液,以致处于攻补两难的境地。下法之所以祛邪,既不宜迟,亦未可早,总以用之及时恰当为要,釜底抽薪,庶使邪气顿衰,病无不向愈。

药物剂量的多少,汤剂与丸药对疗效的影响变化有很大的不同,李东垣指出:"汤者荡也,去大病用之""丸者缓也,不能速去病,舒缓而治之"。告诫临证先采用汤剂吸收快,直达病所,以解决急而重的症状,待病情稳定后,再根据证情辨证配制丸、丹、膏、散,以改善轻而缓的症状,而巩固已有的疗效为妥。临证也可采用内服与外敷相结合的方法,使药物直达病所,而收到散结止痛的效果。

第十九节　未分化结缔组织病

患者于 1998 年 4 月初因过劳感冒发热,自服扑热息痛汗出烧退,不日低热缠绵,渐至周身酸楚,四肢乏力,怠情嗜卧,下肢沉重,足跟及两胯部疼痛日增,饮食减少,遂就诊省城某医院,经检查初诊为低钾血症,予以补钾输液治疗效果一般。此后肢体肌肉趋于萎缩,走路乏力,下肢关节及脊柱疼痛,入夜尤甚,屈伸不利,活动受限,自觉肢端欠温,卧床不起,至自我翻身困难,身体羸瘦,步履艰难,动则胸闷气短,体重由 45 kg 减至 28 kg,牙齿残缺,病起后月事闭停。曾先后就诊 3 家中西医院,经查血沉 18～23 mm/h,抗 O 及类风湿因子均(－),血 K$^+$2.8 mmol/L,住院治疗 20 余天,症状改善出院。尔后在当地诊所按风湿病予以先锋霉素、菌必治、珍奥核酸治疗 3 个月未效。4 年来求治域内外众医,非止痛及激素药滥用不效,病情延长。刻下体温 36.2℃,脉率 100 次/分,呼吸 20 次/分,血压 145/120 mmHg,面如满月,灰黯无华,神情不振,语气低沉,被动体位,翻身即心悸气短,汗出唇绀,心率速至百次以上。肢体肌肉重度萎缩,形瘦如柴,肌张力低下,脊椎后凸侧弯,周身关节及足跟疼痛无红肿,门齿及后右上磨牙断残,身高由 1.48 米缩至 1.33 米。口淡乏味,饮食少思,胃胀口干,目涩经闭,心神不宁,瘦黄便干,舌红苔少,脉细数。X 线拍片示第 10、12 右肋呈陈旧性骨折,骨质疏松;心电图示心肌劳累;妇科 B 超示右侧卵巢囊肿,功能性停经;实验室检查示血沉 23 mm/h,抗 O 及类风湿因子均(－),谷丙转氨酶 90 U/L,谷草转氨酶 110 U/L,血清钾 1.9 mmol/L,氯 102 mmol/L,钠 139 mmol/L,肌酐 47.4 μmol/L,尿素氮 4.66 μmol/L,尿酸 99.24 μmol/L,血糖 4.66 mmol/L。

综观全案,观其症状,审其病机,患者年岁尚轻,素体虚弱,纳化不佳,身倦汗出,感受风寒,营卫失和,治策失措,过汗气阴大伤,疾病延治日久,肝、脾、肾俱亏,筋骨失养,肌萎废用,可归属中医"痿证"之范畴。然患者周身肢节作痛应断为"痛痹"之例。鉴于"痿""痹"集于一体,病程中症状杂见,实验室检测结果显示肾小管酸中毒、多器官损害,属现代医学未分化结缔组织病。4 年萎废,求医累次未愈,可谓命悬一线,危在旦夕。叶天士指出"新邪宜急散,宿疾宜缓攻"的治疗原则,为挽救其生命于顷刻,亟宜中西并施,先予补液以纠正电解质紊乱,改善营养不良以稳定病势为妥。故经云:"肉痿者,得之湿地也。脾热者,肌肉不仁,发为肉痿。痿者,痿弱无力运,久为不仁。阳主于动,今气欲竭,热留于脾,故四肢不用。"肾藏精,主气化和煦,温脾土以生血,涵肝木而促疏发,主骨生髓而强壮机体,肾虚则精亏骨脆,发育迟钝。肝藏血,司疏泄,主统筋爪,筋以血为养,故经云"经脉者,所以行气血而营阴阳,濡筋骨而利关节者也"。综合考虑,病本在于肝、脾、肾俱虚,治以培养脾土之气,复养脾土之血,血气两益,则中焦健运自如,气血精微洒陈和调于脏腑,灌溉四旁补益肝肾,精血互化,滋阴清热,活血舒筋通络。仿当归补血汤合独活寄生汤意出入。处方:生黄芪 30 g、当归 15 g、独活 10 g、炒白术 10 g、淮山药 15 g、沙参 15 g、木瓜

15 g、续断 10 g、桑寄生 10 g、赤芍 10 g、川牛膝 15 g、鸡血藤 15 g、白芍 10 g、秦艽 10 g、枸杞子 10 g、炒谷芽 15 g。

7 月 12 日诊:神情向振,知饥思食。口干眠差,便干量少,心慌易汗,苔脉同前。观其症而知其病情迁延旷久,可由经络深入脏腑。心主血脉,若脉痹不解内舍于心,阴虚火旺,内扰于心君,故心悸汗出,心神不宁。阴亏血燥,肠胃枯涩,则便秘量少而费解。口干舌燥,皆阴亏津乏,火不下济,水不上乘使然。再者,若胃肠宿垢不清,重煎津液则腑秘愈甚,故治痿之要,重在"濡润"当先。守方增益五味子 10 g、生地黄 10 g、麦冬 10 g、炙甘草 10 g,酸甘互化,甘润化液,滋阴以清热,助其肾,养其肝,通其心,敛汗安神,一举多得。

7 月 23 日诊:口干缓解,睡眠趋宁,汗少脉平,胃口已开,夫助翻身心慌亦差,便秘有所好转,总感体乏身痛依旧。舌质红润,苔薄黄,脉细稍数。遵法守方加入豨莶草 10 g、千年健 10 g、红花 10 g,同时配合针灸经穴,平补平泻,开痹涩而止痛楚,按摩督脉,推其太阳,以通郁闭之经气,散其瘀滞之血,调整虚实,和解逆顺之气,舒筋通络,气行血畅,营卫和谐,缓解痉挛,关节舒利。

8 月 5 日诊:经上治疗,肌力增强,肌腱伸缩渐趋有度,肌萎有所改善,旁助下能勉强翻身,但较吃力。复查肝功能大有改善。舌苔薄黄,脉细沉。处方:生黄芪 30 g、生白术 10 g、茯苓 15 g、当归 15 g、续断 10 g、鹿角胶 10 g(烊化)、龟板 10 g、菟丝子 10 g、枸杞子 10 g、川牛膝 10 g、白芍 15 g、熟地 10 g、炒地龙 10 g、知母 10 g、秦艽 10 g、伸筋草 15 g、陈皮 10 g、炒神曲 15 g。方中加入鹿角胶、龟板乃血肉有情之品,功善补肾填精,为强壮筋骨之良药;加入知母、秦艽专入脾胃肾经,意在坚肾阴而清阴中之火,益胃生津且能清退骨肉间滞留之余邪,又防肺热叶焦而截其肌萎之发生,使诸药补而不腻不燥,从而起到健运中州、补益先天之效果。病久必伤阴,阴病必及阳,故久病之体,阴阳总不协调是病情迁延不愈的根源所在。药用菟丝子、续断甘温助阳,补肝益肾续筋骨;方中总以黄芪为君,配白术、茯苓助益中州,运转脾阳,充裕宗气,依胸中大气一转而升举,使瘀结通散,以纠胸廓塌陷。湿热阻滞,阳气不通,患者每感肢端欠温,此症不仅在"痿""痹"中较为常见,在其他病症中也屡见不鲜。临证若不认真辨识,去伪存真,必误入歧途。

8 月 19 日诊:食欲益进,肢体肌肉渐丰,体重增加,双手扶物已能站立,但不敢迈步,自感腿软,头晕。缘脾主四肢,肝为"罢极之本",肾藏精主骨生髓通于脑,刻下脾虚生化不足则体乏不支;脑髓源于肾,髓海空虚则头晕目眩;牙为肾之余,肾精亏则骨骼易脆,牙齿不坚,极易脱落,又易脆断;肝血不足,不能疏调布达周身肢节百骸,故自然不耐疲劳。可谓痿瘫不用者,根在于脾,本在于肝肾是也。原方中加党参15 g、红景天10 g、骨碎补10 g、益智仁10 g,继服观察。

9月3日诊:精神好,纳化正常,疲倦乏力皆差。面色泽润,肌肉复生,身痛肢楚均轻,体重增至32 kg,二便顺调。复查肝功能及血生化,各项指标均在正常范围。足资印证中气健旺,肝血益充,肾之精气恢复有望。然遗有经水不行之虑,总归整体气血仍未达到冲任盈余之量,故地道不通而闭经。"有形之血不能速生,无形之气方可竣补",续以益气养血,以资调理天癸之亏。处方:生黄芪30 g、党参30 g、当归15 g、生白术10 g、鹿角胶10 g(烊化)、鸡血藤15 g、熟地10 g、菟丝子10 g、紫河车10 g、枸杞子15 g、川牛膝15 g、鹿衔草10 g、王不留行10 g、红花10 g、坤草10 g、香附15 g、陈皮10 g。

9月18日诊:胃纳良好,体力日增,独立行走5～6米,经水虽未来潮,但逢月末则感乳胀,少腹及腰下坠感,此乃经训将至之预兆。方中加玫瑰花10 g、郁金10 g,舒肝解郁,行气活血,通调奇经,以观其效。

10月3日诊:在夫搀扶下可如厕,经水复至,量少色淡,经后腰酸坠,大便偏干。续以拟健后天,补先天,益肝木,待冲脉得养,任脉盈和,宫膜墩厚,经事自能如常。药证合拍,守方加白芍10 g、肉苁蓉10 g、补骨脂10 g,荣养肝木,助益脾阳,养阴益精,滋润腑道。以临证之见,补阳药多温燥,滋阴药多滞腻,惟苁蓉甘而微温,咸而质润,补阳而不燥,滋润而不腻,故既能温通肾阳以补肾虚,又能润肠通腑调便秘,补而不竣,其力和缓,故有"从容"之称。与方中滋阴药相伍,阴阳两顾。

10月15日诊:精旺面润,肌丰体力倍增,诸证消焉。调治半年余,废瘫振起,病获痊愈,故要求带药出院。嘱其避寒暑劳形,饮食有节,适当锻炼。随访至今,独立侍老顾幼,料理家务,多次回院查体,健康状况良好。

按:疾病的生成关乎邪气"自外而入"或"由内而生"的结果。从发病的规律来看,人体正气的盛衰与季节、时令及所感受病邪的性质密切相关。另外,病情的发展与转归与天地间阴阳的转换或治疗及时正确与否的影响是分不开的。回首本案,年轻女性,发病季节正值春夏之交,寒暖不定,产后年余,素体虚弱,以向居住冬冷夏潮,伏邪于内,素食清淡,贯以农家人日出而作之习俗,天刚亮,饮水未进,因饥而胃虚,遂下田劳作,劳倦汗出,或受风寒,2 日后头痛身热,自测体温 38 ~ 38.5℃,发病虽急,但热势不高,归为体虚伏邪,外感引动诱而发病,久医罔效,病情由浅入深,由渐至甚,经年不愈,症见全身疼痛,难以翻身转侧,肢体拘挛沉重或遍身酸楚麻木,体形羸弱,肌萎不用,多脏器损伤,舌质红,苔少,脉细濡数等,总归中医"痹""痿"之范畴,属西医之未分化结缔组织病合并肾小管酸中毒。单就发热而言,可以是其他疾病的一个症状,也可以是以发热为主的一种单独病变。发热分为外感发热与内伤发热两种类型。从发热的规律来看,一般内伤发热其热度以低热为常见,且发热病程较长而缓慢,然个别病例暂时出现高热也不足为奇。本例缘于素体正虚,伏邪于内,复过劳外感,风寒之邪乘虚侵入,两因相得,热势并不高,冒犯发汗过多之忌,营卫阴血俱伤。经云:"夺血者无汗,夺汗者无血。"后续治疗无规章可循,招致病情缠绵,周身肌骨萎缩,痛楚不解,形体羸瘦濒危,形成本虚标实证。现代医学之风湿性关节炎、类风湿性关节炎、风湿热、增生性脊柱炎等,均属于中医痹证的范畴。由于患者个体的差异性,所受邪气的性质及机体耐受力不同,邪入深浅与暂久有别,临床的表现也就大不一样。患者素体阴虚,长期居住潮湿阴冷环境,脾虚骨弱,过劳外感而发病,《素问·生气通天论》曰:"阳气者,精则养神,柔则养筋,开阖不得,寒气从之,乃生大偻。""因于湿,首如裹,湿热不攘,大筋缓短,小筋弛长,缓短为拘,弛长为痿。"由于寒湿化热而伤阴,或湿热蕴于经脉而拘急痹痛者,临床并不少见。若寒湿之邪侵入人体易闭塞经脉,使得气血凝涩不通,出现筋骨、肌肉、关节重着疼痛为主的证候。对于痿证,内经称作"痿躄",凡指筋脉驰纵,四肢痿废,手不能摄物,足不能任地为主的病变,其特点是痿而不痛。然本案虽肢体无力,但骨节疼痛贯穿于病程之中,旁人托扶翻身则痛著,气喘吁吁,应归属中医"痛痹"之范畴。沈金鳌说:"久则骨节蹉跎。"由此可见,"痿""痹"杂至混为一家,集于一身,4 年痿痹,历经数岁延展,求医累次,财力耗尽未愈,危殆益甚也。盖机体本身虚弱邪伏,气血失和,阴阳失调,在此基础上感受时邪,新旧之邪相搏,流注筋节,痹阻气血运行为患。再者,邪热伤阴,骨枯肌萎,病入膏肓,若不亟控制,必致心、肝、肾损害愈重。

人体脏腑相应,阴阳相贯,如环无端,太过则病,不及亦病。《素问·痿论》指出:"肺热叶焦,则皮毛虚弱急薄,着则生痿躄也;心气热,则下脉厥而上,上则下脉虚,虚则生脉痿,枢折挈,胫纵而不伍地也;肝气热,则胆泄口苦,筋膜干,筋膜干则筋急而挛,发为筋痿;脾气热,则胃干而渴,肌肉不仁,发为肉痿;肾气热,则腰脊不举,骨枯而髓减,发为骨痿。"详尽论述了痿病皆由五脏之热而影响到所合的筋骨、肌肉、皮毛、血脉而成,由此可知远行过劳、情志不遂、房室太过、湿热郁结、外感六淫等均为病因。虽病因不一,但在病机上,阴虚、湿热、血瘀则是一致的。以临床之见,痿、痹多缠绵日久,在所涉及的脏腑上,主要在于阳明胃腑乃水谷之海,多气多血之所,五脏六腑皆禀气于胃,胃气盛则宗筋润韧,胃气弱则宗筋纵。南宋名医许叔微认为:"缘胃受谷气,谷气生则能生气血,气血壮则营卫不衰,营卫不衰则病自去矣。"脾为阴土,胃为阳土,阴土固非阳不运,阳土健则非阴不和,若胃气不复,胃阴不足,导致阴阳失调,升降失司,则患者表现为脘痞纳少、口干便秘、舌红苔少。经健脾益胃、滋阴润燥之治疗则纳谷益增,口润苔生,大便通顺,心慌胸闷安和。久病胃虚失养,无所受纳,脾气耗散,传化渐迟,生化甚差,故有"安谷则昌,绝谷则亡"之铭训。"治痿独取阳明"之旨表明治痿之要,在于中焦脾胃。患者集痿、痹于一身,属顽症痼疾,其病机的本质是肝、脾、肾俱虚,是迁延不愈的根由。然若补益肝肾必以"全谷气"为前提,如肝肾不健,纵投大量补肝血益肾填精之品,亦难以奏效。方中以参、芪、术、苓为引领,健益中州,调胃安谷,促生化,实五脏,滋濡经脉,养心安神,待阳明乾健振兴之日,正复则自能驱邪而病可向愈。久病及肾,精血内亏,肾亏精乏,肝木失其涵养,则肝肾皆亏,症见形体瘦弱、皮肤枯皱、肢节疼痛掣骨、不得屈展、痿弱不撑,诸症衍生,一派阴亏之证候。方中当归、白芍、熟地、首乌、木瓜、续断、枸杞子、桑寄生、牛膝等,补益肝肾,填精益髓壮骨,养血舒筋,活血通络,行瘀止痛,使肝血足、肾气盛、骨髓满则骨壮而筋强。随证调整用药,肢节不仅屈伸有度,双手握力增强,且耐受疲劳,故4年痿痹得以康复。冲为血海,任主胞宫,督主一身之阳,冲为十二经气血汇聚之处,与阳明胃经会合于宗筋,而阳明为统领者,且联络于督脉,在肝肾的资助下灌溉肌肉筋节。患者精血内亏,筋骨乏濡失养,重症之下补血肉有情之品难速奏全功。首选龟板补阴而善通任脉,鹿角胶补肾阳而善通督脉,紫河车气血双补,阴阳合奏,三药合力,使气血旺,任脉通,太冲脉盛,督脉和煦而肌肉丰,筋骨利,月经复行。肝肾阴损,虚热内生时,选用甘润养阴之品,以补益肝肾,滋充肾水,常用生地、白芍、山药、麦冬、女贞子、枸杞子、熟地、天门冬等,固本扶正。鉴于肾阳虚衰,下元虚寒,症见腰酸腿软、形寒肢冷、小便清长、大便稀薄,选以甘温益阳之品,助益命门,常用菟丝子、巴戟天、沙苑子、补骨脂、益智仁、山萸肉、莲子肉、党参等。临证对于肾气不足、封藏失职所引起的自溢，若单用补益肾气法难能奏效时，当同时补肾阴以摄肾气，意在先使元气有根，尔后再纳气归肾，常用左归饮、六味地黄丸加核桃仁、补骨脂、菟丝子、益智仁、怀牛膝等与补阳药配伍效果可嘉。

痿证属虚，"虚则补之"，盖治痿最忌发散药，若不知其理，滥用发散药必更易伤阴。患者痿痹共存，故单用治痿或治痹的方法，亦有失妥当。例举菟丝子与枸杞子(或女贞子)配伍，其质润多液，不仅能平补阴阳，且能直接补肾益精；补骨脂既补肾阳而壮筋骨，又健脾益肝，增强体质。研究证实，肾亏时，下丘脑－垂体－性腺轴功能减退，性激素分泌下降，从而导致成骨功能下降，致机体内骨组织量减少，乃发生骨质疏松。上述补骨药能有效改善丘脑与垂体间的关系，提高机体内性激素水平，从而避免了骨质疏松的发生。可见肾精的盛衰，与骨骼的生长、发育密切相关。从患者周身肢节疼痛，筋骨屈伸不利，形体萎缩来看，盖由气血亏虚，不得濡养，邪滞于内，气滞血瘀，不通则痛使然。王清任指出："脉不通则血不流，血不流则毛色不泽，故其面黑如漆者，血先死。"据此，在治疗的方药中用红花、当归、赤芍、地龙、鸡血藤等。补血养血，活血行瘀不伤正，使瘀去脉通血畅，新陈代谢自然健旺。心气不足，心血亏虚，心失所养，故动则心悸气喘，唇绀肢凉，故用炙甘草、当归、沙参、党参等，益气养阴复脉。通过相关科室协作，中西交融，微观与宏观相结合，内治与外治同步，不仅使患者康复，且保全了一个家庭。

痹证临床较为常见，《素问·评解热病论》曰："邪之所凑，其气必虚。"痹证之形成，总由素体正虚，腠理空疏，营卫失和，风、寒、湿乘虚而入，久延不愈，邪闭经脉气血，凝涩不通，必致血亏骨弱，筋节不利，肌肉、筋骨、关节重着疼痛为主的证候。痹证之疼痛，或是寒胜或有血瘀，若不痛却麻木，即是邪入较深，病情已久，气血亏少，营卫运行不利的结果。正如《素问·痹论》篇指出："风气盛者为行痹，寒气盛者为痛痹，湿气盛者为着痹。"风热痹者，多由于素体阴虚，内有蕴热，风、寒、湿搏结而经久不愈，蕴阻化热即为热痹。《金匮要略》云："经热则痹。"此类型的特点是热邪蕴滞于关节，症见红肿热痛伴有恶寒发热、口渴心烦、溲黄涩痛、舌红苔黄、脉多弦滑数等，治以清热凉血通络。药选生地、知母、赤芍、忍冬藤、地龙、生石膏；热盛者加黄芩；湿盛者加苍术、蚕沙；痛甚者加乳香、没药；病在上者用羌活、川芎；病在下者可用牛膝、独活、木瓜、防己；病在腰者用续断、狗脊、寄生;病在颈肩部者用威灵仙、葛根、桑枝。

如久露宿寒湿,遇冷则疼痛加重,或喜温恶寒,得暖则减,伴有肢体麻木,屈伸不利则为痛痹,系由寒湿之邪侵入经脉而凝滞,气血流通不畅,久痹血瘀,不通则痛。症以四肢、关节、腰椎疼痛为特点,劳累或阴雨天气加重,或日轻夜重。治宜温经散寒,利湿化瘀通经。温经散寒常用附子、桂枝、麻黄、川乌,均以小剂量开始,若阳虚重者可用量稍大,阴虚者用量要少且要先煎。除湿每用薏苡仁、苍术、蚕沙、防己、滑石等;活血通络用桃仁、红花、土元、地龙、鸡血藤等。

湿邪在痿痹的发病中占有重要的位置。湿邪产生的外因为久居环境阴潮或受自然界雨湿雾露泛潮侵袭所致。内因多与机体脏腑互为因果,导致气机失常,不能疏调宣利,运布不及,聚湿为痰,化热则煎津熬液,湿热伤于经脉而拘挛作痛;湿热易于伤害阳气,阳郁不展故肢麻不仁、屈伸不利;聚附关节多肿胀不易消退,在脉则血瘀涩滞。总之,治疗以燥湿为主,渗利通络佐以清热,使湿热分消。药选苍术、薏苡仁、泽泻、赤小豆、寻骨风、伸筋草、老鹳草、川芎、地龙、知母、黄柏、茯苓、陈皮、蚕沙、防己、威灵仙等。待湿热之邪清彻,再拟滋养肝肾以固其本。

临证所见外寒里热,寒热错杂之痹证,局部并无红肿灼热之象,但喜温喜暖,犹如风寒湿痹,但患者大便干小便黄,口干舌燥,舌质红,舌苔黄,脉弦数有力,其内热之象又十分明显。咎其病机之本质乃外有寒束,内有蕴热,寒热互相搏结的缘故,所以痹痛亦较剧。药用川乌配桂枝,尽驱外来之寒邪,以透达内热不解之势;用苍术、秦艽、威灵仙、茯苓、薏苡仁疏风散寒利湿;用石膏配知母,以廓清内里之邪热;赤小豆、丹皮、川牛膝、鸡血藤、地龙活血通络。诸药逐清外邪,清透内热,调和营卫,通透血脉,舒利筋节,痹病止而病愈。

第二十节　过敏性紫癜

宁某,女,7岁,2015年12月5日初诊。

患儿于2015年11月15日外感发烧37.8℃,3天后面浮,腿肿,双膝关节疼痛,胃胀,食欲不振,在当地县医院输液1天,发现小腿及两臀部皮下有出血点,遂转往儿童医院,经查血常规示:白细胞总数为10.16×10^9/L,中性粒细胞71.2%,血小板计数为386×10^9/L,血沉23 mm/h,查过敏源未见异常,出凝血时间正常。诊断为过敏性紫癜,经对症输液,口服氯雷他啶糖浆、双嘧达莫、阿魏酸哌嗪、甲泼尼龙片、维生素 C 等药物治疗,共住院 16 天症状消失带药出院,出院后自停甲泼尼龙片后,双下肢及臀部又出现瘀点,故要求中医药治疗。刻下患儿面容胖圆,臀部及双下肢胫前皮下散在有如绿豆粒大小的出血点,色暗红,未高于皮面,食欲好,大便干。舌质红,苔薄黄,脉细数,指纹淡紫。患儿发病急,变化快,证属热毒发斑,治以清热解毒,凉血活血,祛邪扶正。处方:生黄芪 1 包、当归 1 包、生地黄 1 包、紫草 1 包、赤芍 1 包、地骨皮 1 包、徐长卿 1 包、丹皮 1 包、生白术 1 包、蜂房 1 包、灵芝 1 包、茯苓 1 包、生甘草 1 包。温开水冲服,早晚各 1 次。

12 月 9 日诊:服药 3 剂,紫癜消退,精神转好,大便已不干。苔脉同前,效不更方,续 7 剂。

12 月 17 日诊:紫癜未出现,母述患儿受凉咳嗽,无痰,咽干痒不舒,食欲尚好。两扁桃体Ⅱ度肿大,咽部轻度充血,舌红苔黄,脉细数。原方加浙贝母 1 包、青黛 1 包,服法同前,停用出院时带药。上方随证出入治疗 3 周,病情未再反复。

按:过敏性紫癜是一种变态反应性疾病,主要累及毛细血管而发生出血症状。除皮肤出现瘀点瘀斑外,常不同程度累及胃肠道出现腹痛、食欲不振、恶心,重者可有便血,伴膝、踝、腕等肿胀疼痛,重者可造成肾功能损害等全身综合症状。本病属于中医学"发斑"和"血症"的范畴,应属血热妄行,瘀于皮肤,阻碍经络而使出血反复出现。本病的发生常与细菌感染(常有上呼吸道感染史)或寄生虫感染,以及食用鱼、虾、蛋、奶或药物性过敏等有关,引起不同的致敏源使体内发生自体免疫性反应,导致血管壁通透性增高,血液和淋巴液渗透到组织中,引起皮下组织、黏膜及内脏渗出性出血或水肿。本病多发生于儿童及青年人,起病亦呈多样化,首起症状以皮肤病变为多见。病程以反复发作为特点,多见于臀部及下肢,具有对称性分布、分批出现、紫癜大小不等或出现红斑等特点,重者常融合成片。

热为阳邪,侵入营血则善变而多危。热毒最易灼津伤血,入营则迫血妄行,血不循经,溢于脉外则发为瘀斑、紫癜。由于患儿反复出现皮下紫色瘀点、低热、腹痛、关节疼痛、便干尿赤、舌红苔黄、脉数等症,总因血分蕴结之热毒发斑,采用凉血解毒化瘀、扶正祛邪之治。方中以黄芪为君药之因由乃患儿发病多日,先见面浮腿肿,继而反复皮下出血,易患重感,其本为正虚,正不胜邪。久服激素必耗正气,乃治标之举,故停药则反弹。黄芪虽甘温,由生地、丹皮之甘凉以佐,既可补脾肺之虚而能鼓舞正气以托毒邪外出,又可在白术的助益下调和营卫,固密腠理,利湿消肿。反复出血必致气血双亏,黄芪配当归益气养血活血,以资生血之源,合则阳生阴长,对过敏性紫癜十分有益。生地、地骨皮清热滋阴,凉血止血退蒸,生津润燥。丹皮清热凉血,活血消瘀,其气清芬,凉则能清血热,辛则可行瘀血,清芬又能透达,既能入血清热化滞,又善清透阴分之伏火,故凡热入营血,吐衄斑疹,或阴分伏热,低热不退,以及血热瘀滞之证,皆可施之。赤芍味寒,能入血分,既能清肝火,凉血热,又能活血,散瘀血,通经脉,独具收敛镇静止痛之功效。紫草、蜂房清热解毒,消斑止痛。徐长卿祛风解毒,通经活络,止痛利节。灵芝、甘草益脾固本,扶正强体宁志,增益免疫。是方集清热解毒、凉血活血、扶正祛邪于一体,清中有补,补中有清,清不伤正,补不恋邪,正本清源,患儿安然无恙。

第五章　验方临证运用撷要

第一节　大补阴丸治老年相火妄动

案一:李某,女,75岁,1988年5月6日诊。

患者素患高血压数载,一个月前突患中风致左侧半身不遂,住院经中西医结合治疗后肢体功能逐渐康复。近20天来,不时呐喊周身难受,心烦意乱,寐少多梦,甚时悲哭不已,掀被抓墙,不堪忍受,似有隐情难言。施用西药镇静,配合针灸、推拿等疗法均告罔效。细追询病史,方告知曰老夫早逝,思谋夜梦经常归于身旁,交合后离去,每于午后夜间性欲妄动难忍,自不由控。诊见精神不振,面带憔容,饮食不思。舌红,苔薄黄微腻,脉细滑数。据此病史脉症,确系肝血肾精不足,阳乏依附,龙旺火炽,肝胆蕴热,更助相火妄动,内扰心君,多梦纷纭,诸证由生。治宜滋阴降火,清利肝胆。宗《丹溪心法》大补阴丸加杭白芍、广郁金、龙胆草、茯神、莲子心各10 g,服药5剂,诸证大减。守方龙胆草、莲子心减半,继服12剂,病安。

案二:谭某,女,69岁,1987年3月21日诊。

患者因肾病经久不愈而导致慢性肾功能不全已3个月,不间断应用激素及抗感染等维持疗法。近半个月以来,昼夜寐少,心烦不宁,梦中情色境况纷乱,性欲迫切,尤以夜间及阴雨天更甚。终日让老夫陪守身旁,甚时非老夫抓搔少腹为快。平日大便干,腰膝酸软,头晕耳鸣。屡服安定、水合氯醛等药物治疗,均无济于事。诊见精神疲惫,痛苦表情。舌淡红,苔薄黄,脉细数。证属肝肾阴亏,龙雷之火不能潜藏者也。拟大补阴丸养肝肾之不足,潜降妄动之火,佐以宁心定志,则龙雷不再升腾,此即"先其所主,伏其所因"之旨。大补阴丸全方加生地10 g、生龙骨牡蛎各30 g、炒酸枣仁24 g、阿胶10 g(烊化)、麦冬10 g、玄参

10 g、合欢皮 15 g、丹参 15 g。服药 4 剂,病趋于平安,再服 9 剂,以善固其后。

按:《金匮要略·血痹虚劳病脉证并治》篇云:"脉得诸芤动微紧,男子失精,女子梦交。"夜寐鬼交,性欲迫切妄动,是女子较为常见的杂病之一,其证犹似现代医学之神经官能症。中医学认为,真阴元阳是存在于肾中最基本的物质,互为其根,相依相生,不可分割,既为人身生命活动机能所系。相火既为肝肾二脏专司,复分属于心包络、膀胱、三焦、胆等诸腑。如其反常而妄动,则病变丛生。此两老妪,年逾古稀,罹患中风与肾病,其病本皆为肝肾阴虚,相火炽盛,翕然而动,上扰心君故烦动不安,寐少而梦多。性欲妄动,自淫溢出,梦与鬼交的病理状态,这种异常的错觉现象临床较为少见。张景岳强调:"欲祛外邪,非从精血不能利而达,欲固中气,非从精血不能蓄而强,水中有真气,火中有真液,不从精血,何以使之升降,脾为五脏之根本,肾为五脏之化源,不从精血,何以使之灌溉?"据此提出了治病必以形体为先,治形必以精血为先的治疗原则,常用熟地、当归,擅长"生气于精""引火归原"。此两案均宗大补阴丸为基本方随证加减,滋益肝肾,降火清源,药中矢的,阴平阳秘,其病乃愈。盐黄柏苦寒沉降,长于泻肾家之火,清下焦湿热,其治阴亏火旺之证,是取其以泻为补之意,使火去而不伤阴。生用降火之力大,炒用可减缓其寒性,并能增强泻肾火之功效。盐知母与其相配伍,上能清肺肾之热,下能泻肾经之火,且滋阴生津止渴。龟板甘咸而寒,能滋阴益肾,阴精充足,则虚阳下潜,心火降则虚火自清。朱丹溪认为,"龟板补阴,乃阴中之阴也"大有滋阴潜阳、益肾强体、补而不腻之特点。综观本方所用诸药,均为滋阴降火、补肾益精之属,故丹溪取名为大补阴丸。基于体现其"阴常不足,阳常有余,宜常养其阴"的理论喻义。

引火归原法是针对肾火上浮、火不归原而设立的一种治疗大法。临床上的浮阳、浮火、虚火、阴火,也叫龙火,主要是指肾为阳气之根,阴火之宅,故本法又称"导龙入海"。本法原始于《伤寒论》通脉四逆汤证,而唐代王冰注《内经》时,提出"病之火甚者,尤龙火也"。至明代张景岳明确"引火归原",更详尽阐明其机理,并适用于临床。

第二节 强心通脉汤治疗慢性心力衰竭

拟方强心通脉汤治疗由不同原因引起的慢性充血性心力衰竭 31 例,取得了较为满意的效果。药物组成:制附片 9 g,西洋参 10 g,麦冬、五味子、五加皮、赤芍各 15 g,太子参、酸枣仁、血丹参、白茯苓、全当归各 30 g,玉竹、泽泻各 20 g,炙甘草、川芎各 12 g,陈皮、远志、桔梗各 10 g,车前子 60 g。将药浸泡 1 小时后,加水适量,附子、西洋参先煎,熬煎浓缩至 250 mL,装瓶备用。每服 50 mL,日 3 次。服药前停用强心利尿药,合并感染者,应用抗生素控制感染。

适应于慢性充血性心力衰竭,中医辨证为心气不足,心阳虚弱,心脉瘀阻,肺气郁闭,症见心悸气短,唇甲发绀,脘痞纳少,尿少肢肿等。临床治愈:下肢水肿、肝大、心悸气短,呼吸困难等症状消失,一般生活自理。显效:尿量增加,下肢水肿基本消退,口唇发绀、心悸气短显著改善,肝体缩小,心率在 90 次/分以下,夜能平卧入睡,生活可部分自理。好转:尿量增加,下肢水肿减轻,呼吸困难、心慌气短等症状好转。无效:诸证未好转甚至恶化。

临床治疗观察 31 例,其中男 12 例,女 19 例,年龄 24～67 岁,病程 7 个月～5 年。均有不同程度的心慌、气短、呼吸困难、纳呆尿少、下肢浮肿、肝脏肿大或颈静脉充盈、口唇发绀等典型心功能不全的症状。病程在半年以上,而服用洋地黄类及利尿药物不能控制。Ⅲ度心衰者 2 例,Ⅱ度心衰者 13 例,Ⅰ度心衰者 16 例。用药 2～3 天见效者 17 例,4～6 天见效者 14 例。临床治愈 13 例,显效 14 例,好转 4 例。

典型病例:张某,男,65 岁,1988 年 7 月 20 日诊,住院号 17408。

久患慢性肺源性心脏病,自 1987 年 4 月以来,双下肢水肿,尿量减少,心慌气短,动则加重,咳逆倚息,乏力汗出,脘腹满闷,食少寐差,屡服地高辛、氨苯蝶啶等药治疗,经久效差。诊见面色灰暗,唇甲发绀,双下肢呈凹陷性水肿,肝大右胁下 3 cm,剑下 5 cm,质韧,颈静脉回流征(+),心率 114 次/分,双肺底布湿啰音。舌质黯红,苔白腻,脉细沉数。诊为肺源性心脏病并充血性心力衰竭(Ⅲ度)。证属心阳虚衰,肺虚失宣,气血瘀阻,水气凌心。遂予强心通脉汤 50 mL,日服 3 次,并停用强心利尿药。服药 2 天后尿量增加,下肢水肿逐渐消退,17 天后诸症消减,病趋安定,生活基本自理。

按:慢性充血性心力衰竭,多由心肺疾患迁延不愈,逐渐发展而来,系临床顽疾难治之病,属中医惊悸、怔忡、喘证、水肿等范畴。心肺同居于胸中,肺主一身之气,而朝百脉,心主一身之血脉,故"诸血者,皆属于心"(《素问·五脏生成》)。血源于脾胃运化水谷精微而生,血液在脉中运行,全赖于心气的推动。

肺与心之气血相通,肺将清气宣降于心,心气充足,血液充盈,鼓动有力,气贯血行,昼夜周流不息,循环畅通无端,人之脉来和缓充实,面色红润光泽,精神振作。如若肺气郁闭,失其清肃宣降,心气不足,血液亏损,血脉空虚,血行失常,则脉细弱无力,心不藏神则失眠健忘、心慌憋气、乏力汗出。心阳衰弱,阳气不能温煦四肢则厥冷。心血瘀阻,脉道涩滞则面如蒙尘、唇甲发绀、脉律失常。肺心病,顾名思义乃初病在肺,历久及心而心肺同病。以临证之见,心肺之疾若经久不愈常累及脾胃,肺失宣降,心肾阳虚,脾失健运,胃失纳化,阴阳偏颇,气血瘀阻,水液代谢障碍,导致本虚标实,虚实并见的病机格局。

慢性心衰临床较为多见,多病程久远,气虚血少,心肺血瘀,心肌劳损,舒缩乏力,心脉不足,患者动辄心悸气短,神疲倦怠,汗出,虚烦少寐,尿少肢肿等。宗《内经》"损者益之……形不足者温之以气,精不足者补之以味"之旨,取药附子纯阳之性,走而不守,独具斩关夺将之灵气,不仅能通行十二经脉,彻内达外,无所不至,且能引补气药行经脉,振脏腑,以回摄将衰之阳气。又能引补血药入血分,滋不足之真阴,故补阳即所以益阴,达到阴阳相抱之效。在附子温通扶阳的导引下,更增活血化瘀之药力,效捷而不伤正。西洋参乃补气养阴之良药,参附为伍,温阳益气,强壮心脏,振奋机能为前提。心衰日久必致肾气虚惫,气化无权,关门不利,脾虚失适,土不制水,水泛肌表,凌之于心,在此附子又可温助肾阳以疏通下源,温煦脾土以筑堤防。研究证实,五加皮具有增加心脏正性肌力的作用,而强心助力。泽泻味甘而淡,淡渗清利;车前子甘寒质润善利,二药利水而不伤正,可降低心脏负荷,并与附子相合,温阳强心利尿。方中炙甘草甘温益气复脉,且助中焦生发之气而行津液,与当归、五味子、太子参相结合,法熔酸甘化阴,补血和营,养肝益肾,辛甘化阳促中州,补养心肺强心君。心衰之所以难治,就在于因虚每易形成血瘀的病理环节贯穿于整个病程之中,瘀证之出现更加重心脏的负担,又是导致肝脏肿大的重要因素,使得病情愈加复杂,而变证丛生。药选丹参、赤芍、川芎活血化瘀通血脉,使瘀去血畅,尽收百脉通泰之功。言之川芎一药,善入血分而理血中之气,活血通脉,法寓补而不滞,行而不伤。茯苓、陈皮健脾助运,理气宽中,既复脾土乾健之运,又防补药壅滞气机。肺气通于心,心血达于肺,气血交融,心受清阳之气则舒缩有度。今肺气郁闭,清气失调,必气短不续,心衰气弱,心胸憋闷,喘息,心动不安。故在大量益气、健脾、养血、化瘀、利尿药中妙用桔梗一味,旨在开宣肺气,交通心气,畅达腑气,通调水道,三焦一通则一通百通。酸枣仁、远志养心安神,心静神安对缩短病程、提高疗效大有裨益。众药协同于辛甘化阳之中,又具酸甘化阴之用,通利兼顾,动静结合,共奏温阳、益气、养血补其虚,活血化瘀、利水消肿治其标之效。如是强心振奋,行瘀通脉,补通并举以复健心君,故名强心通脉汤。

医圣张仲景指出:"血不利则为水。"心衰之水肿,除三焦功能失调之外,也应想到与血瘀密切相关。临证救治心衰,若单纯施以温阳益气强心药,往往鞭长莫及,而同时予以化瘀利水,血水并治,方能收到事半功倍之效。以临床之见,患者无论有无水肿之出现,利尿药均不可缺少,这对于清利水湿陈浊,促进机体代谢,减轻心脏前负荷必不可少,对纠正心衰的转归有益,充分体现了中医学的整体观。是方经临床观察,久服不仅全无强心利尿之西药易于出现电解质紊乱的不良反应,且能增强体质,提高机体免疫力,对肺心病、冠心病、风心病等所致的慢性心衰近、远期疗效均较为理想。但对合并感染者尚需适时配合使用抗生素加以控制炎症。服药期间应避风寒,忌食生冷、油腻之物,且要保持大便通畅。

第三节　水龙粉治疗下肢静脉栓塞

在临床实践中,针对住院患者发生的下肢静脉栓塞,研制水龙粉应用于临床治疗 11 例,其中左下肢 9 例,右下肢 2 例,男性 5 例,女性 6 例,年龄 59～72 岁,均为长期卧床而高位静脉栓塞。其中服药 6～7 天者 6 例,8～10 天者 5 例,经服用水龙粉治疗后均获痊愈。药物配制与治疗方法:将生水蛭、地龙焙干,按 4:1 的比例配制研细粉,装瓶备用。每服 3～5 g,日 3 次,饭后温水送服,忌辛辣、油腻。

典型病例:王某,女,70 岁,1988 年 2 月 13 日诊治。

患者因肺心病 15 年,伴心衰、房颤、咳喘、心悸加重 2 个月而收入院治疗。住院期间突然出现左下肢高度水肿,感觉胀木沉重,不能屈曲。诊见患肢皮肤正常,温度低于健侧,压之凹陷。舌苔薄白腻,脉细数结代。诊断为高位静脉栓塞,予以低分子右旋糖酐、丹参注射液等静脉滴注 6 天未效,后改服水龙粉治疗,每服 5 g,日 3 次,服药 7 天,水肿消退,诸证亦减。

按:在内科住治的中老年患者中,集高血压、动脉粥样硬化、冠心病、糖尿病、高脂血症于一身者居多。或患有肺心病、心衰、房颤并发感染长期卧床不起而发生下肢静脉栓塞者也常遇见。大静脉栓塞后,若不及时化通,必殃及心肾功能而诸症蜂起,尤以老年人久病体虚者更为不利。水龙粉药简效捷,服用方便而能解除患者的痛苦。本药除对静脉栓塞有着较好疗效外,同时也可改善原有疾病。水蛭入药始载于《本经》,水蛭俗称蚂蟥,性味咸、苦、平,入归肝经,功能破血逐瘀,研究显示,水蛭含有水蛭素和肝素、抗血栓素,能使蓄血或积瘀迅速消散,而吸收入血液循环中。水蛭与地龙,同为"血肉有情"之品,所谓"有情",泛指虫兽类等与人同属高度进化的物种,其脏腑结构及成分等有相同或近似点,用后易发生同气相求的效果。另有研究证实,应用水蛭治疗脑出血急性期患者,可促进血肿吸收及致神经恢复,减少致残率,降低死亡率,同时改善全身症状,克服了应用脱水剂所造成的血容量下降、血液黏稠度升高的缺点。本药又可化瘀通脉,改善血液循环,防止再出血。

现代药理研究证实,水蛭与地龙共同应用具有抗凝、溶栓、扩张血管、通结、消肿的作用,对促进水液代谢十分有利。单就地龙而言,性咸寒体滑,下行降泄,具有清热息风、利尿平喘之效,善于通络疗痹,舒筋活血,行散瘀结,又可解毒消肿,临证对于高血压、动脉硬化、中风半身不遂、跌打骨折亦有相当的疗效,已屡为临床所证实。参阅张锡纯《医学衷中参西录》的"水蛭分解"后对于一切瘀证,可放胆应用,今验之临床,其效果足可资证。

第四节 旋覆代赭汤治疗室性阵发性心动过速

卞某,女,40 岁,住院号 16284,1987 年 7 月 3 日诊治。

患者于 1971 年因患乳腺炎发烧后,常感阵发性心慌,伴胸闷憋气,不能坚持正常工作。曾多次就诊于西医院,心电图示多发性室性期前收缩,室性阵发性心动过速。服用心得安、倍他乐克等药,症状暂可缓解。1986 年在某医院做心导管检查失败,后因心动过速频繁发作而来诊。入院症见胸脘满闷,身倦乏力,心前时隐痛,心慌气短阵作,多在饭后复发或加重,常嗳气频频,口黏有痰,心烦寐差。舌质淡红,舌苔薄黄腻,脉细数不规整。心电图示心肌劳累,多发性室性期前收缩,室性阵发性心动过速。追溯病史,参阅脉症,证属中焦不振,气机郁结,痰饮壅聚,必伤脾胃冲和之气,气机升降失常,逆气直上冲心,致使心气不继,心血失养。治拟和中降逆,理气化痰,佐以活血安神。方宗旋覆代赭汤加味:旋覆花(包)10 g、生姜 3 片、制半夏 10 g、潞党参 15 g、代赭石 15 g(先煎)、炙甘草 10 g、云茯苓 15 g、全当归 15 g、大枣 4 枚、全瓜蒌 20 g、血丹参 15 g、炒酸枣仁 24 g、广木香 10 g、赤芍药 10 g、广陈皮 10 g。水煎,早晚饭前 1 小时分服。遵方加减服药 15 天,症状悉退,食欲正常,心悸未作,情怀舒畅。复查心电图示窦性心律,心率 75 ~ 80 次/分,心肌劳累改善,共调治 30 余日,愉快出院,正常上班,未再复发。

按:心律失常是心脏疾患中最为常见的疑难病症,室性阵发性心动过速又是一种常见的心脏疾病。由于病因诸多,病机各异,可发生于任何年龄,更易发生于心肌有器质性病变患者。明确心律失常的类型及病因病机,旨在有针对性的辨病辨证相结合,使遣方用药的治疗过程臻于完备,从而达到“治病求本”的目的。

阵发性心动过速属于中医学“心悸”“怔忡”的范畴,发作时感觉心脏极度跳跃,忐忑不宁,胸紧闷头晕,气短乏力,或过后呃逆频频。发作时脉搏速快,促结象加重。通过临床观察认为,患者平素体质虚弱,萦思操劳过度,情志刺激,或饮酒饱餐等,使消化道血流量增加,导致本已劳损的心肌心血供不应求,血不养心而诱发加重,通过心胃经络、脏腑间的联系表现出来。上述不良的生活习惯,导致中焦脾胃运化失常,痰浊蕴着,气机升降乖违,浊逆上犯而心悸即作,患者发作后嗳气频频即为佐证。从中焦脾胃入手,调气机,顺升降,化痰浊,益心通脉,安神定志,使脾胃健,气机通调,痰瘀消散,气助血行,心气足,心阳复,心血旺,心脉自复。中药不仅能迅速改善自觉症状,而且治本,疗效可靠。

旋覆代赭汤出自《伤寒论》,本方能平降胃肠之逆气,宣通胸膈之痰结,益气和胃继中,适用于中焦运迟,痰浊内阻,气机壅滞不通,脘中痞闷,痰滞气壅而中气上逆之证。方中旋覆花消痰降气,重镇降逆为主药;辅以生姜、半夏既能降逆气,止呕恶,又能散瘀结,以增强主药降逆消痰之作用;配党参、炙甘草、大枣扶脾益胃,养心复脉以治其虚;方中增益木香、陈皮、茯苓,健脾化浊,畅达气机;丹参、当归、赤芍、瓜蒌、枣仁养血活血,宽胸安神,润肝解郁,使肝疏脾健,气血流通。诸药共奏肝疏土强,痰消瘀散,气顺脉畅,情志舒宁之功,使心得气血濡养,心脉来去平和流畅。仅治一例,虽独木不成林,尚可窥见国粹独到之术。

第五节 丹参与白芍的配伍运用

丹参性味苦而微寒,专入心肝二经,长于活血化瘀,除烦安神,且有祛痰生新之妙,故前人有"一味丹参,功同四物"之说。白芍性味苦酸而微寒,主入肝脾经,功专补血敛阴,柔肝止痛,故为治诸痛之良药。两药相比较,丹参重在活血主动,动则为阳;白芍重在益阴主静,静则属阴。两药相伍,可谓阴阳相配,动静结合。白芍益阴而不恋邪,丹参活血而无香燥耗血之弊,临床配伍为用,相得益彰,用以治疗内、妇诸科之杂病,往往收到事半功倍的效果。记临床所得,笔端如下。

1.**冠心病** 心为君主之官,主一身之血脉,其以血为物质基础,以气为用。冠心病心绞痛总以气血亏虚为本,气滞血瘀为标。施治总则不外乎益气养血,行瘀化气,使气血充足,气行瘀消,心脉通泰而为之。丹参与白芍相配伍,可祛瘀滞,行气血,除烦宁心,缓解心绞痛。为增益药效,或加太子参、党参、当归、桔梗、香附、郁金、木香、柴胡、瓜蒌、薤白、半夏、酸枣仁、降香、焦远志等,集益阴通脉、益气活血、疏肝宣肺、宽胸散郁、养心安神、宣畅血脉于一炉,起到整体协调,相辅相成的功效。对气阴两虚,心脉瘀阻,肝郁气结,肺气郁闭,痰浊壅塞,皆可收多向调治之效。

2.**乙型肝炎** 乙型肝炎大多呈慢性化发展,以进行性加重,又易于反复而导致肝硬化,甚至肝癌为特点。由于毒邪久踞肝脏,耗伤正气,瘀阻血络,损害肝功能而异常,整体免疫机能低下,正不胜邪,病情缠绵难愈。患者面色晦暗,倦怠乏力,肝脾肿大,胁肋疼痛,舌质暗淡,或见肝掌等,乃一派虚瘀之象。临证应祛邪扶正,疏肝利胆,活血化瘀,健脾益气养血为正治。药用丹参、白芍共入肝经为首选,补肝血敛肝阴,疏柔肝木助复条达之性,化瘀生新促进代谢,而提高机体免疫功能。久用既不伤正,又可促进肝血循环,利于肝细胞的修复再生。不仅保肝降酶,且可有效防止肝纤维化的形成。常配以黄芪(肝脾气虚重者可用至 60~90 g)、当归、白术、鸡内金、女贞子、菟丝子、炒谷芽实脾益胃而保肝;柴胡、香附、郁金、枳实、赤芍、玫瑰花等疏肝解郁,行气化瘀;若湿热较盛,转氨酶较高者,加茵陈、田基黄、败酱草、虎杖、紫草、三七、水牛角丝、栀子、白花蛇草、蜂房等清热利湿解毒药。诸药合用,标本兼顾,可提高疗效,缩短病程,以防止肝硬化向肝癌方向的转化。

3.萎缩性胃炎　萎缩性胃炎最为常见的症状为胃脘痞满胀痛,纳呆嗳气,胃中烧灼,甚则倦怠消瘦、贫血等,多因长期饮食不节,七情失和所致。日久可见胃阴损伤,血瘀阻络,气机失调的病理变化,而导致慢性反复发作,每易发生肠上皮化生或不典型增生等变化。治疗此病,法当疏肝益阴,悦脾养胃,化瘀行滞,使脾胃运化升降安和。临证采用丹参、白芍阴阳相济,动静结合,疏柔肝木,润养胃腑,化瘀通络,消胀止痛。配用柴胡、枳壳、佛手、鸡内金、苏梗、菖蒲、玉竹、茯苓、玫瑰花、连翘、公英等,集清、化、润、运于一体,振奋脾气,调和胃腑。

4.三叉神经痛　患者头痛筋掣,颜面或颞部痛如闪电锥刺,张口咀嚼困难,心烦易怒,多因生气而诱发加重。本病常为肝阴亏虚,肝阳上扰,经脉失于濡养而拘急,瘀血痹阻不通而疼痛。治宜滋阴柔肝潜阳,活血化瘀以通络。首选丹参、白芍滋柔化瘀并举,佐以当归、天麻、桃仁、全蝎、僵蚕、白蒺藜、赤芍、怀牛膝、合欢皮、菊花、酸枣仁、没药、沙苑子等。其中白芍、当归、酸枣仁组合,即"肝之病补用酸,助用焦苦,以甘味药和之"之意,冀肝体得养而功用有节;沙苑子与白蒺藜为对,滋肝肾平肝阳;全蝎、桃仁、赤芍、没药、僵蚕,助丹参活血祛瘀,通络镇痉,潜熄阳扰,以缓解筋脉拘急;酸枣仁与合欢花相伍,除烦解郁,安定神志;菊花轻清上升为诸药之向导,清肝而宣爽头脑;怀牛膝滋补肝肾而引浮阳下行。诸药合用,切中病机,效如桴鼓。若湿热明显者,合用龙胆草、生薏仁、泽泻、清半夏、石菖蒲、天竺黄、胆南星、王不留行、陈皮等,清热祛湿,通脉开窍,使邪浊去,筋脉舒畅而痛自缓解。

5.肋间神经痛　肝经布两胁,肋间神经痛为临床常见之病变,或胀痛,或刺痛,或隐痛不已,常因情志波动及劳累而加重。肝气郁结,疏泄失利,气血瘀滞,经脉失养,不通则易拘挛而痛。遵《内经》"急则缓之"之法,治宜活血养血柔肝,疏其肝郁,濡润经脉,化其瘀滞,缓痉止痛。取药丹参与白芍为对,养血益阴以涵肝体,化瘀滞,开血郁以舒缓经络之急。临床配柴胡、香附、郁金、八月札等,辛散以顺肝之条达之性,其意最合《内经》"木郁达之"之旨。配用当归、川芎、桃仁、川楝子、延胡索、没药、路路通、佛手、合欢花等,行气解郁,养血化瘀通络,收效倍增,治愈者不乏其例。

6.痛经　妇人之痛经,以经水来潮或行经前后腹痛为常见,列举有少腹冷痛、坠痛、胀痛或刺痛为主症,严重者可晕厥。患者发病无不与饮食、起居、体型、体质、情志及性格相关。无论何种类型的痛经,皆与气血的虚实,血瘀冲任胞宫关系密切,总以肝、脾、肾三脏为中心的功能失调为根本。肝藏血,主疏泄,调气机,故"女子以肝为先天",若肝气郁结,气血便易滞易瘀,血瘀阻络,瘀胞宫,不通则痛。药用丹参、白芍重在养血柔肝,通利冲任;加柴胡、香附、郁金、当归、合欢花、延胡索、王不留行、玫瑰花、川牛膝、小茴香等,获益疏肝、养肝、柔肝、行气、化瘀、通脉于一炉,其效更捷。从肝论治痛经,为历代医家所重视,如陈士铎在《石室秘录》中提出了"诸痛治肝"之论点,认为"肝气一行,诸痛自愈",故十分推崇逍遥散一方,临床加减运用,相得益彰。肝为藏血之脏,脾为化血之源,二脏与冲任二脉相维通,故肝脾之气血以供养经血。若肝郁脾虚,必致经血错后,经量涩少,行经期过短,冲任空虚,血瘀胞宫则少腹痛,重用丹参、白芍养血活血并进,充养与疏通两顾,酌加黄芪、白术、茯苓、当归、柴胡、香附、鸡血藤、桑椹、制首乌、没药、乌药、延胡索、陈皮等,使补中有行,化中有补,既得补益之利,又收疏肝、活血、化瘀、缓急止痛之功。此种用药治法恰合前人主张对血虚血瘀致月经不调者"如欲通之,莫如充之",意在使血充气足,血海自然按时盈满,月经则如期而至也。方中加陈皮一味,使补者不至于呆滞,疏化者不至于偏颇,使诸药协同而趋向安然之意。临证少腹冷痛,得温则减者,用丹参、白芍合香附、小茴香、乌药,或肉桂、紫石英等,益阴养血,活血通脉,温经散寒,缓急止痛,药性平稳而效佳。紫石英之药性味甘温,专入心肝经,可直达下焦,以温暖冲任与胞宫,李时珍所著《本草纲目》明言紫石英主治肝血不足及女子血海空虚,不孕者宜之。临床应用于寒凝胞宫之痛经,可起到散寒镇痛的作用。凡行经少腹痛剧如刺者可配用桃仁、红花、当归、川芎、路路通、益母草、泽兰、五灵脂、生蒲黄、没药、乌药、川楝子、焦槟榔等,酌选应用。

丹参与白芍的临床配伍运用,途广而繁,不论虚实均可应用。由于文简难能完备,仅举上例,微不足道,抛砖引玉。

第六章　琐谈养生

第一节　人生之道

在历史的长河中，人生岁月如同晨露瞬间蒸发，如同艳开的昙花不时而凋谢，就算百年之寿，也不过弹指一挥间。然古往今来，追求长生不老是人类永恒不变的夙望。关于养生的话题，早在两千多年前《灵枢·本神》篇中记有："故智者之养生也，必顺四时而适寒暑，和喜怒而安居处，节阴阳而调刚柔。如是，则辟邪不至，长生久视。"教诲明智的人，遵循四时季节的变化，调情志而摒弃私欲杂念，节饮食而调阴阳以安五脏，病邪就无以侵袭，从而达到延缓衰老，颐享天年之目的。

在人生的道路上，有喜悦的欢笑，有委屈的泪水，有成功的收获，有挫折的教训，有失败与警觉，如此五味杂陈，无时不有，苍天是公允的。人生经历无数坎坷，虽吃一堑长一智，但内外诸因无不催人衰老矣。人生的价值就是在健康与疾病的博弈中方能领会生存的真谛，才能真正体会到唯有健康的身体才是生活工作的本钱，无后顾之忧才是最大的幸福。回忆每一段走过的路程和经历，可谓如金似玉，弥足珍贵。故珍惜生命，尊重自己，方修笃成正果。

人的寿命能达何年，何以延衰防老，《素问·上古天真论》曰："上古之人，其知道者，法于阴阳，和于术数，食饮有节，起居有常，不妄作劳，故能形与神俱，而尽终其天年，度百岁乃去。"诠释了若遵循上述规律的话，正常人的寿命可达百岁。若一生调养得当，甚至超过这一极限也已成为现实。唐代药圣孙思邈耄耋之年先后著就传世巨著《千金要方》和《千金翼方》，享年102岁驾鹤仙去，可谓举世养生之楷模。

张景岳说："人之大事，莫若死生，能葆其真，合乎天矣，故首曰摄生类""人之有生,脏气为本,五内洞然,三垣治矣……万事万殊,必有本末。"人之始生,秉母血父精,先天养后天,后天补先天,而后天调养在于自我。但是人所处社会环境不同,生活习俗各异,饮食起居失时过节,忧思悲恐,洄意离魄,所喜所恶,气味偏殊,禀性迥异等,所造成的体质差异,皆缘于先天禀赋与后天生活两端。基因不可复制,但后天取决于自尊、自控、自爱、自养而已。

日月星辰,斗转星移,光阴荏苒,生长、壮老回归自然,是宇宙间一切事物循序发展,无法抗拒的自然规律。人体生与衰的机理,从生长、退化到老化经历了由盛到衰数年漫长的演变过程,所谓"长生不老是假,防衰益寿延年是真。"对此,正如药圣孙思邈所讲:"六岁至十六岁者,和气如春,日渐滋长""二十岁至五十岁者,和气如夏,精神鼎盛""五十岁至七十岁者,和气如秋,精耗血衰""七十岁至百岁者,和气如冬,五脏空洞,犹蜕之蝉,精神浮荡,筋骨松弛。"可见人体的衰老多从五十岁以后开始,即脏腑、经脉、腠理等出现虚疏,荣体颓落,发鬓斑白,且随着年岁的递增,其老化的程度愈趋加快,约每隔 3~5 年便有一个明显的变化。

一般来讲,人到五十岁后肝血亏虚,易疲倦嗜卧,目视昏花;六十岁后正气衰弱,气血懈惰,忧愁少寐;七十岁后则脾胃气衰,纳化不及,面黄无华,皮肉皱枯;八十岁后肺气虚衰,魄离惔闷,少气懒言;九十岁后肾气大衰,精气耗竭,五脏皆空,腰弯背驼,发脱齿落,精神委顿,步履蹒跚,或目不识人,犹如灯残油涸,焉能辉光耀亮矣。可谓耄耋之人,天癸数尽,气血虚衰,真阴气少,神气浮弱,腠理开疏,一旦风伤腠理,便成大患。因此,患者不病则罢,病则一举而牵动全身,变化叵测,错综复杂。可见防微杜渐,防患于未然,胜过雪中送炭。

由于人的寿命长短不同,衰老的机理随着年龄的推延,首先是脏腑的虚衰,精血不断地耗竭,继之气虚神败,形体则老态至矣。《类证治裁》曰:"人身所宝惟精气神,神生于气,气生于精,精化气,气化神,故精者身之本,形者神之宅也。"人体之三宝,相贯而生,相济互用。年龄是生命过程和体质盛衰强弱状况的阶段记录之晴雨表。

根据世卫组织报告,在当今现实生活中,人们会遇到更多非致命性疾病和损伤的困扰,如颈肩腰腿病、脂肪肝、糖尿病、高血压、慢性胃肠病、焦虑、失眠、精神抑郁、神经性头痛、缺铁性贫血等,严重影响生活质量。因此,养生保健,延缓衰老,祛病延年,举足轻重。忽略养生,疾病缠身而迷茫悲伤,追悔莫及。张景岳说:"驹隙百年,谁保无恙,治之弗失,危者安矣。"说明人活着不可能不患病,但每得一次病,均能通过调治而康复。一生中既然患过无数次疾病,但经过千锤百炼而生存着,证明人体具备抗御疾病的能力且有着极强的修复自愈性,这应归功于机体的免疫系统和平时的养生保健。

春风秋雨,寒暑更迭,草枯复生,苍松傲然,生态环境绚丽自然,珍惜生命,祈寿延年,追求美好生活,盼望吉祥平安,寝梦渴求生生不息是人类不变的情结和永恒的话题。从上古采药,到人间炼丹,世人为圆梦康寿而孜孜不倦为之愿景。面对严酷的大自然,人类对自身的疾病、瘟疫和死亡却存有不和谐的音符,即充满迷信、疑惑或畏惧感。笃信驱鬼,消灾避邪求法,保佑平安,便成为一种精神寄托,至今流传。星云大师感悟说:"有的人进庙烧香拜佛,希望得到神灵保佑,这不符合因果,佛不是保险公司,心正是佛,心邪是魔。"实践证明,养生保健,益寿延年,既不能怨天尤人,求神拜佛,也没有救世主。破除愚昧,只能靠自己。

在绵延数千年中华民族传统文化积淀的长河中,神农尝百草,百草治百病,我们的祖先首创中医药特色疗法,集防病治病、保健康复于一体,为中华民族的繁衍昌盛保驾护航,深深凝聚着华夏子孙的伦理情感,天人合一的整体观和道家的养生哲学观。从古到今,朗朗乾坤,中医药无处不在,构成了盛世太平,吉祥永乐的主题和美好的瞩望,尤值得我们很好地继承弘扬。养生不是要求你吃斋念佛,虽殊非易事,亦非难事,要有智慧,要讲科学,执着而非朝夕,天道酬勤,春华秋实,人间正道是沧桑。

第二节　养生之道

众所周知,不论做任何事情,无规矩不成方圆。要掌握中医养生之道,首要明其道理,遵循其规律,而道出于自然。既注重整体性、系统性,顺应天时,因人而施,目的在于通过各种方法使身体始终处于完整的动态平衡之中,提高适应自然环境的能力,情感调节能力,注重饮食与营养结构,劳逸适度,情志与道德的修养,运动与健身,预防与治疗,达到强其体,防其病,防微杜渐,有病早治,已病防变,颐养天年之目的。

在具体养生的方法方面,我们的祖先在《黄帝内经》中早有教诲:"虚邪贼风,避之有时,恬淡虚无,真气从之,精神内守,病安从来。是以志闲而少欲,心安而不惧,形劳而不倦,气从以顺,各从其欲,皆得所愿,故美其食,任其服,乐其俗,高下不相慕,其民故曰朴。是以嗜欲不能劳其目,淫邪不能惑其心,愚智贤不肖,不惧于物,故合于道,所以能年皆度百岁,而动作不衰者,以其德全不危也。"高度阐述了养生的基本道理。告诫人们慎四时而适寒暑,避时邪而不防其侵袭,调情志以宽满胸怀,和喜怒而少欲望,心境安闲而无杂念,劳逸结合而不疲倦,对于淫乱邪道都不被其诱惑,不论职位高低都不去羡慕,不论是愚笨、聪明或有才能都不嫉妒,对外界的一切事物都无可动心,掌握上述养生之道,周身气血就调顺,体格强壮,防止衰老而保全形体,活到百岁则动作亦不会衰减。圣人不治已病治未病,不治已乱治未乱的指导思想,开创了中医药学保健预防医学的先河。

一、调节情志

人既具备一般生物的生理特征,又是富有情感且极度敏锐的高级生物。情志的变化直接影响着脏腑气血的生理功能,甚至出现病理变化。《素问·宣明五气》篇云:"心藏神,肺藏魄,肝藏魂,脾藏意,肾藏志。"具体表明了人的意识、思维、情志、感官等神经活动的综合。《素问·举痛论》篇曰:"余知百病生于气也,怒则气上,喜则气缓,悲则气消,恐则气下,寒则气收,炅则气泄,惊则气乱,劳则气耗,思则气结。"喜、怒、忧、思、悲、恐、惊是人们生活中常见的七种情志变化,也是致病的重要因素。《灵枢·百病始生》篇曰:"喜怒不节,则伤脏,脏伤则病起于阴也。"史上伍子胥一夜愁白头,三国时期骁将张翼德怒发冲冠,诸葛亮计谋三气周瑜使其吐血而亡。正如《灵枢·百病始生》曰:"夫百病之始生也,皆生于风雨寒暑,阴阳喜怒,饮食居处,大惊卒恐,则血气分离,阴阳破散,经络厥绝,脉道不通,阴阳相逆,卫气稽留,经脉空虚,血气不次,乃失其常。"《素问·生气通天论》曰:"阳气者,大怒则形气绝,而血菀于上,使人薄厥。"至圣教诲,当铭记不殆。

患者李某,男,37 岁,素患高血压已 3 载,经营房产,酒场不已,脾虚蕴痰,屡催欠债,劳役烦扰,肾水衰而心火磅礴,肝阳亢盛,遂化火生风,风扰痰浊,气血乘势逆上,猝然中风。虽抢救及时,挽留生命,却遗留左上肢屈伸不利之症,手握物困难,步履亦艰。为求康复,遂经中药调治 2 个月余,肢体功能恢复良好。由此可见,恼怒惊恐,烦劳不已,则逆气血于上,气逆则血菀于脑,使人病发卒中。轻者治之复生,重者危在旦夕,临证不胜枚举。

七情作为人的一种情绪、行为,是神志的正常反应,若受到过度刺激或违背了自己的意愿,往往会"暴怒"顿发,难以控制,易生祸端。朱丹溪说:"气血充和,万病不生,一有怫郁,诸病生焉。"这便形成了"风为百病之长""气乃百病之源"的说法。在中医五行学说中,肝胆同属甲乙木,主习疏泄、情志、谋虑,特点是"性喜条达而恶抑郁",直接主宰影响一身之气血的运行、情志变化、内分泌和代谢等多向功能。一旦情志不遂,恼怒伤肝,使肝屡谋而胆屡决不能断,屈无所伸,怒无所泄,遂乘太阴、阳明脾胃,形成"木郁土壅"的病理改变,患者症见脘胁撑胀连背,嗳气纳呆或善太息等最为常见。再如忿怒伤肝,怒木直升,心率加速,血压攀升,而诱发脑卒中、冠心病、心肌梗死等。曾治王某,女,39岁,司职财会,工作中纠结,渐由沉闷思虑到悲观郁闭,神志抑郁,饮食少进,寝眠失衡半年余。予以疏肝解郁,化痰开窍,加之心理开导,调治半月余,诸证悉消。

人非圣贤,纠结怨恨只会徒增烦恼。生活中有人对很多事情虽委曲求全,却心中百般不爽,久之积怨则伤心,郁闭不解,会使肺气膹郁,则胸闷气短,或咳喘而大便失畅,或气机失调而气滞血瘀。生活中若喜乐过度,便会耗散神气,神志迷惑,扰乱心神,此乃"过喜生悲"。恐惧过度,神气就会流荡耗散,而不得收敛,使思维混沌而难治,甚至衰亡。

一个人的素养来自于阅历、磨砺和经验,不论何时何地,因人因事,若一味责怪他人,只会害了自己,人生不能等价攀比。凡遇事性情急躁易怒,往往惹生祸端;遇事稳重,避争好强,忍辱不惊,自我淡定,修合无人见,存心有天知。有气质,涵养,就会大度而云淡风轻。万般杂念随心至,一切烦恼从心起,故心平气和平安至。领悟人生的过程,感悟少思养心气,莫嗔怒养肝气,少语养内气,少欲望养精气,知足乐观养脏气,慎饮食养胃气,运动锻炼养肺肾之气,忘我善交颐养浩然正气。

二、平衡心态

人是一个以五脏为中心的有机整体,任何一种生理活动,如饮食、思维、运动、排泄等,都是各脏腑、器官、组织功能协调一致的结果。一般来讲,修养与心态往往决定一个人的行为,良好的心理素质是保证精神内守,延缓衰老的基础。中医养生首重平衡心态,著名词作家闫肃先生说得好:"做人要像麦穗始终低着头",言简意深。人贵有自知之明,始终保持心境宽荡,含醇守朴,无欲无忧,思不宜久,虑不宜过,不求名利,不为身外之物扰乱心神,情志舒畅,随遇而安,对地位高低都不去议论或羡慕争比。人生如一盘棋,要认真走好每一步,做到退让有道,不会吃亏。行为处事要高风亮节,不计得失,宽阔的胸怀,坦荡的心态,会使你活得更加自在,生命的丰盈难得一颗无欲无求而清净之心。人生在世,理应广结善缘,和谐人脉,对人和气,谦恭至上,秉性旷达,不拘小节,更不得骄矜自负,厚德载物,体内之气自然顺畅,血脉通达而不病。人生之路崎岖坎坷,遇事不平,反应得体,不拒成见,推己及人,多一份包涵宽容,宰相肚里能撑船。话说百遍,伤气耗津,祸从口出,沉默是金,谦逊勿傲,不为钱财毁损一生,无祸是福。

星云大师说:"一个人要有人格操守,要讲忠信、仁爱、道义,言行一致。"地位和荣誉只能记载过去,不能代表未来,需要有新的理想去取代。只有调控好心态,方能多一份淡泊。人无远虑,必有近忧,非大度无以致远。低调做人,高调养生。业余安闲,种花养鸟,琴棋书画,兴致盎然,赏心悦目,陶冶情操,快乐是养生的唯一秘诀。勤勉好学,脑聪目明,邻里融洽,家庭和睦,行善尽孝,扶上顾下,老少随和,其乐无穷。要有正确的人生观、价值观、物质观和欲望观,平和的心态是健康的源泉。养生不在于居住之豪华,生活之富有,而在于过得快乐,活得从容,虽然是平淡的日子,却有不平淡的滋味和意义,这才是人生最大的幸福。《内经》曰:"愚者不足,智者有余。"寓意不会养生的人,身体衰减而难以恢复,而懂得养生的人即使年老体差也可以恢复健康,有病而易治,可以转弱为强。虽不能返老还童,确也能童颜焕发,步履矫健,思维敏捷,精气神足矣。上帝是公平的,有付出就有收获,付出汗水就能得到酬劳,付出时间就能得到知识,付出代价就能得到经验,付出艰辛就能得到锻炼成长。得知出书,著名书法家赵前程兄随赋诗"宽心谣"一首相赠,诗句领悟人生,淳朴至真,读后如明灯一盏照亮心田,故敬重抄录,与大家共享。"日出东海满西山,愁也一天喜也一天,事不钻牛角尖,人也舒坦心亦坦,每月领取养老钱,多也喜欢少也喜欢,少荤多素日三餐,粗也香甜细也香甜,新旧衣服不挑拣,好也御寒赖也御寒,常与自己聊天,左也读读右也读读,内孙外孙同待看,儿也喜欢女也喜欢,全家老少互慰勉,贫也权安富也权安,早晚操劳勤锻炼,忙也乐观闲也乐观,心宽体健养天年,不是神仙胜似神仙。"领悟人生的过程,不管遇到什么问题,都应该坦然应对,接纳,解开,放下,不能悲苦于心,聚缠于身,而蒙蔽健康的心灵。人的一生不需雕琢,只要抛弃功名利禄,老老实实做事,规规矩矩做人,不折不扣地做到善于修心养性,一生必定精彩纷呈。可谓人生之旅,路漫漫,其道远兮,我将上下而求索。

三、调节饮食

众所周知,民以食为天,保身体,求健康,人的生命延续首当以食为先。脾胃是人体饮食消化吸收,营养物质摄入、传输与分布过程中必不可少的器官。尤在泾认为:"土具冲和之德,乃为生物之本。冲和者,不燥不湿,不冷不热,乃能生化万物。"胃为水谷之海,多气多血之腑,为气血生化之源,营卫之根。因此,人受气于谷以养精、气、神,五脏六腑借此生养而和谐,故经有"有胃气则生,无胃气则亡"之旨。人的消化吸收功能是一个完整的动态过程,日常生活中往往受到饮食、嗜好、情志、季节、劳役等诸因素的制约,而任何一种不良因素作用于局部都可影响脾胃的纳化、传输和气机的升降功能,正如《素问·痹论》云:"饮食自倍,肠胃乃伤。"李东垣曰:"阴精所奉,谓脾胃既和,谷气上升,春夏令行,故其人寿。"言之养生保健,护胃为先。肾为先天之本,脾胃乃后天之本,互生互补,筑就生命之根基。

人有欲望是本能的体现,而最大的欲望莫过于食欲。顺应天时,一日三餐不可缺,是祖先传下的规矩。只有按时补充饮食能量,才能有效维持身体所需要的营养物质和新陈代谢的正常进行。孙思邈嘱言:"安身之本,必资于食……不知食宜者,不足以生存也"。忠告饮食是补充营养能量,维系生命的第一要素,饮食要有节制,既不暴饮暴食,也不得人为地节衣缩食,甚至为减重而不食。尤其年轻女孩,为保持体形,违背客观规律,而拒食或加服所谓"减肥药",往往导致内分泌紊乱,机体免疫力下降,出现头晕失眠、体力不支、月经失调或不孕不育等症。艾某,女,21 岁,为求身体苗条,曾服"减肥茶"一年余,大便稀日 2~3 次,不思纳食,头晕恶心,经水量少,色黑而错后,体倦腰酸,心烦少寐。经中药调治月余,面色红润,便次正常,恢复食欲,经水正常。

至于饮食的进补,有必要弄清是有形物质的不足还是无形物质的匮乏,不同的时代,有着不同的要求。在物质基础尚不能满足的年代,缺吃少穿是主要矛盾,人们为了满足生活的需求,以五谷为食,野菜为充,虽有形物质的摄入量远不能满足,但杂粮果菜等含有人体所需要的大量而丰富的维生素和微量元素,大众的体质好,免疫力强,精力充沛,很少患感冒、高血压、高脂血症、糖尿病、肥胖等。但物质文明丰富多彩的今天，人们安居乐业，衣食无忧，出门汽车，回家电梯，休息席梦思，主食鱼、肉、蛋、奶应有尽有，却吃起来乏味，讲究的是"高、精、细"，追求的是"高营养、高蛋白、高微量元素"，诸如人参、阿胶、鹿茸、海参、蜂王浆等肆意进补，导致营养过剩，内环境代谢紊乱，脂质沉积，体重超标，肢细肚圆。很多人整日精神不振，倦怠思困，腰膝酸软，动则汗出淋淋，脾气见长，骨质疏松或增生等，处于亚健康状态。有的人由于补益太过，脾土失运，胃失和降，湿蕴生热，湿热中阻，上攻则口臭、牙痛、口舌溃疡生疮，下注则大便黏滞不畅，诸证丛生，可谓粗茶淡饭与膏粱厚味形成鲜明的对照。曾治田某，男，29岁，业务员。时常出差，辛辣厚味十足，中焦积热，脘痞口臭，口苦黏腻，晨起刷牙则龈衄，大便溏黏量少，日如厕2～3次且不尽。舌苔黄厚腻，脉弦滑。脉症合参，断为湿热中阻，上攻下注为患。遵张从正："陈莝去而肠胃洁，癥瘕尽而营卫昌"之训，拟健中化浊，釜底抽薪，立方芩连二陈汤加瓜蒌、焦槟榔、焦大黄、白茅根，水煎服3剂，病去大半，又5剂诸证消焉。温故《内经》所云"亢则害，承乃制"之旨，寓意过极则为害，不利于健康，承则以不变而防其变，遵循规律而防其甚也。可谓由于生活节奏的加快，社会关系变得更加复杂，随之心理压力加大，疾病谱也发生了很大的变化，人们越来越重视自己的身体健康，但却有一些人陷入健康的误区。可以说，生活质量的优劣，完全取决于自己的心态。天天山珍海味，不见得就是高品质的生活，只有良好的心理素质，合理的饮食习惯，才能创造心灵、精神、体格相统一的真善美。

高科技促进了社会的发展，人民的生活发生着日新月异的改变，但也带来了公共必须面对的问题。单就饮食环境而言，人们的衣、食、住、行均离不开塑化制品，瓜果蔬菜农药残留，人为地使用催熟剂、添加剂、保鲜剂，可谓无所不及。转基因植物的种植也被提上了议事日程，如此使人体内环境组织的完整性、协调性、功能与结构性是否受到制约，其代谢过程所产生的大量自由基，能否及时排出，对生殖、内分泌等生理因素的影响会否悄然发生等，有待进一步科学论证。

中医学认为，饮食的偏嗜对身体的健康有着直接的影响。饮食中的五味即酸、苦、甘、辛、咸，各归五脏。有人为了满足口腹之欲，妄食甘肥辛辣厚味之品，久之其健康状况必大打折扣。《素问·五脏生成》篇曰："是故多食咸，则脉凝泣而变色，多食苦，则皮槁而毛拔，多食辛，则筋急而爪枯，多食酸，则肉胝皱而唇揭,多食甘,则骨痛而发落,此五味之伤也。"饮食五味是维持人的生命活动的基本物质,一般来讲,素食多属碱性,肉食多属酸性,荤素合理调配可使体内酸碱平衡,保持内环境稳定,但过则为害。如甘味入脾走肌肉,"甘令人中满",多食甜则影响脾胃运化,而生湿热,使运机壅滞而遏抑,气机升降而不达,脘中痞满,嗳逆频作,腑气不通,寝眠失常等。辛味入肺,善走气分,过食则使筋脉败坏驰纵,精神受到影响。酸味入肝,善走筋,过食则肝木旺盛,筋脉拘挛不利,木旺而克犯脾胃。苦味入心,过食则心气遏抑。咸味入肾,善走血分,过食伤肾,则骨弱无力,肌肉萎缩,肾亏水不涵木,肝阳而亢。随着人们生活水平的不断提高,大众饮食肥甘厚味难以避免,或冷饮啤酒屡进,日积月累,杂凑于胃,腐熟不利,中焦斡旋困顿,难以荡旧生新,仓廪聚积,陈莝积而不去,继而纳化呆滞,蕴湿生痰,清阳不升,浊阴不降,痰瘀互结,内环境代谢趋缓,脂质积淀,各种现代病接踵而至,皆缘于"病从口入"。曾接诊黄某,男,67 岁,体质丰腴,体检结果示胃炎、食管炎、尿酸527 mmol/L。饭前及夜间烧心,胸骨后至咽部闷痛,踝关节肿痛 3 个月。为增加营养,每早餐饮牛奶加蜂蜜,主食面包夹果酱,饭后苹果、香蕉各一个,四季水果不断。如此生活方式,入不敷出,岂有不病之理。养生无小事,勿以小失大。规律生活,朴实养生,平衡膳食,适宜运动,二便调畅,病安从来。

好的胃口是健康的本钱。细数夏日若暴饮暴食,寒热无度,霉变不净,饥饱不均,邪气趋阳明,罹患急性胃肠炎者不胜枚举,诱发心绞痛、心肌梗死、急性胰腺炎者也不乏其例。故世界卫生组织指出,如饮食不当,食物就是致命的杀手。就目前人们的生活水平而言,可谓"人活百岁不是梦,贪吃贪喝最要命,忠言逆耳利于行,良药苦口利于病"。故饮食有节,管好嘴巴,是保证健康的第一关。

按照人们如今的生活水平,为何纵然补充钙、镁、锌、硒等微量元素却依然缺失,且骨质疏松、增生等退行性病变屡增不减,盖因不合理的饮食,不科学的进补,使脾胃超负荷运转,纳化吸收障碍之故。可谓主副食颠倒的生活习惯,错误的原因导致错误的结果,也就不足为奇了。再如雨后春笋般的保健品充斥人们的视野,把一些中老年人忽悠得不知所措,到头来究竟有多大的保健功效,谁也说不清。另有部分青年人常夜宵朋聚,恣食煎炸烧烤,暴饮狂吃,酒后豪歌尽舞,逆于生乐,务快其心,夜半不眠,可谓贪食枉法,醉以入房,翌日精神低迷,昏沉疲倦,少年早衰有之,酒精性肝病有之,慢性胃肠病亦有之。举凡酗酒吸烟之人,所罹患肝硬化腹水、肝癌、心肌梗死、中风半身不遂等,终日躺在病床上,苦望着无尽的岁月,被折磨得痛不欲生时往往追悔莫及。读李白赋诗"兰陵美酒郁金香,玉碗盛来琥珀光,但使主人能醉客,不知何处是他乡。"诗意绝伦,无疑是对兰陵美酒的高度赞誉。相传他习常饮酒,非酒莫诗,然他的后代多患有脑智障碍。众所周知,若香烟袅袅,嗜酒为浆,育儿脑瘫没商量。由此警示,洁身自好,非淡酒无以明志,非忌烟无以致远,健康是福。

　　遵循人的生长规律,同样的饮食习惯,不同的年龄段会有不同的健康结果。儿童饮食促生长发育,活泼聪灵;青年人饮食增强体魄,骨坚肌丰,身体健壮;而老年人的饮食习惯虽没有改变,却不约而同地表现为不耐疲劳,骨质疏松,骨质增生,颈肩腰腿病,记忆减退,行动不便,目视昏花,听力下降,或齿脱发坠等,根源在于后天脾胃虚弱,吸收能力差,先天肾之精血亏益所致。因此,补而无用,是导致老而衰的必然归宿。一般来讲,进入老年,天癸数穷,气血渐衰,真阳气少,神气浮弱,腠理开疏,而风伤腠理便成大患。故老年人行、住、坐、卧必有规律。概而言之,人体的健康与否,取决于先后天之本和脏腑的功能协调,气血精微的充盈密切相关。在这一过程中,胃肠是消化、吸收、传输之通道,既是营养化生吸收的源泉,又是将代谢后的残渣废浊排出体外的通道,一时一刻也不能堵,如腑气不通,宿便浊垢滞留过长,毒素就会被反复重吸收,人也就会没精神,面色灰黯,颜面现褐斑,长痘等。遵圣贤之训,实践证明,抗老延龄,重在健脾益气,护胃助化,益肾填精,温煦肾阳,扶助正气,调畅气血,阳升济阴,阴生育阳,阴阳交融,生化无穷,人则生生不息也。

　　观白居易在他的养生诗中坦言:"久为劳生事,不学摄生道,年少已多病,此身岂堪老。"尽述天资聪慧的他,少年时代曾为前程而苦学,终日勤奋博读写作,却忽视了养生之道,而体弱多病,自己悲观地判定不会长寿,后来他十分注重养生,至75岁而寿终,在当时那个年代,已实属高寿。

　　科学的饮食原则是一日三餐,吃饭先喝汤,边吃边滋润。早餐吃饱(早7~9时,乃胃经正旺时,辰时胃肠已空,此时进食,充谷食于胃腑,胃气振奋,容易消化吸收,使气血化源充足),中午吃好,晚餐吃少。上午是人体一天中精力最充沛,大脑最具活力,也正是体力脑力消耗量最大的时段,所以中午要吃好,为午后工作储备能量。晚间人处在休息状态,晚餐少吃以减轻脏腑的负担,而利于休整。从膳食结构讲,要主副食搭配,荤素平衡,细嚼慢咽利于消化,定时排便,利于推陈致新。生活饮食无小事,勿以小失大。从营养价值讲,谷物种子乃天然植物,颗颗粒粒凝聚着大自然的精华,可谓是最好的营养物质。由此熬制的"米粥"可谓是天下最具养生保健的第一补品。小米甘温,大米甘凉,均含有丰富的维生素和微量元素。若熬制成粥,其性质黏稠味馨香扑鼻,若终年交替服用,大有顾护胃气,濡益脏腑,滋阴养阳,交通心肾,调和营卫,滋润筋脉之功效。《内经》有:"五谷为养,五果为助,五畜为益,五菜为充"之论。寓饮食要多样化,杂而不乱,鱼肉果菜,必先以五谷为纲。什么都吃,但不放任,按需吃,但不多吃,把握量和度,使营养均衡而不缺,苟明此理,以安五脏,以资气血,达悦神志,平疴祛痰,防患于未然,保全无恙。

孙思邈说:"夫为医者,当须先洞晓病源,知其所犯,以食治之,食疗不愈,然后命药。"四时调养,首选茯苓,健脾和胃,安魂养神,不饥延年,食药皆宜,乃大众养生保健之佳品。《素问·经脉别论》云:"饮入于胃,游溢精气,上输于脾,脾气散精",食入于口需唾涎濡润以助消化,盖由脾胃之气蒸腾上升所为。若脾胃虚弱而不得升清降浊,窍失所养则口干而燥,治宜益气升提法,气升则津液随化随升,药用参、术、芪、内金等。鸡内金与胃在功能和结构上均相近,具备同气相求之功,临证常用之为助胃纳化之上品。

老年人脏腑功能较弱,尤以脾胃消化功能差,加之牙齿不整,咀嚼不利,对食物中的营养物质消化吸收能力均较低,常因便秘困扰健康。因此,饮食宜清淡,杂粮混食,荤素均衡,少食多餐,定时定量,养成先饥而食,食不过饱,未饱先止的习惯。一日三餐,以粥为先,食后不宜运动,空腹忌生冷,戒夜餐夜饮,勿憋二便,避免损伤肾气,微饿则长寿,细水则长流。正如古人所说:"善养性者,先饥而食,先渴而饮,食欲数而少,不欲顿而多",实属经验之训。夜间脏腑相对处于休眠状态,此时若食用含高钙的食物,待钙原分解后而堆积沉淀于肾脏输尿管中即可能产生结石。有的人起早有饮浓茶、牛奶、咖啡的习惯,其实,这对患有心脑血管疾病、胃肠病的人来说并不适宜。因为经过一夜的休眠,人体内水分丢失较多,血液浓缩变稠,心率加快,易诱发心绞痛、心肌梗死和胃胀、腹泻等,故晨起饮用上述之品等于雪上加霜。晨起应先饮温开水 1～2 杯,每日不少于2 000～2 500 毫升,确保以水为载体,有效促进各种营养物质的吸收利用,保证新陈代谢。研究表明,牛奶中含有丰富的乳糖成分,需要乳糖酶加以分解后,其中的单糖才能够通过小肠壁进入血液为人体所吸收利用。如果小肠中缺乏或没有乳糖酶,或者乳糖酶活力低下,乳糖成分就不能有效地被分解,而进入大肠,并被大肠杆菌等细菌代谢、发酵、产酸、产气,不断刺激肠道而出现腹痛、腹泻、肠鸣、嗳气等症状。同时,牛奶中含有高蛋白、高脂类物质,由于老年人脾胃纳化功能弱化,即便有缺钙的表现,也不要为补钙而过饮牛奶,反而会增加胃肠的负担,而影响其消化吸收功能,导致腹泻会丢失更多的微量元素,喝再多的牛奶也无济于事,反而得不偿失。实践证明,喝牛奶也应"因人而异"。

另外,需要提及的是,今之儿童,父辈溺爱倍加,鱼肉蛋奶奉陪,膏粱厚味屡进,可谓儿逢时代,良田沃土,肥水充足,风调雨顺,发育早熟,肥胖便秘增多,都是对嘴巴把关不严的结果。故四时调节,消修养生,保健防病,提高国民素质,需从娃娃抓起。有谚语说得好"若要小儿安,三分饥和寒",此话不无道理。

四、休养生息

朗朗乾坤,天地相合,日月洪辉,四季轮换,昼夜交替,盖"阴阳者,天地之道也,万物之纲纪,变化之父母,生杀之本始。"(《素问·阴阳应象大论》)。运动与休养生息是一切生物应合自然而不可违背的客观规律。诸如雄鸡报晓催君行,夜鸟归林万物休,冬去春来气象新,春江水暖鸭先知,此乃生物之灵性同步于自然,而矢志不渝。《素问·宝命全形论》曰:"天覆地载,万物悉备,莫贵于人。人以天地之气生,四时之法成。"人在大自然中生存,处在气交之中,四季气候的变化,外界环境与健康休戚相关,息息相应。

张景岳说:"四时之序,以春为首,五脏之气,惟肝应之。"《素问·四气调神大论》云:"春三月,此谓发陈,天地俱生,万物以荣,夜卧早起……此春气之应,养生之道也。"至圣言意乃早春大地回春,日照渐长,万物复生,起居也该顺应春日变化,当夜卧早起,沐浴阳光,广步于庭,以运其身,以厉其心,心气清明,肝气自然平和。日出而作,劳动锻炼,利于促进体内阳气升发,改善内环境,促进代谢。

"夏三月,此谓蕃秀。天地气交,万物华实。夜卧早起,无厌于日,使志无怒,使华英成秀,使气得泄,若所爱在外,此夏气之应,养长之道也。"人体应顺应夏时之气而调神,当夜卧早起。由于夏日天长,注意午休以补充睡眠,而养精蓄锐。若逆之则伤心肝肾,故善养夏长之气,不但为秋收奠定之基,且为冬藏之本也。夏天烈日当空,湿热灼蒸,若高温作业易使人中暑。既要避暑降温,也应慎用空调,以免感冒,或诱发面神经麻痹和心脑血管疾病。夏日高温多雨,湿热交织,天气闷热,往往迫人汗出如洗,耗气伤津,要及时补足水液,按时睡眠而收敛阳气。高温易于细菌生长,应时刻注意饮食卫生,避免菌痢和胃肠炎的发生。

"秋三月,此谓荣平,天气以急,地气以明。早卧早起,与鸡俱兴,以缓秋刑,收敛神气,使秋气平,无外其志,使肺气清,以秋气应之,养收之道也。逆之则伤肺,冬为飧泄,奉藏者少。"言之夏日盛极,而秋气则舒缓,鸡卧则卧,日落而息,鸡鸣则起,日出而作,使志安宁,以缓秋时之刑杀,若知道调养秋收之气,乃为冬藏奠定基石。秋天历时3个月,早秋由湿热交织的酷夏进入天旱少雨的早秋,特点是中午燥热,稍有不慎易发中暑,故喻为"秋老虎"。秋二月,夜凉昼热,温差悬殊,易受凉感冒。秋三月,天气由暖变凉,秋风萧杀,万物凋零,农谚有"霜降杀百草,防寒第一要"。由于人的体质各异,对气候的适应千差万别,秋天燥气当令,要时刻注意防寒御冷,"春捂秋冻"也要因人而异。燥易伤津液,使毛发枯槁,口干咽燥。燥为阳邪,往往由口鼻而入,极易伤肺,"肺如钟,撞则鸣",秋燥干咳,便秘不通,加重支气管炎、哮喘的发作。辨证用药处处应注意润燥、养阴、护津为治。故有"春夏补阳,秋冬补阴"之说,"冬病夏治"是中医治未病思想的重要原则。

"冬三月,此谓闭藏,水冰地坼,无扰乎阳,早卧晚起,必待日光,使志若伏若匿,若有私意,若已有得,去寒就温,无泄皮肤,使气亟夺,此冬气之应,养藏之道也。逆之则伤肾,春为痿厥,奉生者少。"告诫人们冬天调养神气,当早卧晚起,以避其寒冷,以就其温,若违背自然规律,或衣薄透达室外之寒邪,使阳气亟夺,则易伤肾,肾伤则冬无以藏精气,故到来年春天则易患痿厥之病者多。故人体应随春夏秋冬四时之气,调养心肝脾肺肾五脏之神志也。

天道茫茫,运行古今,永恒无穷。但应知道,冬有非时之温,夏有非时之寒,春有非时之燥,秋有非时之热,此四时不正之气,皆令人致病。又何况百里之内,晴雨不同,千里之邦,寒暖各异,此方水土之候,各有不齐,所生之病多随乡土,人则因时制宜,理应遵循在恒动和物质不灭定律的动态变化中去认识自然,顺应自然,融入自然。如春温夏热,秋燥冬寒,春生夏长,秋收冬藏,以此循序渐进适应四季气候变化的特点,包括饮食、更衣、劳作、休养等协调统一,使体内阴阳的生长、潜藏,在动与静中保持着相互平衡而不病。如果说动则养阳以促进代谢,然静则养阴以养精蓄锐,是养生保健的前提。

中医学认为,人体气血流通与灌注应和周围环境变化相应。存在于机体内的"生物种"样结构保证了机体在不断变化着的周围环境里进行正常活动,如脏腑经脉,随时间先后不同而出现的气血盛衰现象犹如潮汐之涨落。人体经脉气血流注随昼夜阴阳、月亮盈亏、季节更迭的变化,策应着机体生理运动具有相应的节律性变化,如卫气白天行于阳人则寤,夜行于阴人则寐。有顽疾重病者,往往在春分、秋分、夏至、冬至等阴阳交替时节容易复发或加重,甚至死亡,均对应"天人合一"观。

孙思邈在具体养生方面提出了生活规律,劳逸结合,外练筋骨,内练气息,调节性情,佐以药物等六项休养生息的内容。概括为顺天避邪,动而中节,扶正固本,调和营卫,舒情畅心,真气从之,保证足够的睡眠,待翌日精力充沛,蓄势待发,提高自我调控能力。可谓人与自然相应,天地与我共生,渴望体魄康健,追求完美人生,养生岂能朝夕,贵在持之以恒,方能功能自然成。

如今,人们处在互联网时代,生活方式的多元化,使得上网、游戏、影视、聊天等,已成为普遍现象。白天沉湎于电脑,凝神于手机,熬夜至黎明,而无动于"钟",长期的"煎熬"疲劳,缺乏应有的睡眠,导致体力下降,免疫力低下,食欲低下,精神不振,甚至焦虑失眠,健忘头痛,情或抑郁,或诱发高血压、糖尿病、痛风、胃肠道疾病等。如此以往,使人饮食不节,起居无常,不知持满,不省御神,欲竭阴精,耗竭其真,阴差阳错,失其所则折寿而不彰。"过度熬夜等于慢性自杀",这并非危言耸听。

清代李渔说:"养生之决,当以睡眠居先,睡能还精,睡能养气,睡能健脾益胃,睡能坚骨强筋。"说明充足的睡眠赋予身体的是健康与活力。根据中医学子午流注理论,地球与日月昼夜 24 小时位置相互吸引的变化规律,人体十二经脉在十二个时辰有兴有衰,这无疑对人的睡眠方位与睡眠的姿势和对健康的影响密切相关。如《礼记·玉藻》中倡导人在睡觉时,头应该朝东,东方是日出之位,正确的朝向是顺应早晨的生发之气。根据五行学说,肝胆同属甲乙木,处东方阳位,在四季中主应春时,盖肝胆之气通于春,每至春季,则肝气升发,升举阳气,调畅气机而鼓舞诸脏。肝胆内寄相火,主藏少阳生发之气,为一身生生之枢机,枢司开合,人体气血的运行,阴阳的升降都从少阳枢机开始,故能启迪诸脏之气,主司气机升降出入之动力,承前启后,枢转阴阳,可谓生机之冠。有研究证实,地球与日月旋转方向所产生的磁场与人体阴阳的消长和睡眠的质量有着相关性。关于睡眠的姿势也有讲究,宋代道士陈抟晚年隐居华山,时常闭门而睡,长寿118岁。其安睡的姿势秘诀是,若以左侧卧位,就将左腿伸直,右腿则弯曲,用右手按压百会穴与太阳穴;若右侧卧位时则相反。养生治未病须遵循"十二常",即发宜常梳,目宜常运,齿宜常叩,津宜常咽,肩宜常耸,耳宜常搓,臂宜常展,腹宜常揉,腰宜常伸,肛宜常提,腿宜常压,足宜常泡。同时做到起床要慢,伸腰展肢,饱不洗头,饿不洗澡,腰为肾之腑,四肢为诸阳之本,头为诸阳之会,早起干洗脸,养颜润肤第一关,揉颈转头搓五官,养脑益智疗失眠。肾为先天之本,主藏一身之精,主生长、发育、生殖、水液代谢等功能,若病之一伤,具有易耗难补的特点。《内经》曰:"肾出于涌泉,涌泉者,足心也。"肾为足之根,五脏六腑皆有相应穴位汇聚于此,故脚是健康之窗。如果说千里之行始于足下,那么健康之路从脚开始。坚持晨起揉百会,按命门,搓涌泉,以交通上下。晚上取红花、威灵仙、桂枝、当归、苏木、没药各 10 g,水煎泡脚,日一次,使药从足入,治从脚起,即可收到温通经脉,暖融丹田,宜畅气血,交通心肾,行瘀止痛之效。可消除疲劳,改善睡眠,调节血压,可谓五脏六腑四肢百骸皆受其益。如果说,千里之行始于足下,那么养生保健应当从脚开始,可谓脚是人之根,护脚养全身。

据史料记载,浴足养生早在唐宋时期就已盛行,大文学家苏东坡诗曰:"主人劝我洗足眠,倒床不复闻钟鼓。"人到老年,脏腑气血生理功能自然衰减,阴阳失衡,加之退休后孤独寂寞,忧虑多思,心情不悦易怒,失落等心理状态,要倍加调节心理、饮食、起居。运动锻炼,因人而施,循序渐进,消除孤独垂暮,忧思悲怒,保持精神焕发。泡足尤适用于中老年体弱阳虚,寒气较重者,症见肢体欠温,腰腿关节疼痛,出现高血压、精神衰弱等疾患。具有益肾助阳,温通经脉,调节血压,改善循环,舒展气机,安神定患等多种调节功效。

五、运动锻炼

伏尔泰说过:"生命在于运动。"运动是影响人体健康,生命延续至关重要的组成部分。世间一切事物都在不断地发生、发展、消亡而变化着,这种运动变化的根源就是其内部阴阳相对统一的两个方面相互转化的结果。中医认为,动则养阳,静则养阴,动摇则消谷。阴阳的生长、潜藏都是在动与静之中始终保持着平衡状态而不受外邪的侵袭。身体健康是生活质量的本钱。在物质相对富有的今天,人们无论从餐饮卫生、营养结构、活动锻炼的方式等,都在渴望健康,寻求自我养生保健的最佳效果,而全民保健意识日益增强。人之气血贵乎流通,四肢百骸贵乎滑利协调,运动需贯穿于始终。

观察表明,仅就散步而言,由于肌肉有节奏的收缩,一方面挤压静脉和淋巴管加速体液的回流,另一方面刺激心血管系统的功能促进吐故纳新和新陈代谢,提高大脑工作效率,防止失眠、头痛和神经衰弱。因此,体力活动对维持生命和健康,就如同饮食和空气一样,是须臾也离不开的。可以说,运动能代替许多药物,然而世界上任何药物都不能代替运动的作用。实践证明,长期缺乏体力活动的人,不仅肌肉力量减退,骨密度降低,骨质结构发生改变,且使神经-体液调节系统发生功能性障碍。常表现为睡眠节律被破坏,心理冷漠,烦躁悲闷,体内组织缺氧,脂类物质代谢紊乱而堆积,易发生动脉硬化、脑萎缩、胃肠功能紊乱等。总之,生理衰老过程加速。

高士宗认为:"五脏六腑十二经脉,上下内外,游行环绕,无非一气周流而健运不息,此人之所以生也。"养生保健应遵天道,固人在大自然中修养生息,要想得到抗老防衰完美人生的效果,必须遵循"天人合一"的一体观,顺应四季气候变换的特点,把握运动时机,选择适合自己活动锻炼的最佳方式,各得其所,游刃有余,避免生搬硬套。如五禽戏、太极拳、广场舞、健身操等,因人而施,顺其自我,只要运动引导的方法自如得宜,以引挽腰体,动诸关节,呼吸徐缓,调息行气,气以度行,顺乎中道,不失其常,吐故纳新,其气从之。恒之不渝,终将获益神气自满,身心超脱,营卫和谐,舒调筋脉,五脏坚固,血脉畅达,形神兼备,阴阳平密,御病防衰之目的。人只有在适宜的温度环境中才能保持良好的健康状态,如居住、工作、运动的环境温度和湿度过高或过低时,都会对人体产生不利的影响。也就是说外界持续寒冷或潮湿超过了人体内环境的稳态及自我调控缓冲与回旋的能力限度时(如持续的情绪精神压力、饮食偏颇、谋思少动、超限运动等),就会表现出周身酸楚、关节疼痛、甚至发热恶寒、多汗或无汗、胃肠功能紊乱等诸多病变。《灵枢·百病始生》篇云:"风雨寒热不得虚,邪不能独伤人,卒然逢疾风暴雨而不病者,盖无虚,故邪不能独伤人,此必因虚邪之风,与其身形,两虚相得,乃客其形。"可以说六淫致病防不胜防,但只要身体强壮,病邪何以能侵?生活中常见有在北风凛冽的严冬,冰冻三尺,寒气袭人之时,冬泳爱好者在江河湖泊中游泳。中医认为,"寒则收引",热胀冷缩乃为常理,当人体进入冰窟中时,血脉急剧收缩,肌肉收紧,气血凝缓滞运,使心脏负担加重而心率加速,心阳耗损,血压升高,筋节拘急,牙关颤抖,唇绀面青,重则引发心绞痛、心肌梗死、脑卒中等。有人虽侥幸无恙，然随着年龄的递增，诸如周身关节病变缠身难袪。可以说，冬泳也好，攀岩也罢，登山与冷浴等，盖为超极限之举，是精神与意志的象征，可作为适龄之年的一项运动爱好。忽冷忽热的环境条件，使血管急剧收缩扩张，对心脑血管的影响甚为剧烈，然对未来健康的影响是个未知数，勿拿健康的身体"赌"明天。务必牢记，"顺四时而生，逆四时则亡"，这就是"天地人合一"之王道。

人有三关，即颈、腰、膝。颈是气血通向大脑的要道，颈椎病的发生，无不与长期姿势不正有关。腰为肾之府，肾为真阴真阳之宅，若久坐、受寒、受潮、过劳、持重、运动、登山等，如有不慎，轻者腰肌劳损，重者腰椎间盘脱出，故处处护腰，以防不测。膝为身之鼎，承载一身之重，除防寒防潮外，室外活动锻炼要以护膝为先，遵循外练筋骨，内练精气之旨。劳役持重，蹲立起坐，顺势护膝，避免造成不必要的损伤。